MEHR**FETT!**

WARUM WIR MEHR FETT BRAUCHEN, UM GESUND UND SCHLANK ZU SEIN
LIEBESERKLÄRUNG AN EINEN ZU UNRECHT VERTEUFELTEN NÄHRSTOFF

GEWIDMET DR. MED. WOLFGANG LUTZ,
DER IN SEINEM SO UNGEMEIN KLUGEN BUCH
»LEBEN OHNE BROT«
EIGENTLICH SCHON ALLES GESAGT HAT.

ULRIKE GONDER · DR. NICOLAI WORM

MEHR**FETT!**

WARUM WIR MEHR FETT BRAUCHEN, UM GESUND UND SCHLANK ZU SEIN

LIEBESERKLÄRUNG AN EINEN ZU UNRECHT VERTEUFELTEN NÄHRSTOFF

»NIEMAND IST GEGEN IRRTÜMER GEFEIT;
DAS GROSSE IST, AUS IHNEN ZU LERNEN.«
KARL POPPER

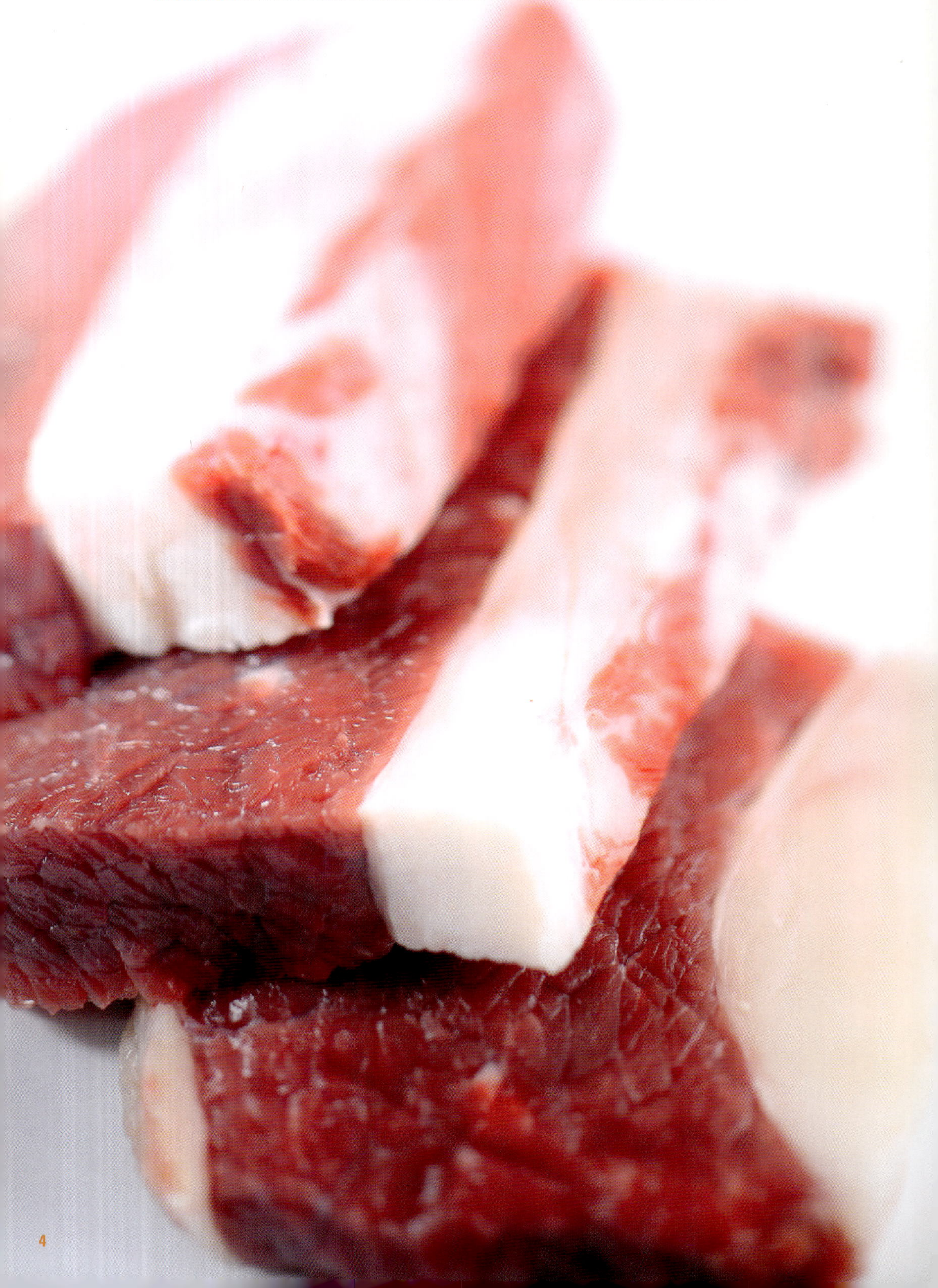

ZWEI »FETTE« SCHICKSALE

ALTE LIEBE ROSTET NICHT

von Ulrike Gonder

Ich liebe Butter. Und Sahne. Und Crème fraîche. Wenn ich mal Knäckebrot esse, bestreiche ich es am liebsten mit so viel kühler Butter, dass alle Löcher ausgefüllt sind. Und obwohl der Weihnachtsstollen meiner Mutter erstklassig ist, schmeckt er dick mit Butter bestrichen noch viel besser. Ich empfehle das nicht zur allgemeinen Nachahmung. Doch was ich empfehle, ist, das Essen so zuzubereiten, dass es richtig gut schmeckt. Dafür braucht man Fett. Es sorgt für Geschmack und dafür, dass wir nach dem Essen satt und zufrieden sind. Wir müssen nicht eine Stunde später etwas naschen. Wir denken in den nächsten Stunden nicht einmal ans Essen – höchstens an die letzte Mahlzeit, die so gut schmeckte.

Ich war ein dicker Teenager. Und ich habe alle Diäten ausprobiert. Ich weiß, wie es ist, zu dick zu sein, und ich weiß, wohin es führen kann, wenn man mit Gewalt und an seinen körperlichen Bedürfnissen vorbei versucht, schlank zu werden. Dass ich heute nicht mehr zu dick bin, verdanke ich Menschen, die keine Ernährungsberater waren. Sie haben mich gelehrt, auf meinen Körper zu hören, und das war gut so.

In den 1980er-Jahren studierte ich in Gießen Ernährungswissenschaften. Damals lief die Hetzjagd auf alles Fette, insbesondere auf die gesättigten Fettsäuren, auf Hochtouren. Jede Woche fuhr ich mit einer Palette Magerjoghurt, Süßstoff und Weizenkleie zur Uni. Dass das nicht funktionieren konnte, war mir damals noch nicht klar.

Das Pauken von Nährstoffen und Zahlen machte bald auch keinen rechten Spaß mehr. Wie erleichtert war ich, auf ein Grüppchen kritischer Ernährungswissenschaftler zu treffen, die sich viel umfassender mit dem Thema Ernährung befassten als die meisten Dozenten: Mit Unterstützung ihres Mentors Professor Claus Leitzmann hatten sie die Vollwerternährung (weiter)entwickelt. Das war spannend: Hier ging es darum, hochwertige, frische Lebensmittel, möglichst aus ökologischem Anbau, so zuzubereiten, dass sie gut schmecken und sättigen. Fettsparen war kein Thema, es ging darum, gute Butter und hochwertige, kalt gepresste Öle zu verwenden.

Heute bin ich überzeugt davon, dass die Vollwerternährung für viele Menschen zu getreidelastig ist, dass die empfohlenen Mengen an Roh- und Frischkost vielen nicht zuträglich sind und dass die Vorteile der Lebensmittelverarbeitung unterschätzt wurden. Doch in ganz wesentlichen Punkten hat die Vollwerternährung recht: Nimm frische, hochwertige, möglichst nach handwerklicher Tradition erzeugte Lebensmittel (idealerweise aus nachhaltiger und tiergerechter Erzeugung), dazu echte Gewürze und gute Fette. Dann ist schon das meiste für eine gute, gesunde Ernährung getan.

Das Fett blieb auch nach dem Studium im Beruf immer wieder (m)ein Thema. Obwohl mein erster Arbeitgeber, eine norddeutsche Landwirtschaftskammer, viele Rinder-, vor allem aber Schweine- und Geflügelhalter zu vertreten hatte, galt in der Abteilung Ländliche Hauswirtschaft als Gesetz, was die Deutsche Gesellschaft für Ernährung (DGE) gebot: maximal drei Eier die Woche, maximal dreimal Fleisch und Wurst und maximal 30 Prozent der Kalorien als Fett. So war es und so schien es zu bleiben, in Ewigkeit, Amen.

Doch dann kreuzten zwei Menschen meinen Weg, die das alles ganz anders sahen und daher mein Interesse weckten: Einer war der Lebensmittelchemiker Udo Pollmer, mit dem ich später etliche Jahre intensiv zusammenarbeitete und von dem ich unendlich viel lernen konnte. Der andere war ein Kollege: Der promovierte Ernährungswissenschaftler Nicolai Worm hatte jahrelang das Thema Fett erforscht und behauptete doch allen Ernstes, an den Geschichten über gesättigte Fette, Cholesterinspiegel und Herzinfarkt sei nicht viel dran. Zumindest seien sie wissenschaftlich nicht belegt.

Von Amts wegen sollte ich seinerzeit eine Gegendarstellung zur Cholesterinfrage schreiben, für die ich eifrig aus einem Ernährungsbericht der DGE zitierte. Ich wusste es noch nicht besser, denn damals hatte ich noch nicht begonnen, bei strittigen Fragen in der Originalliteratur nachzulesen. Inzwischen tue ich das so oft es eben geht, und bin immer wieder erstaunt, wie groß die Diskrepanzen zwischen der »Lehrmeinung« oder den »Beratungsstandards« und den Erkenntnissen oder auch Erkenntnislücken der Wissenschaft sind.

Beim Fett war und ist die Diskrepanz eklatant. Nachdem ich etliche Studien gelesen hatte, war mir klar, dass hier etwas getan werden muss. Schließlich waren die Menschen trotz – oder gerade wegen – der ganzen Fetthysterie immer dicker und kränker geworden. In meinem Buch »Fett!« versuchte ich, meinen Lesern die Angst vor diesem Nährstoff zu nehmen und zu erklären, dass die Fette ein integraler, lebensnotwendiger Bestandteil nicht nur unserer Speisen, unserer Ernährung, sondern auch unseres Körpers sind. Ohne Fett geht nichts!

Inzwischen ist viel passiert, und die Fette wurden auch in der Wissenschaft ein Stück weit rehabilitiert – zu meiner großen Freude in jüngster Zeit auch die gesättigten Fettsäuren. Doch die Resonanz auf die guten Neuigkeiten ist dürftig. Zwar greifen die Medien das Thema gelegentlich auf, doch von den Ernährungsorganisationen hört man darüber wenig bis nichts. Oder die alten Märchen: dass wir noch immer zu viel Fett äßen und dass es trotz aller neuer (alter) Erkenntnisse am besten sei, gesättigte Fette durch Kohlenhydrate zu ersetzen. Das bedeutet: Weder die Öffentlichkeit noch die am Patienten tätigen Ernährungsberater, Ärzte und Heilpraktiker sind ausreichend und sachlich über die gesundheitlichen Effekte der Fette informiert.

Aus diesem Grund – und natürlich weil ich so gerne Butter und Sahne esse – gibt es nun ein neues Buch mit einer klaren Botschaft: »Mehr Fett!« Ganz besonders freut mich, dass Nicolai Worm mit von der Partie ist. »Mehr Fett!« stellt die wichtigsten Erkenntnisse, spannende neue Perspektiven sowie ein paar Geschichten rund um diesen nährenden Stoff und seinen turbulenten Weg durch die Ernährungsmedizin für Sie zusammen. Ich würde mich freuen, wenn Sie Spaß an der Lektüre hätten und wenn Sie künftig – sofern Sie es mögen – auch marmoriertes Fleisch, Sahne, Nüsse, fetten Käse, gute Öle, Butter und Schmalz ohne schlechtes Gewissen genießen können.

30 JAHRE IM WIDERSTAND

von Nicolai Worm

Im Wintersemester 1978/79 schloss ich mein Studium der Oecotrophologie an der Technischen Universität in München-Weihenstephan ab. Kurz darauf, am 2. Mai 1979, startete meine berufliche Laufbahn als Ernährungswissenschaftler am Institut für Sozialmedizin, Prävention und Rehabilitation (IPR) in Tutzing am Starnberger See. Das Institut hatte gerade EU-Forschungsgelder aus Brüssel erhalten, um Licht in die damals hochkochende »Fettfrage« zu bringen: Eine 1977 in den USA veröffentlichte Stellungnahme namens Dietary Goals hatte bis nach Europa für arge Turbulenzen gesorgt. Darin wurde behauptet, gesättigte Fettsäuren respektive tierische Fette stellten die größten Risiken für einen Herzinfarkt dar und mit pflanzlichen Fetten könne man dem »Killer« vorbeugen. Diese Ansichten wurden damals bei Weitem nicht von allen Wissenschaftlern geteilt, sowohl in den USA als auch in Europa. Es entbrannte eine heftige Diskussion, die auch in die Öffentlichkeit getragen wurde. Am 22. April 1979 titelte Der Spiegel: »Der große Bluff. Gesünder durch Margarine?«

Der Direktor meines ersten Arbeitgebers IPR, Professor Dr. Dr. Uwe Stocksmeier, Mediziner und Psychologe, gehörte zu den Skeptikern. In einer eigenen klinischen Studie hatte er zudem entsprechende Erfahrungen gesammelt. Die Aufgabe des IPR war nun, mithilfe der EU-Mittel eine umfassende Dokumentation der wichtigsten Studien zur Frage des Einflusses von Fett auf Koronare Herzkrankheiten anzufertigen und in Form einer Datenbank öffentlich zugänglich zu machen. Die bis dato vorliegenden Studien sollten in Anlage und Ergebnis zusammengefasst und nach genau vorgegebenen, wissenschaftlich akzeptierten Kriterien bewertet werden. Auf diese Weise würden auch ihre wesentlichen Schwächen und Kritikpunkte dargestellt und bekannt werden. Zu guter Letzt sollte auch die Meinung neutraler Gutachter zur Aussagekraft der einzelnen Studien eingeholt und dokumentiert werden. Wir nannten das Projekt ELA (ErnährungsLiteraturAnalyse), denn es sollte später auch auf andere Ernährungsfragen erweitert werden. Zu finden war die Dokumentation in der Datenbank des Bayerischen Staatsministeriums für Ernährung, Landwirtschaft und Forsten.*

* Seit Sommer 2010 stellt das amerikanische Landwirtschaftsministerium kostenfrei eine Datenbank namens Nutrition Evidence Library (NEL) zur Verfügung, die in fast identischer Form Studien dokumentiert und analysiert: http://www.nutritionevidencelibrary.com/default.cfm?home=1

Als wir Jahre später im Rahmen einer Pressekonferenz ELA der Öffentlichkeit vorstellten, umfasste die Datenbank die komplette Analyse und Bewertung der 33 am häufigsten zitierten klinischen und epidemiologischen Studien zum Fettthema; weitere Dokumentationen waren in Arbeit. Interessierte Mediziner, Ernährungsfachkräfte und Journalisten bekamen kostenfreien Zugriff. In unserem Forschungsetat befand sich auch ein großer Betrag für Reisekosten. Damit sollte ich, mittlerweile ELA-Projektleiter, möglichst viele Originalschauplätze besuchen können, um Zusatzinformationen von den Studienleitern einzuholen, einen Gedankenaustausch anzustoßen und sie zu motivieren, mit ELA zu kooperieren. Wenn unsere Analysen fertig wären, sollten sie ihnen zur Stellungnahme vorgelegt und ihre Kommentare ebenfalls in die Dokumentation integriert werden.

Und so begann im Frühjahr 1980 meine Reise zu ausgewählten Wissenschaftlern in ein paar Dutzend Universitäten in USA, Kanada, Puerto Rico und Italien. Ich traf Frederick Stare, Marvin Bierenbaum, Jeremiah Stamler, George Christakis, Seymore Dayton, Siegfried Heyden, Henry Blackburn, Robert Shekelle, David Jacobs, Alessandro Menotti und viele mehr. Was ich erst später richtig einschätzen konnte: Ich hatte die meisten der berühmten Fettforscher dieser Zeit persönlich kennengelernt. Einige hatten mich sogar nach Hause eingeladen. Wie nachhaltig ich von diesem Austausch profitieren würde, war mir damals noch nicht klar. Auch ahnte ich nicht, dass ihr Werk 30 Jahre später immer noch in der Diskussion stehen würde.

Durch dieses Projekt war ich gezwungen, mich intensiv mit Epidemiologie auseinanderzusetzen. Mein Chef Stocksmeier hatte mir frühzeitig eingebläut: Aus Korrelationen lässt sich grundsätzlich kein ursächlicher Zusammenhang ableiten – eine Unart, die damals wie heute weit verbreitet ist. Ursächliche Zusammenhänge könne man nur mittels kontrollierter, randomisierter, möglichst doppelt blinder Interventionsstudien überprüfen und gegebenenfalls belegen. Zudem ließ ich mich von den Arbeiten des britischen Medizinstatistikers Bradford Hill (1897–1991) leiten. Er hatte in den 1960er-Jahren die heute immer noch gültigen (Bradford-)Hill-Kriterien für Kausalität in der Medizin formuliert. Sie bestehen aus neun Merksätzen, anhand derer man eine vermutete Ursache-Wirkungs-Beziehung zu überprüfen habe. Werden mangels klinischer Studien epidemiologische Daten herangezogen, so Hill, müsse ganz besonders beachtet werden, ob es eine Dosis-Wirkungs-Beziehung gibt, ob plausible biologische Erklärungsmechanismen für die postulierten Zusammenhänge bekannt sind und ob die vorliegenden Studienergebnisse konsistent sind.

Von Stocksmeier hatte ich die Position übernommen, dass es fahrlässig ist, wenn staatliche oder halbstaatliche Organisationen konkrete Ernährungsempfehlungen für Millionen gesunder Bürger abgeben, um sie dazu zu bewegen, ihre Ernährungsgewohnheiten einschneidend zu verändern, ohne gesichertes Wissen darüber zu besitzen, ob diese Maßnahmen sich in nennenswerten gesundheitlichen Vorteilen für die Bürger niederschlagen.

Bald kannte ich jede Studie in- und auswendig und hatte zudem reichlich Hintergrundinformationen und persönliche Meinungen der Studienleiter eingesammelt. Je mehr ich wusste, umso größer wurde meine Frustration. Ich realisierte, dass viele Studien derart erhebliche methodische Probleme aufwiesen, dass ihre Aussagefähigkeit gering war. Anhand der Bradford-Hill-Kriterien erkannte ich, dass die »Fettthese« zum Herzinfarkt weit davon entfernt war belegt zu sein. Im Gegenteil: Sie erschien mir zunehmend wie ein Kartenhaus, das einstürzen würde, sobald man auch nur einmal an der Fassade kratzt. Es war ein äußerst lehrreicher Prozess. Erst kurz zuvor hatte ich völlig margarinegläubig die Uni verlassen. Butter hatte ich aus Überzeugung seit einigen Jahren nicht mehr angefasst, stattdessen die »gute« Pflanzenmargarine aufgestrichen. Mein Universitätslehrer Günther Wolfram hatte uns Studenten nachhaltig eingetrichtert, um wie viel gesünder es sei, die gehärteten Pflanzenfette zu essen. Es schien, als könne man von der »besonders wertvollen« Linolsäure darin gar nicht genug bekommen.

Was sollte ich tun? Nach meinen Erkenntnissen stimmte die Lehre nicht mit den Forschungsergebnissen überein, ja zum Teil stand sie in krassem Gegensatz dazu. Ich hielt es für meine Pflicht, über diese Diskrepanz ungeschminkt zu berichten. Heute würde ich sagen, ich war reichlich naiv. Denn was mich nun erwarten würde, hätte ich mir nie erträumen lassen.

INS KALTE WASSER GESPRUNGEN

Einen ersten Vorgeschmack bekam ich im Juni 1979. Professor Stocksmeier hatte einen Vortrag auf dem 1. Weltkongress für Ernährung in Uppsala (Schweden) angemeldet, auf dem er über die 5-Jahres-Ergebnisse seiner kontrollierten Diätintervention bei Infarktpatienten berichten wollte. Seine »Oberbayerische Herzinfarktstudie« hatte getestet, wie sich der Austausch von Butter durch Margarine auf die Reinfarktrate bei Herzinfarktpatienten auswirkt. Die Studie war zunächst von der Margarine-Industrie unterstützt worden. Nach ein paar Jahren blieben diese Forschungsmittel aus. Ob das damit zu tun hatte, dass kein Vorteil für die Margarine erkennbar war? Stocksmeier besorgte sich andere Gelder, wurde vor allem vom Bayerischen Ernährungsministerium unterstützt.

In Uppsala wollte er jedenfalls seine Studie vorstellen, musste aber kurzfristig umdisponieren – und schickte mich als Ersatz.

Mittsommernacht in Schweden. Meine erste wissenschaftlich Tagung – und dann gleich ein Weltkongress. Im Saal mehrere Hundert Teilnehmer. Den Vorsitz bei meinem Vortrag hatte Pekka Puska, einer der berühmtesten Ernährungsepidemiologen, in dessen Nord-Karelien-Projekt die Margarine-Industrie ebenfalls involviert war. Warum Stocksmeier ausgerechnet mich geschickt hatte, ist mir bis heute schleierhaft. Gut war nur mein Englisch. Ansonsten war ich völlig unerfahren und hatte von seiner Studie wenig fundierte Kenntnisse. Immerhin stellte er mir seine Folien und sein Manuskript zur Verfügung. Als ich zum Rednerpult schritt, war mir vor Aufregung schwindlig.

Irgendwie brachte ich den Vortrag zu Ende. Als ich mich schweißgebadet von der Bühne verdrücken wollte, kündigte der Vorsitzende »die Diskussion« an. Diskussion? Was sollte das? Was war damit gemeint? »Was gibt es da zu diskutieren?« wirbelte es in meinem Kopf. Davon hatte mein Chef nichts erwähnt. Bevor ich weiterdenken konnte, ging es auch schon los. In der ersten Stuhlreihe erhoben sich die Finger. Ich blickte in erzürnte Männergesichter. Sie stellten merkwürdige Fragen zur Methodik und Auswertung der Studie. Ich verstand die Bedeutung dieser Fragen nicht und konnte sie auch nicht beantworten. Später erfuhr ich: Vor mir war gerade die halbe Forschungsriege der Margarine-Industrie explodiert.

Danach hätte ich mich vor Scham am liebsten am nächsten Baum aufgeknüpft. Doch eine Reporterin des Bayerischen Rundfunks war mir in den Garten der Universität von Uppsala gefolgt. Sie wollte unbedingt ein Interview mit mir führen. Wahrscheinlich hat sie mir das Leben gerettet. Und ich schwor mir, von nun an würde mich kein Mensch mehr ahnungslos und unvorbereitet bei einer Diskussion antreffen.

Einige Tage nach Uppsala berichtete der Bayerische Rundfunk über meinen Vortrag auf dem Weltkongress. Tenor: Es sei längst nicht geklärt, ob Margarine wirklich besser als Butter sei. Mein Chef war überaus zufrieden. Kurze Zeit später trudelte bei mir zu Hause ein Brief ein. Tenor: Meine Ausführungen in Uppsala seien bedenklich. Die Studie von Professor Stocksmeier sei angreifbar und irrelevant, und ich solle mir noch einmal gut überlegen, ob ich mich als junger Wissenschaftler weiterhin mit solchen unhaltbaren Aussagen positionieren wolle, die konträr zur wissenschaftlichen Lehre stünden. Den Absender dürfen Sie erraten.

Wirklich verstanden habe ich diesen Brief nicht, denn zu diesem Zeitpunkt waren mir die wirtschaftlichen Hintergründe in keiner Weise bewusst. Ich verstand nur, dass da ein gewisses Drohpotenzial durchklang und wunderte mich. Was ich auch noch nicht ahnte: Es würde nicht der letzte Brief aus diesem Hause sein.

PROMINENTE BERICHTERSTATTUNG

Mein Forschungsetat am IPR sah auch Gelder für eine wissenschaftliche Tagung vor. Ein Jahr lang bereitete ich den Kongress vor, wobei sich meine neu erworbenen Kontakte zu den zahlreichen Fettforschern als hilfreich erwiesen. Und so trugen am 15. und 16. März 1982 in München 50 Wissenschaftler aus aller Herren Länder rund um das Thema »Ernährung und Herzinfarkt« vor. In der Rückschau kann ich sagen: Da war richtig viel Prominenz versammelt. Viele der damals führenden Forscher sind heute weltbekannt: Gerd Assmann, David Kritchevsky, George Mann, Pirjo Pietinen, Kalevi Pyörälä, Serge Renaud, um nur einige zu nennen, und nicht zuletzt der »Außenseiter« Wolfgang Lutz aus Salzburg, dem dieses Buch gewidmet ist. Nach Stocksmeiers Maxime hatte ich alle eingeladen, die sich im weitesten Sinn mit dem Thema befassten. Allen voran die Butter- und die Margarinebefürworter, denn wir wollten einen offenen Austausch erreichen, eine Basis für einen Neuanfang in der Fettdiskussion.

Auch das Auditorium unseres Kongresses konnte sich sehen lassen. Eine Gruppierung fehlte jedoch. Wir hatten auch Professoren aus der Präsidiumsriege der Deutschen Gesellschaft für Ernährung angeschrieben und eingeladen, zum Vortrag wie zur Diskussion. Doch alle Anfragen wurden abgelehnt. Kein Interesse. Von einem DGE-Mitglied erfuhr ich später vertraulich, dass es einen »Boykottbeschluss« gegeben hätte: Bloß nicht diese Tagung durch Anwesenheit adeln!

Während des Kongresses schaffte es der Münchner Wissenschaftsjournalist Jürgen-Peter Stössel, den Skeptiker Stocksmeier mit drei Protagonisten der Pflanzenmargarine zum Interview an einen Tisch zu bringen: die Professoren Siegfried Heyden, Marcel Kornitzer und Antoine Vergroessen, den Forschungschef von Unilever. Es wurde ein überraschend konstruktiver Austausch und Stocksmeier gelang es, den Ausgang offen zu halten. Im Mai 1982 brachte Stössel in der Zeitschrift Bild der Wissenschaft einen neunseitigen redaktionellen Beitrag über den Butter-Margarine-Streit, über meine Tätigkeit im Rahmen des ELA-Projekts und als Krönung das Interview. Im Artikel stellte er auch einige Dokumentationen aus ELA näher vor. Stössel zitierte Aussagen zur Oslo Diet Heart Study und beschrieb, wie deren Studienleiter Professor Leren für ELA offen eingeräumt hatte, dass seine Studie hinsichtlich der Fettfrage streng genommen keine hinreichende Aussagekraft besäße. Auch die Finish Mental Hospital Study wurde genannt, die wegen ihrer chaotischen Methodik nicht nur für ELA heftig kritisiert worden war.

Dass ausgerechnet diese beiden Studien heute wieder in Meta-Analysen integriert und ohne kritischen Abstand als die wichtigsten Belege der Fetthese ausgewiesen werden, ist für mich einfach unfassbar! Im Kapitel »Mehr Fett für Herz und Kreislauf!« wird Ihnen dieses Thema wieder begegnen.

FEINDBILD AUFGEBAUT

Die Veröffentlichung in Bild der Wissenschaft war wahrscheinlich der Durchbruch: Fortan galt ich in gewissen Kreisen als »Feind«. Bei jeder Gelegenheit wurde kolportiert, ich sei inkompetent und unwissenschaftlich, würde die Daten verfälscht darstellen und obendrein nicht einmal realisieren, dass ich gegen die große Mehrheit der Experten stünde. Wie oft brachte mich das ins Zweifeln! Konnte es sein, dass sie doch alle recht hatten? Hatte ich etwas übersehen oder missverstanden? Täuschte ich mich?

Doch so oft ich die ganze Sache auch überprüfte, ich kam immer wieder zum gleichen Ergebnis: Die meisten Langzeitbeobachtungsstudien zeigten keinen signifikanten Zusammenhang und die Mehrheit der klinischen Studien fand keine signifikanten Präventions- oder Therapieerfolge. Und so verkündete ich weiterhin in Wort und Schrift: Es gibt keine ernst zu nehmenden Belege dafür, dass gesättigte Fettsäuren oder tierische Fette Herzinfarkt fördern oder dass Butter, Milch, Eier oder Fleisch für Herz und Kreislauf bedenklich sind.

AUF EIGENEN FÜSSEN

Mitte der 1980er-Jahre machte ich mich selbstständig und begann Artikel zu meinem Fachgebiet zu veröffentlichen. Daraufhin luden mich einige Milchverbände zu Veranstaltungen ein, wo ich meine Kenntnisse vortragen konnte. Einige Eier-, Geflügel- und Fleischverbände folgten. Ich wurde von Medien und von verschiedenen Institutionen als wissenschaftlicher Berater engagiert. Im Jahr 1986 bekam ich erstmals Kontakt zur Centralen Marketinggesellschaft der Deutschen Agrarwirtschaft (CMA). Die Agentur Dr. H. H. Pöhnl Pharma-Ärzte-Information veranstaltete im Auftrag der CMA Ärztefortbildungen und arbeitete ihr in Sachen Wissenschafts-PR zu. Deutschland steckte mitten im Butter-Margarine-Krieg.

Da kannte ich mich aus, und deswegen holte mich die Agentur als Berater, für Texte und Anzeigen. Diese CMA-Kampagnen wurden als ungeheuerliche Provokationen angesehen. Es genügte, auf die vielen widersprüchlichen Daten der Studien hinzuweisen und schon war Empörung sicher. In der Ernährungsszene hatte sich längst der Glaube etabliert, dass es »gute« und »böse« Fette gäbe. Und die CMA stand für das Böse. Da half auch nichts, dass sie auch PR für Gemüse und Obst, Kartoffeln, Zucker, Brot und Rapsöl machte – alles Erzeugnisse aus der »guten« Fraktion. Für viele blieb die CMA ein Synonym für Fleisch und tierische Fette.

Nachdem die CMA Mitte der 1990er-Jahre ihre Zusammenarbeit mit der Pöhnl-Agentur beendet hatte, wurde ich einige Jahre lang direkt als Berater für einzelne Projekte engagiert oder eingeladen, auf Veranstaltungen meine Erkenntnisse vorzustellen. Ab diesem Zeitpunkt wurde mir gerne unterstellt, die CMA würde mir vorschreiben, was ich zu sagen hätte. Das war schon interessant, denn der Informationsfluss war selbstverständlich umgekehrt: Ich trug meine Kenntnisse vor und ermunterte die Marketing- und PR-Fachleute darin, sie in ihre Arbeit einzubinden. In dieser Zeit lernte ich ein Grundgesetz der Ernährungsszene kennen: Wer auf Veranstaltungen der Milch-, Eier-, Fleisch- oder Geflügelverbände vorträgt, ist ein Lobbyist. Wer hingegen auf Veranstaltungen der Margarine-, Zucker- oder Getreideindustrie vorträgt, wie es für diverse DGE-Präsidiumsmitglieder üblich war, ist ein Wissenschaftler.

KESSELTREIBEN

Offenbar war die Arbeit der CMA in Sachen (tierisches) Fett erfolgreich. Der Markt für manch andere Fette entwickelte sich nicht nach den Wünschen ihrer Produzenten. Jedenfalls startete Mitte der 1990er-Jahre eine koordinierte Medienkampagne gegen die CMA. Zusätzlich dienten außer mir auch der Kardiologe Professor Martin Kaltenbach von der Universität Frankfurt und der Diabetologe Professor Michael Berger von der Universität Düsseldorf als persönliche Zielscheiben. In zahlreichen Medienberichten wurde unterstellt, die CMA wie auch die genannten Personen würden – im Auftrag der CMA – aus kommerziellem Interesse die Unwahrheit verbreiten und wissenschaftliche Daten verfälscht darstellen. Aufwiegelnde Texte wurden gezielt unter Ernährungsberatern gestreut.

Urheber der Hetze war eine Presseagentur. Bekanntlich kosten solche Medienaktionen viel Geld. Da Agenturen selten honorarfrei arbeiten, stellte sich die Frage: Wer steckt dahinter? Wer finanziert das? Der Agenturinhaber war für bestimmte Vorzüge bekannt und in einschlägigen Kreisen geschätzt. Der Spiegel berichtete in anderem Zusammenhang einmal über ihn, eine seiner Spezialitäten sei der Verkauf von angeblich unabhängig recherchierten Storys, hinter denen in Wahrheit ein zahlender Auftraggeber steht.

Wer in diesem Fall der Auftraggeber war, konnten die eingeschalteten Rechtsanwälte schnell aufklären. Da die Vorwürfe haltlos waren, erwirkte die CMA im November 1996 ein Unterlassungsurteil gegen die Agentur. Mit dem eigentlichen Auftraggeber einigte man sich außergerichtlich und verabredete einen »Waffenstillstand«. Bedauerlich, denn so erfuhr die Öffentlichkeit nie die Hintergründe der Hetzjagd.

Bei den Rechtsanwaltrecherchen und Hintergrundgesprächen in Sachen Rechtsstreit wurde aufgedeckt und mir seitens der CMA mitgeteilt, dass der ominöse Auftraggeber offenbar jahrelang ein Dossier über mich und meine Aktivitäten führen ließ. Darin war festgehalten, was ich wann und wo in Wort oder Schrift in Sachen Fett und Cholesterin von mir gegeben habe. Wer auf welche Weise diese Informationen gesammelt hat, wurde mir nicht offenbart. Ein »fetter« Geheimdienst?

Der Chef der Presseagentur hatte für seine oben beschriebene Schmutzkampagne gegen die CMA, Kaltenbach, Berger und mich einen Diätassistenten als Berater engagiert. Dessen Profilierungssucht führte dazu, dass er nicht nur verdeckt der Agentur zuarbeitete, er gefiel sich auch darin, eigenständig gegen mich zu agitieren. Als er sich eines Tages wieder einmal zu der Behauptung hinreißen ließ, ich würde bewusst wissenschaftliche Daten »fälschen«, verklagte ich ihn. Vor Gericht musste er unter Eid aussagen. Auf gezielte Nachfrage des Richters gab er nicht nur über die geschäftliche Verbindung zur Agentur Auskunft, er dekuvrierte auch den Geldgeber der ganzen sündhaft teuren Kampagne.

Überrascht hat mich der Name nicht. Die Sache gerichtlich aufgeklärt zu haben war freilich eine Genugtuung. Dennoch blieb ein Wehmutstropfen, denn auf Vorschlag des Gerichts kam es zu einem Vergleich: Er durfte zwar diese falschen Behauptungen nicht weiter verbreiten, aber mir wurde auferlegt, über die genauen Hintergründe des Verfahrens zu schweigen. Wie gerne wollte und würde ich Ross und Reiter nennen!

In den folgenden Jahren, in denen ich weiterhin die CMA projektweise beriet, schrieb ich auch über die Bedeutung von Kohlenhydraten, wie Zucker, Brot, Kartoffeln und Teigwaren in der Sporternährung, über die Bedeutung des Gemüse- und Obstverzehrs und über die Bedeutung von Omega-3- und einfach ungesättigten Fettsäuren, sprich Rapsöl. Doch nie kam mir zu Ohren, ich sei ein Rapsöl- oder Gemüselobbyist. Es blieb beim Butter-, Eier- oder Fleischlobbyisten. Und den galt es zu bekämpfen.

Mit der Zeit schossen sich immer mehr Institutionen auf die Fettthese ein. Hervorgetan hatte sich in den 1990er-Jahren dabei die Lipid-Liga e. V., eine »Fachgesellschaft zur Bekämpfung von Fettstoffwechselstörungen und ihren Folgeerkrankungen« mit Sitz in München.* Man könnte sie auch als »Interessenverband« der Pharmaindustrie bezeichnen, dessen wichtigstes Ziel es ist, die Bedeutung der Cholesterinsenkung herauszustellen. Die Lipid-Liga hat seit Jahren auch einen Margarinehersteller als Mit-Sponsor. Ihre Veröffentlichungen zu Ernährungsfragen genossen dennoch immer den Ruf, wissenschaftlich korrekt und inhaltlich ausgewogen und neutral zu sein. Sie stammten ja auch von hoch dotierten Professoren.

MEDIENSCHELTE

Wie problematisch es war, einen kritischen Beitrag gegen den Zeitgeist in die Medien zu bringen, soll folgendes Beispiel schildern. Für die ARD-Sendung Report aus München am 2. August 1999 hatte ich im Interview geäußert, es gäbe keine Belege dafür, dass eine Umsetzung der DGE-Empfehlung, den Fleischkonsum auf zwei bis drei Portionen wöchentlich einzuschränken, gesundheitliche Vorteile brächte. Schon das war offenbar zu viel des Guten. Dabei hatte ich nur gesagt, es gäbe keine Belege!

Die Reaktion kam prompt und heftig. Helmut Oberritter, »wissenschaftlicher« Leiter der DGE, beschwerte sich bei der CMA. Fünf Professoren – Erbersdobler, Wolfram, Barth, Peinelt und Heseker – schrieben an den Intendanten des Bayerischen Rundfunks und beklagten sich bitter, wie man einem derart unseriös agierenden, unwissenschaftlichen Menschen wie mir eine solche Plattform bieten könne.

Seit Mitte der 1990er-Jahre vermittle ich Ernährungsthemen in erster Linie auf Fortbildungsveranstaltungen der Pharmaindustrie: Da gibt es für mich weder Interessenkonflikte noch den Verdacht der Abhängigkeit. Meine Kooperationen mit der CMA endeten im Jahr 2006. Anfang 2009 kippte das

* http://www.lipid-liga.de/cms/index.php?option=com_content&task=view&id=73&Itemid=127

Verfassungsgericht in Karlsruhe die Zwangsabgabe der Bauern und damit die finanzielle Basis der CMA. Sie musste umgehend alle Tätigkeiten einstellen und wird seither abgewickelt. Ich wies weiterhin bei jeder sich bietenden Gelegenheit darauf hin, dass die Ernährungslehre in wesentlichen Teilen auf Thesen und nicht auf gesichertem Wissen beruht.

Als Zeitzeuge kann ich heute anmerken, um wie viel schwieriger dies vor 20 oder 30 Jahren war. Bevor es Evidenzgrade und Meta-Analysen gab, konnte man sich immer nur auf einzelne Studien beziehen. Von den »Experten« konnte dies leichthin mit dem Hinweis wegdiskutiert werden, dass es schließlich noch andere Studien gäbe. Heute ist die Argumentation leichter geworden. Heute zählen an erster Stelle Meta-Analysen.

Zum Fettthema sind 2009 und 2010 sogar drei Meta-Analysen veröffentlicht worden. Nachdem meine Kollegin Ulrike Gonder und ich die Ergebnisse öffentlich kommentiert und zum x-ten Mal die krasse Diskrepanz zwischen gängiger Lehrmeinung und wissenschaftlicher Datenlage beschrieben hatten, wurden wir erneut als CMA-Lobbyisten bezeichnet. Das ist ein fast metaphysischer Aspekt: Wir sind nun Lobbyisten für eine Institution, die es nicht mehr gibt.

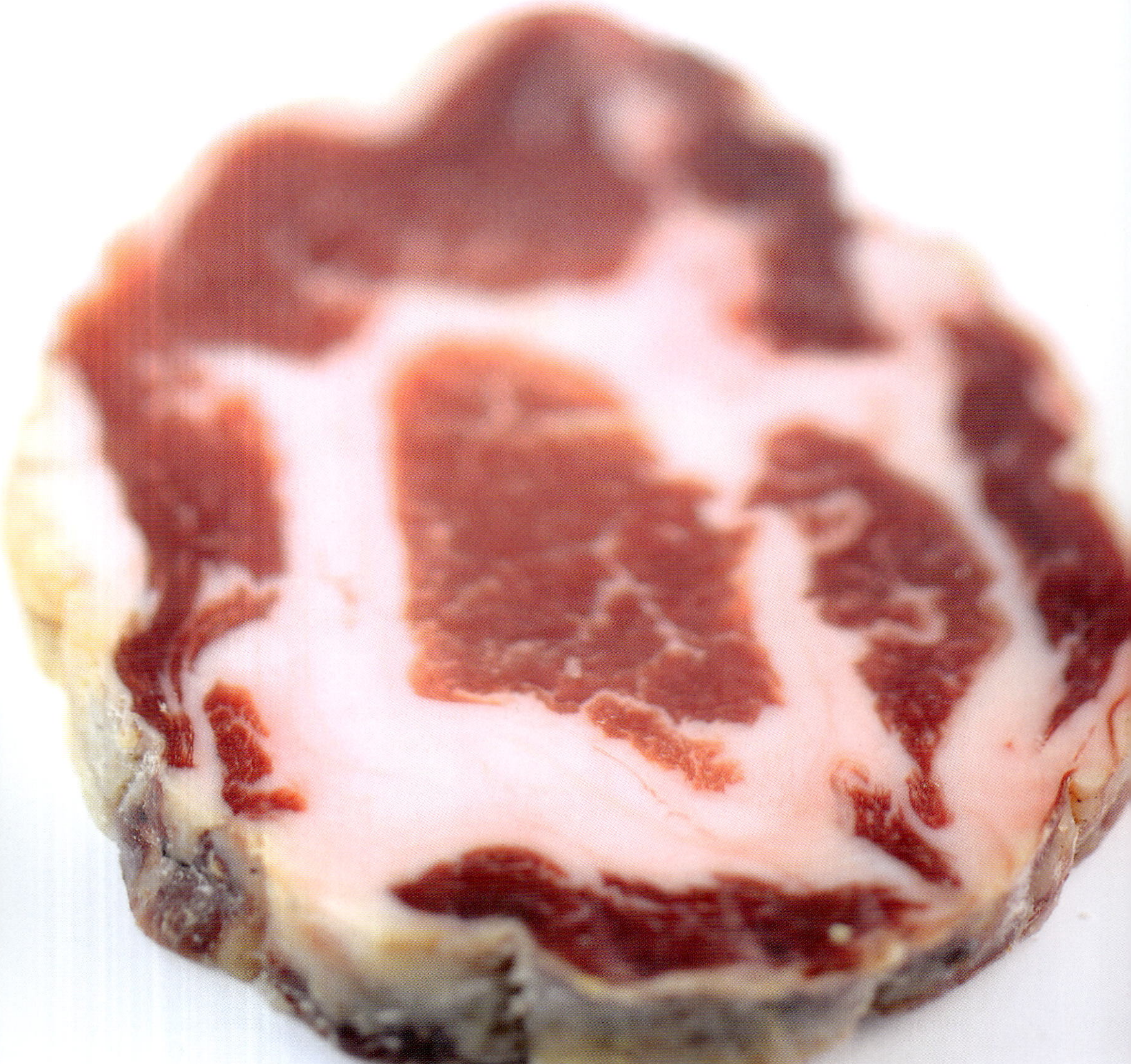

KURZE GESCHICHTE DER FETT-PHOBIE

Die Empfehlung zu weniger (tierischem) Fett kennen Sie vermutlich aus eigener Erfahrung. Doch wo kommt sie ursprünglich her? Wie ist sie entstanden? Wer hat sie erfunden? Begleiten Sie uns auf einen kleinen Ausflug in die spannende Historie der Fettempfehlungen.

Die wahrscheinlich frühesten nährstoffbezogenen Ernährungsempfehlungen Europas stammen von dem niederländischen Physiologen und Arzt Jakob Moleschott. Am 14. Mai 1859 veröffentlicht er in der Wiener Medizinischen Wochenschrift einen Aufsatz mit dem Titel »Von der Menge, in welcher die einzelnen Nährstoffe zu einer vollständigen Ernährung erfordert werden«. Dabei beschreibt er die Ernährungsweise einzelner Männer mit anstrengenden Tätigkeiten, wie zum Beispiel Bauern und Landarbeiter, Eisenbahnarbeiter, Matrosen und Soldaten, aus verschiedenen europäischen Ländern. Die verputzten im Mittel 130 Gramm »eiweißartige Stoffe«, 84 Gramm Fett, 30 Gramm Salze, 2.800 Gramm Wasser und 404 Gramm »Fettbildner«. Wie Moleschott wohl darauf kam, die Kohlenhydrate so zu bezeichnen? Zusammen ergibt das 2.918 Kilokalorien, wovon 56 Prozent auf Kohlenhydrate, 26 Prozent auf Fett und 18 Prozent auf Eiweiß entfallen.

Auch andere Ernährungsforscher beschrieben die Ernährungsweisen hart arbeitender Menschen. Man wollte vor allem die Energie- und Eiweißzufuhr erfassen, die nach damaliger Einschätzung als wesentliche Größen zum Erhalt der Arbeitskraft galten.[1] In diesen Erhebungen wurde also nicht gefragt, warum die Menschen so aßen, ob beispielsweise nichts anderes verfügbar oder erschwinglich war. Es handelte sich um reine Bestandsaufnahmen.

In den kriegerischen Zeiten Anfang des 20. Jahrhunderts gewann die Frage nach dem minimalen Nahrungsbedarf für die Truppenverpflegung an Bedeutung. Ein weiterer Aspekt war die Armenfürsorge und die Verpflegung von Gefängnisinsassen. Man hatte erkannt, dass die mit der Industrialisierung einhergehende Verstädterung die Versorgung der Bevölkerung verschlechterte und dass dies auch die Volksökonomie schwächte. Britische, amerikanische und auch deutsche Forscher hatten erstmals deutliche Zusammenhänge zwischen Ernährung, geistiger und körperlicher Leistungsfähigkeit sowie zwischen Armut, unzureichender Ernährung und Krankheiten aufgezeigt.[1]

MEN AT WORK

Die Münchner Schule um die Ernährungsforscher Pettenkofer, Voit und Rubner formulierte um die Jahrhundertwende ein »Kostmaß«, mit dem eine ausreichende Menge, ein richtiges Verhältnis der Nahrungsstoffe, eine angemessene Resorption sowie ein angemessenes Verhältnis zwischen Nahrungs- und Genussmitteln zu erreichen sein würde. Voit gab 1881 für einen fiktiven Arbeiter im Alter von 25 Jahren mit einem Körpergewicht von 70 Kilogramm folgendes Kostmaß an: pro Tag 3.055 Kilokalorien, 118 Gramm Eiweiß, 56 Gramm Fett und 500 Gramm Kohlenhydrate. Daraus errechnet sich ein Fettanteil von 17 Prozent der Kalorien. Rubner schlug im Jahre 1908 eine Zufuhr von 3.060 Kilokalorien bei 110 Gramm Eiweiß, 60 Gramm Fett und 500 Gramm Kohlenhydraten vor, woraus sich ein Fettanteil von 18 Prozent errechnet.[1]

Diese Vorgaben, wiederum nur für den Erhalt der körperlichen Leistungsfähigkeit von hart Arbeitenden gedacht, wurden mit der Zeit als Empfehlung für die Alltagskost aller gesunden Menschen verstanden. Sie blieben in Deutschland fast ein halbes Jahrhundert lang bestehen.[1]

Der große amerikanische Ernährungsforscher Atwater[2] bezog sich unter anderem auf die Münchner Vorgaben und formulierte im Jahre 1894 im Namen des U.S. Department of Agriculture die ersten quasi offiziellen Ernährungsempfehlungen. Auch sie galten für »men at work« und gaben eine Energiezufuhr von 3.350 Kilokalorien vor, die sich auf 55 bis 58 Prozent Kohlenhydrate, auf 13 bis 18 Prozent Eiweiß und 24 bis 33 Prozent Fett verteilen sollten.

In den kriegsgeschädigten Ländern Europas folgten nach dem Ersten Weltkrieg umfassende Speisungsprogramme, denen vergleichbare Berechnungen zugrunde lagen. Die Kalorienmenge wurde gemäß der physischen Belastung differenziert, und es gab erstmals Empfehlungen für verschiedene Lebensalter. Im Mittelpunkt stand die ausreichende Lebensmittelversorgung der Mehrzahl der gesunden Bevölkerung.[1] Erstmals wurden nun auch Empfehlungen für die Vitamin- und Mineralstoffzufuhr ausgesprochen.

VOLLKORNBROTPOLITIK

Britische Ernährungsexperten des Food War Committee empfahlen 1917 eine Energiezufuhr von 2.550 bis 2.980 Kilokalorien, wovon 65 Prozent aus Kohlenhydraten, 10 Prozent aus Eiweiß und 25 bis 30 Prozent aus Fett stammen sollten. Diese Empfehlungen griff der Völkerbund 1935 auf und übernahm sie praktisch unverändert.[1]

Der von Deutschland begonnene Zweite Weltkrieg veranlasste die staatlichen Institutionen, die Umsetzung der Ernährungsempfehlungen systematisch voranzutreiben, denn es galt, trotz knapper Kost die Leistungsfähigkeit der Bevölkerung durch eine gute Nährstoffversorgung zu erhalten.[1] Der Historiker Uwe Spiekermann spricht von einer regelrechten Vollkornbrotpolitik im Nationalsozialismus.[3] Dies dürfte die traditionell hohe Wertschätzung von Vollkorn mit erklären, die in kaum einem Land so ausgeprägt war und ist wie in Deutschland. Die Ernährungsempfehlungen waren auch Teil der Kriegsvorbereitung und deckten sich im Übrigen, nicht nur was das Vollkorn betraf, mit vielen Forderungen der naturphilosophischen Lebensreformbewegung.

Auf der systematischen Gesundheits- und Ernährungspolitik des NS-Regimes basierten auch nach dem Krieg noch alle Standardwerke der Ernährungslehre und der Verbraucherberatung bis hin zu beliebten Kochbüchern, die von den staatlichen Institutionen verbreitet wurden. Trotz des sich langsam entwickelnden Wohlstandes kam kein grundlegender Wandel der Ernährungsempfehlungen zustande. Die Empfehlungen der Vorkriegs- und Kriegszeit galten weiter, die Empfehlungen des Völkerbundes wurden für globale Ziele von der FAO fortgeschrieben und nur für die Verhältnisse in der sogenannten Dritten Welt differenziert.[1]

Für die Bundesrepublik gab es ab 1955 die ersten eigenständigen »offiziellen« Ernährungsempfehlungen, herausgegeben von der neu gegründeten Deutschen Gesellschaft für Ernährung (DGE). Formuliert und betreut wurden diese Empfehlungen von den führenden Physiologen der NS-Zeit.[1]

SZENENWECHSEL

Die eigentliche Musik spielte in den USA. Auch dort hatte man die Ernährungsforschung vor dem Hintergrund der Armut und der Truppenversorgung massiv vorangetrieben. Im Jahr 1941 erließ das US-Landwirtschaftsministerium (USDA) die ersten Recommended Dietary Allowances (RDA), die allerdings nur eine Energieempfehlung von 3.000 Kilokalorien pro Tag mit einem Eiweißanteil von zehn Prozent vorsahen. Es folgten weitere RDA in den Jahren 1945, 1948, 1953, 1958, 1964, 1968, 1974, 1980 und 1989. Bis 1964 wurde einheitlich ein Gramm Eiweiß pro Kilogramm Körpergewicht empfohlen. 1968 wurde die Empfehlung auf 0,9 Gramm und 1974 auf 0,8 Gramm Eiweiß pro Kilo Körpergewicht reduziert.

Besonders bemerkenswert: Eine konkrete Fettempfehlung taucht in den USA erstmals 1974 auf. Die American Heart Association (AHA) hatte vorgeschlagen, die Fettzufuhr auf weniger als 35 Prozent der Kalorien zu begrenzen und den Konsum gesättigter Fettsäuren auf weniger als zehn Prozent zu reduzieren. Hier machte sich erstmals der Einfluss von Ancel Keys bemerkbar. Ihm haben wir die Fett-Phobie der letzten 30 Jahre zu verdanken.

ANCEL KEYS BETRITT DIE BÜHNE

Nach dem Zweiten Weltkrieg nahm in den USA das Übergewicht erstmals spürbar zu, und die Zahl der Herzinfarkte schien förmlich zu explodieren. Als im September 1955 auch Präsident Dwight D. Eisenhower einen Herzinfarkt erlitt, war die Sorge und die Frage nach den Ursachen dieses »Killers« zum öffentlichen Thema geworden. Nun war die Zeit des Biochemikers Ancel Keys von der University of Minnesota gekommen.

Keys hatte in seinem Labor Stoffwechselstudien über den Einfluss von Nahrungsfetten auf den Cholesterinspiegel durchgeführt. Beim Vergleich internationaler Statistiken zur Herzinfarkthäufigkeit und zum Fettverzehr hatte er bei einigen Ländern eine Übereinstimmung entdeckt. Beides mündete in seiner These, dass die Fette der Nahrung zu Herzinfarkt führen.

Ohne Belege für einen Nutzen zu haben, hatte Keys bereits 1952 in einem Aufsatz gefordert, die Amerikaner sollten ihren Fettverbrauch auf weniger als 30 Prozent der täglichen Kalorien senken. Immerhin räumte er damals noch ein, »dass die direkten Beweise für einen Effekt des Essens auf die Arteriosklerose des Menschen sehr spärlich sind und für lange Zeit wohl auch unbefriedigend bleiben werden«.[4]

Für seine vorschnellen Schlüsse und unbelegten Empfehlungen wurde Keys von anderen Wissenschaftlern heftig angegriffen. Wie von seinem langjährigen Mitarbeiter Henry Blackburn berichtet wird, hatte er sich über die Kritik des Oxford-Professors George Pickering auf einer WHO-Konferenz derart geärgert, dass er seine Theorie vom bösen Fett umso entschlossener verteidigte und zu belegen suchte.*

Berühmt wurde Keys Seven Countries Study: Sie ist eine Pionierarbeit der Ernährungsepidemiologie und wahrscheinlich der wichtigste Meilenstein auf dem Irrweg der Fettempfehlungen. Keys hatte die Fettverbrauchsdaten, die mittleren Cholesterinspiegel und die Herzinfarktraten in Italien, Griechenland, Jugoslawien, den Niederlanden, Finnland, Japan und USA verglichen und eine direkte lineare Beziehung herstellen können: Je höher der Fettverbrauch und je mehr gesättigte Fettsäuren in einem Land verfügbar waren**, desto höher fielen die mittleren Cholesterinwerte und die Herzinfarktraten aus.[5, 6] Wie kam Keys ausgerechnet auf diese sieben? Zum Zeitpunkt seiner Sieben-Länder-Studie waren vergleichbare Daten aus vielen weiteren Staaten bekannt.

Hätte Keys beispielsweise die Daten aus Finnland, Israel, den Niederlanden, Deutschland, Schweiz, Frankreich und Schweden miteinander verglichen, wäre er zum gegenteiligen Zusammenhang gekommen: Je mehr (gesättigte) Fette, umso geringer die Herzinfarktrate![7, 8] Diese und weitere Kritikpunkte an Keys Thesen wurden jedoch weitgehend ignoriert.

Dazu trug sicher auch bei, dass Keys die Menschen faszinierte. Zudem bekam er immer mehr Einfluss, weil er sich geschickt mit beziehungsreichen Freunden umgab.

Am 13. Januar 1961 schaffte es Ancel Keys auf das Cover des Time-Magazins***. Unter dem Titel »Diet and Health« durfte er als Autor seine »Wahrheiten« über die Nation ausbreiten. Seine Botschaft war klar und einfach: »Die Amerikaner essen zu viel Fett. Mit all dem Fleisch, der Milch, der Butter und der Eiscreme kommt man in den USA auf 40 Prozent Fettkalorien – wobei der Großteil auf die gesättigten Fettsäuren entfällt. Dies erhöht den Cholesterinspiegel und schädigt die Gefäße und führt zu koronarer Herzkrankheit.« Nota bene: Dies schrieb Keys zu einem Zeitpunkt, als es keinerlei epidemiologische oder klinische Studien gab, die seine Position ernsthaft untermauern konnten!

---

* http://www.sph.umn.edu/epi/history/sevencountries.asp#

** Verbrauchszahlen sagen nichts über den individuellen Verzehr aus, sie erlauben nur grobe Schätzungen.

*** http://www.time.com/time/covers/0,16641,19610113,00.html

Unter dem Druck seiner Aktivitäten und seiner Publicity begann die American Heart Association damit, eine fettarme Ernährung als Basistherapie für Männer mit hohem Cholesterinspiegel zu propagieren. Keys selbst gab ein gutes Vorbild, denn wie das Time Magazine berichtete, aßen er und seine Frau Fleischgerichte wie Steaks, Koteletts und Braten nicht mehr als dreimal pro Woche. Diese Kunde verbreitete sich allmählich auch in Übersee. Die Regel, zwei- bis höchstens dreimal Fleisch pro Woche zu essen, ist bis heute Bestandteil der Ernährungsempfehlungen der Deutschen Gesellschaft für Ernährung.

WISSENSCHAFTLER UNEINS

Den Stand der Wissenschaft fasste eine Sachverständigengruppe der US-amerikanischen Gesundheitsbehörden 1969 in einem einzigen Satz zusammen:* »Es ist nicht bekannt, ob Änderungen in der Ernährung irgendeine wie auch immer geartete Auswirkung auf Koronare Herzerkrankungen besitzen.« Vorsitzender dieser Sachverständigengruppe war »Pete« Ahrens, in dessen Labor an der Rockefeller-Universität in New York City ein großer Teil der grundlegenden Forschung über den Fett- und Cholesterinstoffwechsel betrieben wurde. Während sich die Befürworter einer fettarmen Ernährung in erster Linie über die Auswirkungen von Nahrungsfetten auf den Cholesterinspiegel Gedanken machten, waren Ahrens und seine Sachverständigengruppe – zehn Fachleute aus den Bereichen klinische Medizin, Epidemiologie, Statistik, Humanernährung und Stoffwechsel – vor allem von den Bedenken geleitet, dass das Fettsparen vielfältige unbekannte und möglicherweise auch schädliche Auswirkungen auf den Körper haben könnte.[9]

Eine saubere Beweisführung durch eine groß angelegte, kontrollierte Diätstudie hielten Ahrens und sein Team wegen der methodischen Schwierigkeiten kaum für möglich. Ein solcher Versuch würde schätzungsweise eine Milliarde Dollar kosten – wesentlich mehr als die Gesundheitsbehörde NIH** aufzuwenden bereit war. Stattdessen beschloss man, mehrere kleinere Studien durchzuführen. Allerdings würden sie ein ganzes Jahrzehnt beanspruchen – und weder die Öffentlichkeit noch die Presse oder der amerikanische Kongress waren bereit, so lange zu warten.[9]

---

* zitiert nach Taubes, G: Good calories, bad calories. Knopf, New York 2007

** NIH = National Institutes of Health

DIE GESUNDHEITSPOLITIK GREIFT EIN

Obwohl die Datenlage zum Einfluss von Fett auf die Gesundheit weiterhin unklar war und die Wissenschaftler sich weiter stritten, wurde dieser Stillstand im Jahre 1977 überwunden – allerdings nicht etwa durch neue wissenschaftliche Erkenntnisse, sondern durch Politiker. Senator George McGovern und sein Select Committee on Nutrition and Human Needs* nahmen sich der Sache an. Damit begann die Wandlung der »Nahrungsfett-Hypothese« zum Fettdogma.[9]

Wer eine minutiöse historische Abhandlung dieser Entwicklungen studieren möchte, dem sei das Buch des mehrfach preisgekrönten Wissenschaftsjournalisten Gary Taubes ans Herz gelegt.** Im Folgenden fassen wir die wichtigsten Stationen der Fettempfehlungen zusammen.

McGoverns Ausschuss war 1968 mit der Zielsetzung gegründet worden, die Fehlernährung in Amerika auszurotten. Als seine Arbeit in den 1970er-Jahren allmählich erledigt war, beschlossen zwei Berater des Ausschusses, sich fortan mit dem Thema Überernährung zu befassen. Einem der beiden jungen Anwälte zufolge war es eher eine spontane Entscheidung: »Wir waren völlig naiv, einfach junge Leute, die dachten, zum Teufel, wir müssen etwas zu diesem Thema sagen, bevor der Laden zusammenbricht.« McGovern und andere Senatoren, alle mittleren Alters und besorgt um Leibesumfang und Gesundheit, erklärten ihr Einverständnis.[9]

Im Juli 1976 hörte sich der McGovern-Ausschuss zwei Tage lang Expertenreferate über Ernährung und Krankheitsentstehung an. Dann wurde der ortsansässige ehemalige Reporter des Providence Journal, Nick Mottern, mit der Aufgabe betraut, weitere Recherchen anzustellen und die ersten Dietary Goals for the United States*** zu verfassen. Mottern besaß weder einen wissenschaftlichen Hintergrund noch Expertise zu Fragen der Ernährung oder Gesundheit. Doch er war überzeugt davon, dass seine Dietary Goals eine »Revolution in der Ernährung und Landwirtschaft des Landes« in Gang bringen würden.[9] Er sollte Recht behalten.

Dem drohenden wissenschaftlichen Streit entging Mottern, indem er sich bei den Fragen über die Nahrungsfette fast ausschließlich auf Mark Hegsted verließ. Der Ernährungswissenschaftler der Harvard School of Public Health hatte ebenfalls den Fett- und Cholesterinstoffwechsel untersucht

---

* Sonderausschuss für Ernährung und Bedürfnisse des Menschen

** Taubes, G: Good Calories, bad calories: Challenging the conventional wisdom on diet, weight control, and disease. Knopf, New York 2007

*** Ernährungsziele für die USA

und vertrat vorbehaltlos die Meinung, eine Einschränkung der Fettzufuhr sei gesund.[9] Mit Hegsted als Mentor stellte Mottern das Fett als vergleichbar schädlich wie Zigaretten dar. Die Lebensmittelindustrie, so seine Position, sei mit der Tabakindustrie vergleichbar, weil auch sie bereit sei, wissenschaftlich begründete Tatsachen im Interesse des Profits zu unterdrücken. Für Mottern waren Wissenschaftler, die sich gegen das Fett aussprachen, die Helden, die der Industrie die Stirn boten.[9]

In seinem Bericht übernahm der Reporter Mottern die Empfehlungen der American Heart Association für Männer mit hohem Infarktrisiko und riet allen Amerikanern, sie sollten ihre Fettaufnahme auf 30 Prozent der Kalorien und die Zufuhr von gesättigtem Fett auf zehn Prozent reduzieren. Zwar räumte Mottern ein, dass über diese Zahlen kontrovers diskutiert werde, er war aber völlig überzeugt davon, dass sie nicht schaden könnten. In der Einleitung zu den Dietary Goals schrieb Professor Hegsted: »Wir sollten uns nicht fragen ‚warum sollen wir unsere Ernährungsweise ändern', sondern ‚warum sollen wir sie nicht ändern'? Eine Umstellung ist ohne irgendwelche Risiken, andererseits kann man einen deutlichen Nutzen erwarten.«

Als die Dietary Goals im Januar 1977 veröffentlicht wurden, war der Teufel los. Die Empfehlungen fanden wenig Anklang bei vielen Wissenschaftlern, schließlich basierten sie weitgehend auf Spekulationen.[9] Auch in den Fachjournalen hagelte es harsche Kritik, beispielsweise von Alfred Harper von der Abteilung für Biochemie und Ernährung der Madison Universität in Wisconsin, der die Dietary Goals förmlich zerpflückte.[10]

McGovern reagierte mit drei weiteren Anhörungen, die den Auftakt eines jahrelangen Meinungsstreits bildeten. Robert Levy, der Direktor des NHLBI* erklärte, niemand wisse, ob eine Verringerung der Fettzufuhr oder die Senkung des Blutcholesterinspiegels Herzattacken verhindern würden.[9] Levy erhielt Unterstützung von weiteren prominenten Wissenschaftlern. Sie legten dar, dass die amerikanische Bevölkerung zum Versuchskaninchen in einem riesigen Experiment mit ungewissem Ausgang würde, wenn man auf Grundlage derart dürftiger Beweise zum Verzehr von weniger Fett riete. Sogar die American Medical Association protestierte und warnte, dass die vorgeschlagene Ernährungsweise auch »schädliche Wirkungen« haben könnte.[9]

* NHLBI = National Heart, Lung and Blood Institute (nationales Herz-, Lungen- und Blutinstitut)

Neben zahlreichen Wissenschaftlern protestierten auch Vertreter der Milch-, Eier- und Fleischindustrie vehement gegen die Empfehlungen der Dietary Goals. Genau das rückte die wichtigen und richtigen Argumente der Wissenschaftler ins falsche Licht: Nun wurde jeder, der sich gegen die Fettsparempfehlungen aussprach, entweder als hoffnungslos altmodisch oder als Lobbyist der Fleisch-, Eier- und Milchindustrie gebrandmarkt – oder beides.[9] Diese Taktik ist bis heute sehr beliebt.

Wahrscheinlich wäre den Dietary Goals mit der Auflösung des McGovern-Ausschusses Ende 1977 ein stiller Tod beschieden gewesen, hätte es Carol Tucker Foreman vom Landwirtschaftsministerium (USDA) nicht als Pflicht ihres Hauses betrachtet, die Empfehlungen von McGovern in offizielle Politik umzusetzen. Durch die vielen wissenschaftlichen Widersprüche war sie nicht abzuschrecken, sondern verlangte, die »zum Zeitpunkt bestmögliche Einschätzung der Sachlage« zusammenzufassen.[9]

Welche Wissenschaftler würde Frau Tucker Foreman wohl zurate ziehen? Das Food and Nutrition Board of the National Academy of Sciences* wäre beispielsweise eine kompetente Institution gewesen. Doch dessen Präsident, der Stoffwechselexperte Philip Handler, hatte bereits vorab beschieden, die Dietary Goals seien seiner Meinung nach »Unsinn«. Und so beauftragte Frau Foreman den bewährt linientreuen Professor Hegsted mit der Erstellung offizieller Ernährungsrichtlinien für die USA.[9] So entstand die erste Ausgabe von Using the Dietary Guidelines for Americans**. Obwohl Hegsted einräumte, es sei vielleicht doch nicht ganz angebracht, eine einzige Ernährungsempfehlung für eine so bunt gemischte Bevölkerung wie die der USA auszusprechen, wurde die Aufforderung, Fett im Allgemeinen und gesättigtes Fett im Besonderen zu vermeiden, publiziert.[9]

Experten des übergangenen Food and Nutrition Board gaben drei Monate später mit Towards Healthful Diets*** eine eigene Leitlinie heraus. Darin hieß es: Der einzig verlässliche Rat für gesunde Amerikaner sei, auf ihr Gewicht zu achten. Alles andere, einschließlich der Fettzufuhr, würde sich dann schon von selbst regeln.[9] Nun passierte wieder etwas Seltsames: Die moderate aber rationale Position dieser Experten wurde von verschiedenen Medienvertretern kritisiert, weil sie nicht mit den Dietary Goals des McGovern-Ausschusses übereinstimmte.

---

* Kommission für Lebensmittel und Ernährung der nationalen Akademie der Wissenschaften

** Anwendung der Ernährungsleitlinien für Amerikaner

*** Weg zu einer gesunden Ernährungsweise

Aus diesem Grund seien sie unverantwortlich. Als zudem bekannt wurde, dass Spenden der Industrie die Arbeit der Food and Nutrition Board-Kommission ermöglicht hatten, war der bis dahin untadelige Ruf der Organisation besudelt und die Objektivität der Kommission wurde angezweifelt.[9] Stattdessen avancierten Hegsteds Dietary Guidelines for Americans zur Grundlage der offiziellen Gesundheitspolitik: Iss weniger Fett – und du lebst länger.

DAS LANDWIRTSCHAFTSMINISTERIUM ZIEHT NACH

Das US-amerikanische Landwirtschaftsministerium (USDA) hatte sich zunächst gegen McGoverns Dietary Goals gewehrt, weil man den Bürgern keine derart weitreichenden Änderungen ihrer Ernährungsgewohnheiten zumuten könne.[11] Doch der Zeitgeist machte auch vor dem USDA nicht halt. 1980 gab es zusammen mit dem Department of Health and Human Services die ersten Dietary Guidelines for Americans heraus. Darin fanden sich noch keine quantitativen Angaben, die Bevölkerung wurde aber aufgefordert, weniger Fett, gesättigte Fettsäuren und Cholesterin zu essen. Die Zahlen folgten 1989: Maximal 30 Prozent der Kalorien sollten vom Fett kommen, begleitet von mehr als 50 Prozent Kohlenhydraten bei einer Eiweißzufuhr von 0,8 Gramm pro Kilogramm Körpergewicht. Viele Fachgesellschaften auf der ganzen Welt haben diese amerikanischen Zahlen übernommen; sie scheinen seitdem wie in Granit gemeißelt.

ERZWUNGENER KONSENS

Da der Streit um den Zusammenhang zwischen Fett, Cholesterinspiegel und Herzinfarkt nicht enden wollte, berief die amerikanische Gesundheitsbehörde NIH 1984 eine sogenannte Konsensus-Konferenz ein, die die ewigen Debatten über das Fett beenden sollte.[12] Zu den 20 Vortragenden dieser Konferenz gehörten auch ein paar Skeptiker, wie der Kardiologe Michael Oliver vom Imperial College in London. Der beklagte jedoch später gegenüber dem Fachblatt Lancet, die Sachverständigengruppe sei mehrheitlich so zusammengesetzt gewesen, »dass sie sagen würden, jedermann in den Vereinigten Staaten hätte generell einen zu hohen Cholesterinspiegel und man solle daher cholesterinsenkende Maßnahmen ergreifen«.[13] Der Konferenzbericht enthielt keinerlei Anzeichen von Unstimmigkeit. Vielmehr bestehe »kein Zweifel, dass eine fettarme Ernährung jedem Amerikaner über zwei Jahren einen wesentlichen Schutz gegen Koronare Herzkrankheit biete«. Doch diese Einstimmigkeit existierte nicht. Der Ausschussleiter Daniel Steinberg verriet der Zeitschrift Science: »Wenn es einen echten

Konsens gegeben hätte, wozu dann eine Konsensus-Konferenz?«[9] 1986 startete das NIH sein National Cholesterol Education Program*, das jedem amerikanischen Bürger über zwei Jahren vorschrieb, was er zu essen hatte. Der Name war Programm – und alle Welt starrte gebannt auf die Amerikaner mit ihren stringenten Ernährungsempfehlungen. Sie dienten und dienen heute noch vielen Ländern als Vorbild. Ihre Empfehlungen wurden fast überall und praktisch unverändert übernommen.

EMINENZBASIERTE EMPFEHLUNGEN

Dies ist auch die Geschichte unserer deutschen Ernährungsempfehlungen: Sie basieren auf über 100 Jahre alten Beobachtungen an hart arbeitenden Menschen, vor dem Hintergrund von Armut und Nahrungsknappheit. Per Expertenmeinung und ohne gesichertes Wissen wurden sie in den 1970er-Jahren zur gesunden Ernährung für alle deklariert. Die meisten Langzeit-Beobachtungsstudien und ein großer Teil der klinischen Studien zum Einfluss von Fett auf die Gesundheit wurden erst später veröffentlicht. Deren Ergebnisse widersprachen den Ernährungsempfehlungen mehrheitlich. Dennoch wurden sie ignoriert – oder wegdiskutiert. Dieses Verhalten lässt sich wohl am besten mit dem Phänomen der Informationskaskade und dem Herdenverhalten erklären, ergänzt mit gezielter Steuerung durch Politik und Lobbyismus.

INFORMATIONSKASKADE

Entscheiden Individuen nacheinander, so kann es geschehen, dass eine Person schließlich eine Entscheidung trifft, die ihren eigenen Informationen widerspricht, weil die Entscheidungen der Vorgänger als öffentliche Information vorliegen und ein starkes Gewicht im individuellen Wahrscheinlichkeitsurteil gewonnen haben. Treffen ab diesem Punkt alle Akteure dieselbe Entscheidung, ohne auf ihre eigenen privaten Informationen zu achten, so spricht man von einer Informationskaskade.

Informationskaskaden liefern eine mögliche Erklärung für rationales Herdenverhalten von Menschen. Das heißt: Sind Individuen der Meinung, andere verfügten über bessere Informationen als sie selbst, so deuten sie deren Verhalten als Folge der vermeintlich besseren Informationen und schließen sich deren Urteil an.

---

* Nationales Cholesterin Erziehungsprogramm

Das Ernährungsestablishment hatte frühzeitig beschlossen, was gesund ist und was nicht gesund sein darf. Nur so lässt sich erklären, warum sich die DGE trotz der erdrückenden Datenlage für »mehr Fett« bis heute nicht bewegt. Wer nachfragt, bekommt immer die gleiche Antwort: Die derzeitige Beweislage reiche nicht aus, um die etablierten Empfehlungen zu verändern. Dass es seinerzeit für eben jene Empfehlungen null wissenschaftlich akzeptable Evidenz gab, interessiert nicht mehr.

Wie werden die aktuellen Fettempfehlungen begründet? Werfen wir einen Blick in die 2008 erschienenen D-A-CH Referenzwerte für die Nährstoffzufuhr, die gemeinsam von der DGE, der Österreichischen Gesellschaft für Ernährung, der Schweizerischen Vereinigung für Ernährung und der Schweizerischen Vereinigung für Ernährungsforschung herausgegeben werden.* Auch der neueste Referenzwert für Fett beträgt für Jugendliche und Erwachsene 30 Prozent der Kalorien, weniger als ein Drittel davon dürfen gesättigte Fettsäuren sein. Bei Personen mit erhöhtem Energiebedarf werden bis 35 Prozent Fett akzeptiert. Die Begründung lautet: »Die allgemeine Empfehlung, den Fettverzehr zu verringern, berücksichtigt epidemiologische und klinische Befunde über eine enge Beziehung zwischen einem hohen Verzehr von Fett, insbesondere von gesättigtem Fett, Dyslipoproteinämie und Arteriosklerose sowie Übergewicht.« Dazu werden sechs Quellen genannt[14–21] sowie die DGE-eigene Fettleitlinie aus dem Jahr 2006.** Dass die Fettleitlinie zum Teil zu ganz anderen Schlüssen kam und wie sehr die tatsächliche Datenlage diesen Aussagen widerspricht, erfahren Sie im Kapitel »Mehr Fett für Herz und Kreislauf!«.

Im Text der D-A-CH-Referenzwerte heißt es weiter: »Die zu fettreiche Ernährung in Deutschland, Österreich und der Schweiz und, dadurch bedingt, die zu energiereiche Ernährung sind wesentliche Ursachen des verbreiteten Übergewichts und erhöhten Blutfettgehalts – beides Risikofaktoren einer frühzeitigen koronaren Herzkrankheit.« In den dazu angegebenen Quellen[14, 22–24] findet sich interessanterweise NICHTS über einen Zusammenhang zwischen Fett und Übergewicht. Wie die Datenlage dazu wirklich aussieht, erfahren Sie im Kapitel »Mehr Fett für die Figur! «.

* Referenzwerte für die Nährstoffzufuhr, Neuer Umschau Buchverlag, Neustadt a. d. Weinstraße 2008

** http://www.dge.de/pdf/ws/ll-fett/DGE-Leitlinie-Fett-11-2006.pdf

Noch im Herbst 2010 konnten interessierte Verbraucher auf der Website des aid*, der im Auftrag des Bundesministeriums für Ernährung, Landwirtschaft und Verbraucherschutz die Bürger in Sachen gesunder Ernährung aufklären soll, Folgendes lesen:** »Eine fettreiche Ernährung kann Übergewicht, Herz-Kreislauf-Erkrankungen, Fettstoffwechselstörungen, Bluthochdruck, Gicht, Diabetes mellitus u. v. m. begünstigen. Verwenden Sie Fett also sparsam.«

Weil dies im krassen Widerspruch zur Datenlage steht und weil diese Rückständigkeit, Ignoranz und Arroganz für uns unfassbar ist, haben wir dieses Buch geschrieben.

* Infodienst Ernährung, Landwirtschaft, Verbraucherschutz e. V.

** http://www.aid.de/ernaehrung/10regeln_fette.php

IM PORTRÄT: SCHWEINEFETT

Was für ein Unterschied: Während Gourmets vom italienischen Lardo schwärmen, dass einem das Wasser im Mund zusammenläuft, rümpfen viele andere Zeitgenossen die Nase, wenn vom Speck die Rede ist. Dabei ist Lardo nichts anderes als Schweinespeck: gewonnen aus dem festen Rückenspeck italienischer Landschweine, aromatisiert mit allerlei Kräutern und Gewürzen, eingelegt in Marmorfässern in Salzlake und über Monate gereift. Kenner lieben ihn pur oder auf geröstetem Brot, als Vorspeise oder gebraten als aromatisierende Zutat für Nudelgerichte und Salate.

Früher wusste man ein Stück kernigen Rückenspeck auch schon zu schätzen. Doch die Zeiten, als das Fett vom Schwein mindestens ebenso beliebt war wie sein Fleisch, sind lange vorbei. Die Mär vom besonders »bösen« Fett im Schweinernen hat dafür gesorgt, dass die Tiere immer magerer gezüchtet wurden. Lieferte ein Schwein in den 50er-Jahren noch rund 15 Kilo Fett, waren es 1990 nur noch knapp fünf Kilo. Dafür hatte es zwei magere Koteletts mehr.

Heute finden sich selbst im Bauchfleisch, das zu Bacon, Frühstücksspeck oder Grillbauch verarbeitet wird, nur 20 bis 30 Prozent Fett. In Schnitzel und Lende sind es gerade mal zwei Prozent, also etwa so viel wie in Hühnchenfleisch, das uns stets als besonders mager empfohlen wird. Die fettarm gezüchteten Schweine sind stressanfälliger, ihr Fleisch ist wässriger und weitgehend geschmacksfrei, weil das innermuskuläre Fett fehlt. Jetzt gießen wir zur Zubereitung zusätzlich Öl in die Pfanne, obwohl ein schön marmoriertes Stück nicht nur sein eigenes Fett mitgebracht hätte, sondern auch ein eigenes Aroma.

Apropos Aroma: Tiere, die extensiv gehalten werden und auch ins Freie dürfen, entwickeln mehr Muskeln und weniger Rückenspeck, das wurde zumindest bei ungarischen Mangalitza-Schweinen beobachtet. Dennoch war ihr Fleisch stärker marmoriert als bei üblichen Schweinerassen, was für das Aroma entscheidend ist.

Da nicht nur die Menge, sondern auch die Zusammensetzung des Schweinefettes der Ernährungswissenschaft nicht passte, bekamen die Tiere mit Soja-, Lein- oder Rapspresskuchen immer mehr ungesättigte Fette in die Futtertröge. Folglich wurde auch das Schweinefett ungesättigter – und die Qualität prompt schlechter.

Denn für gut haltbare, wohlschmeckende Dauerwürste und kernigen Speck braucht es nicht nur mehr Zeit als die heute übliche sechsmonatige Mast, es braucht in erster Linie gesättigte Fettsäuren. Linolsäure, vor allem aber die dreifach ungesättigte Linolensäure macht den Speck weich, gelb und leicht verderblich.

Es ist demnach Unfug zu verlangen, dass Schweinefett besonders reich an mehrfach ungesättigten Fetten sein soll. Für die Fett- und Wurstqualität ist viel wichtiger, dass der Gehalt an mehrfach ungesättigten Fettsäuren zwölf Prozent nicht übersteigt, wobei der Gehalt an Omega-3-Fettsäuren nicht mehr als ein Prozent betragen sollte. Dennoch kann Schweinefett ein ganz ordentliches Omega-6- zu Omega-3-Verhältnis aufweisen: bei Thüringer Schweinen lag es zwischen vier und elf, im Durchschnitt bei 6,4. Zwei Zahlen zum Vergleich: Die Empfehlung der DGE liegt derzeit bei kleiner als fünf. In »gesundem« Sonnenblumen-, Traubenkern- oder Distelöl liegt das Verhältnis weit über 100. Schweinefett braucht sich also auch in Sachen Omegabilanz nicht zu verstecken.

Entgegen aller Gerüchte besteht Schweinfett heute überwiegend aus ungesättigten Fettsäuren, wobei die einfach ungesättigte Ölsäure überwiegt. Es ist dieselbe Ölsäure wie im Olivenöl, in Mandeln oder Avocados. Bis zu zwölf Prozent der Fette vom Schwein sind mehrfach ungesättigt. Allerdings ist Schweinefett auch das Nahrungsfett mit dem höchsten Gehalt an Arachidonsäure. Diese Omega-6-Fettsäure ist wichtig und nützlich für den Körper, etwa für die Gefäßgesundheit und für das Nervensystem. Allerdings kann sie unter Umständen auch Entzündungsreaktionen fördern. Daher ist pures Schweinefett für Menschen mit entzündlichen Erkrankungen wie etwa Rheumatiker nicht sehr empfehlenswert. Gesunde können es dagegen ohne Sorge genießen.

Neben Bauchfleisch und Speck bietet der Handel noch Schweineschmalz an, entweder pur oder mit Grieben, Zwiebeln oder Äpfeln versetzt. Das Fett wird durch Ausschmelzen bei 80 bis 100 °C aus dem Rücken- oder Nierenfett (Flomen) gewonnen. Bei Zimmertemperatur ist es weich, im Kühlschrank fest. Es darf weder gebleicht noch raffiniert werden. Schweineschmalz ist ein traditioneller Brotaufstrich, es eignet sich zum Gemüsekochen und Backen ebenso wie zum Frittieren. In der traditionellen Küche Deutschlands, aber auch Amerikas und Chinas, war Schweineschmalz vor der Hetzkampagne gegen die tierischen Fette extrem beliebt. Vor 60 Jahren verbrauchte ein Durchschnittsamerikaner 5,7 Kilo »lard« pro Jahr, 1990 waren es nur noch 180 Gramm.

Allein die Vorstellung, dass anstelle des Schmalzes (teil)gehärtete Pflanzenfette zum Braten und Frittieren verwendet wurden, lässt einen aus heutiger Sicht schaudern. Damit war nicht nur die Gesundheit der Menschen gefährdet, auch kulinarisch brachten die »neuen« Fette keinen Vorteil.

Aufgrund seiner gesättigten Fettsäuren ist Schweinefett von Natur aus ein ideales »shortening«: Es macht Gebäck wie Kekse »kurz« im Biss und damit besonders delikat. Und weil es zwar arteigen riecht – woran man sich erst wieder gewöhnen muss – den Speisen jedoch keinen eigenen Geschmack aufdrängt, gehörte es traditionell auch in Rezepte für Stollen und Krapfen. Weil das Schweineschmalz besonders knusprig macht, wurden Berliner und Pommes früher üblicherweise in Schmalz ausgebacken. Und wenn man den glänzenden Augen älterer Bürger glauben darf, die sich an diese Zeit noch erinnern können, dann schmeckten sie einfach herrlich.

ZUSAMMENSETZUNG VON SCHWEINEFETT

gesättigte Fettsäuren	40–50 %
einfach ungesättigte Fettsäuren (v. a. Ölsäure)	35–45 %
Linolsäure (Omega-6)	5–10 %
Arachidonsäure (Omega-6)	ca. 1,5 %
Alpha-Linolensäure (Omega-3)	ca. 1 %
langkettige Omega-3-Fettsäuren	< 0,1 %
Fettbegleitstoffe Cholesterin (60–85 mg), etwas Vitamin E	< 0,1 %

(Angaben gerundet, da die Zusammensetzung von Naturstoffen schwankt.)

Quellen:

- Calder, P: British Journal of Nutrition 2007;98:451-453
- Hollö, G et al: Fleischwirtschaft 2009;89:108-112
- Howe, P et al: Nutrition 2006;22:47-53
- http://de.wikipedia.org/wiki/lardo
- Leitsätze für Speisefette und Speiseöle vom 2.10.2001
- McLagan, J: Fat. Ten Speed Press, Berkeley 2008
- Reichhardt, W et al: Archiv für Tierärzte 2003;3:257-267

»Wir müssen zurück an die Wurzel der Zivilisationskrankheiten, an die Kohlenhydrate.«

Dr. med. Wolfgang Lutz:
Cholesterin und tierische Fette.
Eine Neubewertung, 1988.

»Die untere Zufuhrgrenze für Nahrungskohlenhydrate, die mit dem Leben noch vereinbar ist, ist anscheinend null, vorausgesetzt, es werden ausreichende Mengen Eiweiß und Fett konsumiert.«

Aus den Dietary Recommended
Intakes (DRI), den US-amerikanischen
Ernährungsempfehlungen.

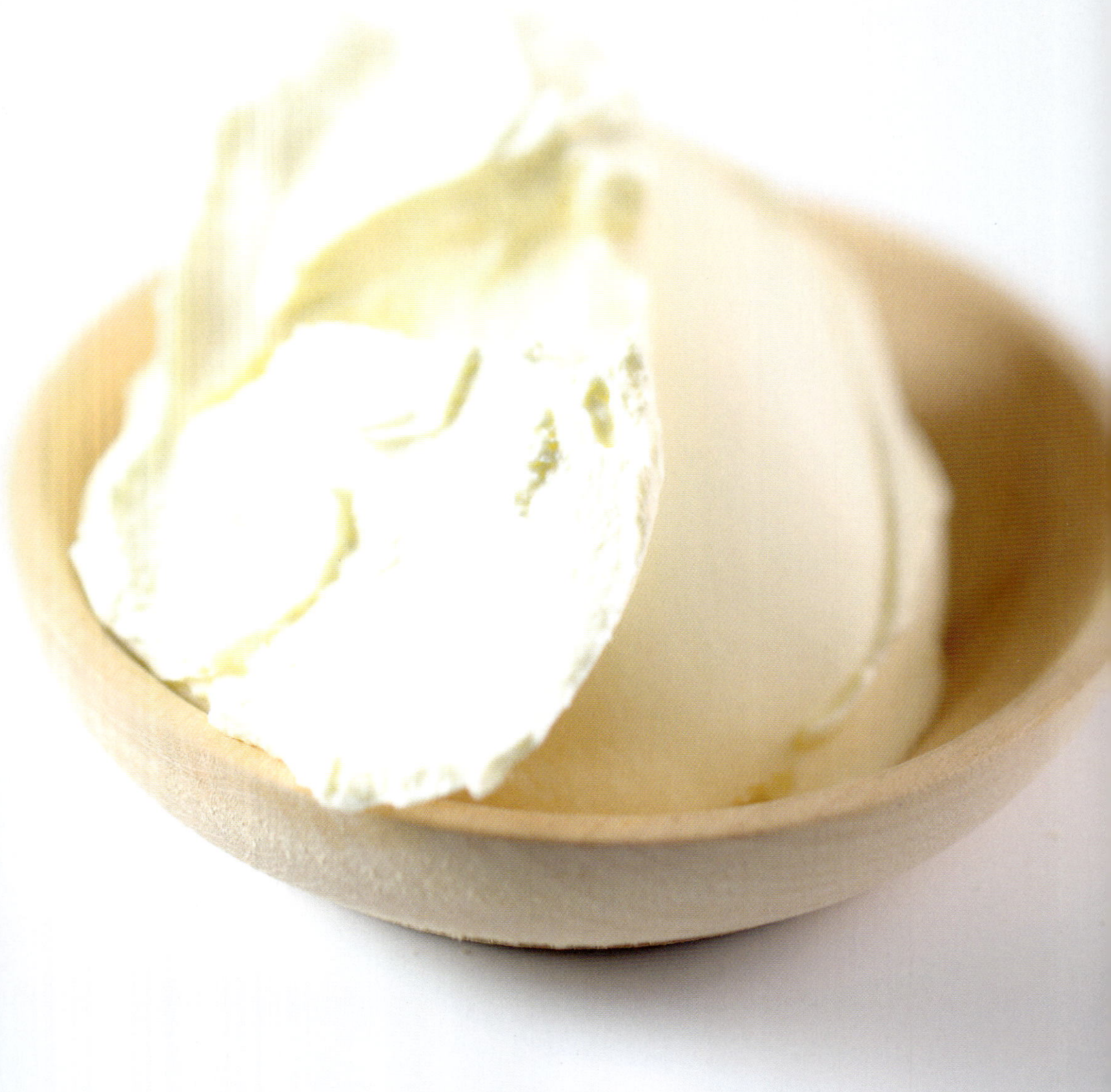

MEHR FETT FÜR DEN GESCHMACK!

Mögen Sie Magerquark? Oder fettarmen Käse? Und wie schmeckt Ihnen gedünstetes Gemüse »ohne alles«? Wir wetten, die meisten von Ihnen würden lieber Sahnequark und fettreichen Käse essen und ein wenig Butter oder Öl auf ihr Gemüse geben. Und damit sind sie nicht allein. Denn unter Säugetieren ist die Präferenz für fettreiche Speisen weit verbreitet.

Hatten sie die Wahl, so entschieden sich beispielsweise 10 von 13 Mäusestämmen für das fettreichere Futter. Das ist durchaus sinnvoll, denn Fett ist energiereich, es liefert lebens- und zufuhrnotwendige (essenzielle) Fettsäuren sowie die fettlöslichen Vitamine A, D, E und K. Da wir Menschen ebenfalls nicht ohne Fett leben können, sollte es nicht verwundern, dass die Natur auch uns mit einer Vorliebe für diesen wichtigen Nährstoff ausgestattet hat. Viele Mediziner sehen in der Vorliebe für Fett allerdings eine Ursache für Übergewicht und Herz-Kreislauf-Erkrankungen. Doch damit tun sie ihm unrecht, wie wir in den folgenden Kapiteln erläutern werden. Wir können uns daher jetzt ganz entspannt dem beliebten Fettgeschmack widmen. Und da wartet gleich eine Überraschung. Denn während die uns angeborene Vorliebe für Süßes und die Wahrnehmung des süßen Geschmacks auf der Zunge relativ gut erforscht sind, tappt man in Sachen Fettgeschmack noch ziemlich im Dunkeln. »Wir wissen nicht, was Fett so lecker macht«, schreibt ein japanisches Forscherteam von der Universität in Kyoto.[1]

Belegt sei jedoch, dass fettarme Speisen von Testpersonen unter kontrollierten Bedingungen als unbefriedigend wahrgenommen werden. Fette und Öle empfindet der Mensch als äußerst wohlschmeckend, manche betreiben deren Verzehr geradezu mit Leidenschaft. Das ist deswegen besonders spannend, weil pures Fett bis vor kurzem als völlig geschmacklos galt. Aber der Reihe nach.

WIE GESCHMACK ENTSTEHT

Geruchs- und Geschmackssinn fungieren bei der Nahrungsaufnahme als strenge Kontrolleure: Sie entscheiden, was herein darf, was wir als bekömmlich und wohlschmeckend empfinden und was als ekelhaft, unbekömmlich oder gar giftig draußen bleiben muss. Der eigentliche Geschmackssinn basiert auf den Signalen, die von rund 2.000 Geschmacksknospen auf der Zunge identifiziert werden. In jeder dieser Knospen liegen bis zu 100 Sinneszellen mit Rezeptoren für je eine der fünf bislang bekannten Geschmacksqualitäten: süß, sauer, salzig, bitter und umami. Letzteres bedeutet so viel wie köstlich und steht für die brühig-fleischige Note herzhafter Gerichte.

»Bimmelt« der Umami-Rezeptor, weiß der Körper, dass sich ein eiweißreiches Lebensmittel wie etwa Fleisch oder reifer Käse im Mund befindet. Nun können die entsprechenden Verdauungssäfte vorbereitet werden. Analoges geschieht, wenn die anderen Rezeptoren aktiviert werden: Süß signalisiert dem Organismus, dass kalorienreiche Kohlenhydrate im Anmarsch sind. Meldet die Zunge salzig, wird dem Körper die Ankunft von Mineralstoffen, insbesondere von Natrium und Chlorid signalisiert. Sauer kann Unreifes oder Verdorbenes, aber auch Fermentiertes anzeigen und folglich Ablehnung oder Akzeptanz hervorrufen. Eine Meldung der Bitterrezeptoren ans Gehirn dient seit Urzeiten als Warnung: Viele Gifte schmecken bitter, und so wundert es nicht, dass der Bitterrezeptor 1.000-mal empfindlicher reagiert als seine Kollegen.

Nervenfasern leiten die Informationen der Geschmacksrezeptoren ins Gehirn, wo sie zusammen mit den Informationen über die Struktur, die Viskosität, Konsistenz, Temperatur, Schärfe und Farbe zu einem umfassenden Geschmackseindruck zusammengesetzt werden. Die fünf Basisgeschmacksrichtungen reichen natürlich nicht aus, um die unendliche Fülle von Aromen unserer Lebensmittel und Speisen wahrnehmen und genießen zu können. Dazu benötigen wir die Hilfe der Riechschleimhaut. Dabei geht es nicht nur um jene Düfte, die über die Nase aufgenommen werden, etwa wenn wir den Bratenduft aus der Küche erschnuppern. Weil Mund- und Nasenraum hinten im Rachen miteinander verbunden sind, gelangen mit jedem Bissen und mit jedem Schluck auch Hunderte von flüchtigen Substanzen via Mund in die obere Nasenmuschel. Dieses retronasale Riechen ist für ein umfassendes und differenziertes Geschmackserleben unentbehrlich. Da die Fähigkeit dazu im Alter abnimmt, ist es kein Wunder, dass viele Senioren beklagen, das Essen schmecke nicht mehr so wie früher.

NASE, MUND UND HIRN

Die Riechschleimhaut beherbergt Millionen von Sinneszellen, die ihre Botschaften über Nervenfasern in den Riechkolben leiten. In dieser Hirnregion entstehen aus den eingehenden Einzelduftsignalen komplexe Geruchsbilder, die in wieder anderen Hirnregionen erkannt und bewertet werden. Je nachdem, ob ein Essensduft via Nase oder Mund zur Riechschleimhaut gelangt, reagiert das Hirn anders. Kommt beispielsweise ein Schokoladenduft über die Nase, reagieren andere Hirnregionen als bei Schokoduft via Rachenraum. So registriert das Gehirn lange bevor die Schokolade verdaut und ihre Inhaltsstoffe im Blut angekommen sind, ob eine Belohnung bevorsteht oder bereits erfolgt ist.

Der Riechkolben ist auch mit Hirnregionen verbunden, die für Emotionen und Erinnerungen zuständig sind. Daher kann der Geruch eines Parfums so lebhafte Erinnerungen wecken, bleibt der Sonntagsbratengeschmack unserer Kindheit ein Leben lang der allerbeste und kann das Verlangen nach einem bestimmten Geschmackserlebnis sehr heftig, ja suchtartig sein.

RÄTSELRATEN UM DEN FETTGESCHMACK

Zurück zum Fett. Unstrittig verbessert Fett den Geschmack der Speisen, denn viele Aromen sind fettlöslich und somit auf die Geschmacksvermittlung von Fetten angewiesen. Auch wirken Fette als eine Art Geschmacksverstärker, indem sie die Aromen anderer Lebensmittel aufnehmen und miteinander verbinden. Selbst Verunreinigungen, erwünschte und unerwünschte Begleitstoffe oder beginnender Fettverderb hinterlassen geruchliche und geschmackliche Spuren im Fett.

Das Fett selbst galt im engeren Sinn jedoch als völlig geschmacklos. Der Grund: Es ist kein eigenständiger Rezeptor für fettige Geschmacksnoten bekannt. Zumindest wurde bislang noch keine entsprechende Struktur auf der Zunge identifiziert. Deswegen wird fettig (noch) nicht zu den Grundgeschmacksqualitäten gezählt. Und falls es dazu kommt, wird hoffentlich ein hübscherer Name dafür gefunden.

Dass Fett dennoch sensorisch wahrgenommen wird, liegt daran, dass das, was wir landläufig als »Geschmack« oder »Aroma« bezeichnen, eine komplexe Wahrnehmung ist, die durch das Zusammenwirken mehrerer Sinneswahrnehmungen entsteht: Neben dem reinen und relativ profanen Geschmackseindruck auf der Zunge stimulieren Lebensmittel auch Geruchs-,

Geräusch-, Temperatur- und Berührungsrezeptoren. Und bekanntlich isst ja auch das Auge mit. Fette verleihen dem Essen eine bestimmte Textur, Viskosität, Öligkeit oder Cremigkeit, ein spezielles Mundgefühl oder Aussehen. Dies alles trägt zum sensorischen Gesamteindruck einer Speise bei. Der von der Zunge vermittelte eigentliche Geschmack ist also nur ein kleines Mosaiksteinchen in der gesamten Fettsensorik.

Diesem Mosaiksteinchen sind einige Forscher seit Jahrzehnten auf der Spur. Denn wenn Fett so beliebt und zudem lebensnotwendig ist, sollte es auch Sensoren im Körper geben, die ihm den Fettgehalt oder die Fettqualität der Speisen anzeigen. 2003 konnte in Japan an Ratten gezeigt werden, dass in der Bauchspeicheldrüse der Tiere Sekrete zur Fettverdauung gebildet werden und zwar unmittelbar nachdem man ihnen Öl auf die Zunge geträufelt hatte.[1] Damit war klar, dass es eine spezifische Fetterkennung in der Mundhöhle geben muss, denn die Verdauungssäfte flossen schon, bevor das Öl im Magen oder Darm der Tiere ankam. Die Information, dass sich Fett im Mund befindet, musste also direkt von dort über Nervenbahnen ins Gehirn und in die Bauchspeicheldrüse gelangt sein, die daraufhin mit der Vorbereitung der Fettverdauung begann.

FETT ODER FETTSÄUREN?

In weiteren Tests konnte gezeigt werden, dass nicht das komplette Fett (Triglyzerid), sondern freie Fettsäuren die Bereitstellung der Verdauungssäfte bei den Ratten auslösen: Ölsäure, Linolsäure, Arachidonsäure und Alpha-Linolensäure, nicht jedoch die kurzkettige gesättigte Caprylsäure. Es handelt sich also möglicherweise um ein spezifisches Erkennungssystem für längerkettige (mehrfach) ungesättigte Fettsäuren. Inzwischen wurden sehr aufwendige Tests durchgeführt, um zu sehen, ob auch der Mensch in der Lage ist, verschiedene Fettsäuren auf der Zunge wahrzunehmen. Es zeigte sich, dass die Versuchspersonen Linolsäure, oxidierte (ranzige) Linolsäure, Ölsäure, aber auch die gesättigte Stearinsäure schon in Konzentrationen von 0,002 bis 0,003 Prozent wahrnehmen konnten. Inzwischen weiß man, dass auch die mittelkettige gesättigte Laurinsäure[2] sowie kurzkettige Fettsäuren vom menschlichen Sensorium erkannt werden und dass es individuelle Unterschiede bei der Erkennungsschwelle gibt.

Nachgewiesen ist mittlerweile auch, dass der Mensch wie die Ratte über eine orale Lipase verfügt. Das ist ein fettspaltendes Enzym, das im Mund einzelne Fettsäuren aus den Nahrungsfetten abspaltet und sie den Sensoren zugänglich macht.[2] Die Frage, warum wir intakte Triglyzeride, die weitaus häufigste Form von Nahrungsfetten, gar nicht schmecken können, wird die Wissenschaftler wohl noch eine Weile beschäftigen. Triglyzeride lösen zwar ebenfalls eine ganze Kaskade von Reaktionen im Körper aus, die der Fettverdauung und -verwertung dienen. Sie werden jedoch vorwiegend über ihre Textur identifiziert, nicht rein geschmacklich. Auf der Zunge schmecken können wir nach heutigem Kenntnisstand nur freie Fettsäuren, gesättigte wie ungesättigte, mit Kettenlängen von 6 bis 18 Kohlenstoffatomen.

KRATZIGE NOTE

Allerdings weisen freie Fettsäuren einen eher kratzigen Geschmack auf und dienen dem Lebensmittelchemiker als Kennzeichen des Fettverderbs. Wir befinden uns also in einer etwas paradoxen Situation: Der Fettgeschmack im engeren Sinn beruht auf der Wahrnehmung von »kratzigen« freien Fettsäuren in der Mundhöhle, was eher dazu führen dürfte, die weitere Aufnahme zu verhindern. Gleichzeitig lieben wir fetthaltige Speisen aufgrund ihres sensorischen Gesamteindruckes leidenschaftlich, obwohl wir die intakten Fette »oral« gar nicht schmecken können.

Vielleicht gründet sich unsere Vorliebe eher auf die emotionalen Wirkungen der Fette. Denn wenn uns etwas »gut schmeckt«, werden im Gehirn auch jene Zentren angeregt, die uns mit angenehmen Gefühlen belohnen. Wie Fette die Belohnungszentren beim Menschen stimulieren, ist noch weitgehend ungeklärt. Aus Versuchen mit Ratten ist jedoch bekannt, dass schon wenige Minuten, nachdem sie etwas Fett zu fressen bekamen, in ihrem Gehirn Beta-Endorphine und Dopamin freigesetzt wurden. Beides sind Botenstoffe, die vom Körper selbst gebildet werden. Sie machen Stress erträglich und vermitteln angenehme Gefühle (Beta-Endorphin) oder sorgen dafür, dass wir uns belohnt fühlen (Dopamin) und das auslösende Signal (hier Fett) gerne mögen und immer wieder genießen wollen. Das erklärt zwanglos, warum sich Fetthaltiges so gut als Seelentröster eignet, vor allem in Kombination mit Süßem, das die Bildung eines weiteren stimmungsaufhellenden Botenstoffes, des Serotonins, fördert.

Freilich kann es bei einem zu hohen Bedarf an Trost auch zu »Rettungsringen« kommen. Durch fettarme Snacks wird das Problem jedoch nicht gelöst. Besser wäre es, die Gründe für den Kummer zu ermitteln, sie nach Möglichkeit zu beheben und bis es so weit ist, nach anderen effektiven »Trösterchen« zu suchen wie: mehr Bewegung, mehr Tageslicht, ausreichend Entspannung und befriedigende soziale Kontakte.

GESCHMACKLOS

Wie wichtig der Geschmack ist, merkt man besonders drastisch, wenn er abhanden kommt. Wer nichts (mehr) riechen und folglich nicht mehr gut schmecken kann, verliert auch die Freude am Essen und büßt damit ein gehöriges Stück Lebensqualität ein. Zudem wird das Essen rasch unausgewogen, wenn es egal ist, ob man Blumenkohl oder Apfelkompott in den Mund nimmt. Und spätestens dann kann ein Teufelskreis beginnen, denn eine mangelhafte Nährstoffversorgung beeinträchtigt wiederum das Riechen und Schmecken. Eine besondere Bedeutung kommt hier (neben Zink) dem fettlöslichen Vitamin A und den essenziellen Fettsäuren zu, allesamt Nährstoffe, die von den Sinneszellen benötigt werden.

VORSICHT, TÄUSCHUNGSMANÖVER

Alles in allem wissen wir also, dass Fett und freie Fettsäuren auf vielfältigen Wegen sensorisch wahrgenommen werden. Die Informationen gelangen in diverse Hirnregionen und von dort auch in den Magen-Darm-Trakt, um die Verdauung der zu erwartenden Fette vorzubereiten. Spätestens hier erhebt sich die Frage, welche Auswirkungen durch kalorienarme oder gar -freie Fettersatzprodukte zu erwarten sind. Geschmack und Nährwert hängen in der Natur stets eng zusammen. Welche Störungen im Essverhalten entstehen, wenn am Geschmack manipuliert, aber der Nährwert vernachlässigt wird?

Wer glaubt, man müsse kalorienarmen Ersatzstoffen lediglich die Textur von Fett verpassen, um die Menschheit am Überessen zu hindern, irrt. Fettersatz- und andere Lightprodukte haben die Menschen bislang weder schlanker noch gesünder gemacht, nur das Essen unphysiologischer und weniger schmackhaft. Möglicherweise lassen uns gerade die als besonders figurfreundlich, weil fettarm hergestellten Fertigmenüs und -produkte allmählich immer dicker werden, weil sie dem Körper nicht geben, was ihre Textur im Mund versprach, sodass er weiter nach Nahrung verlangt.

Menschen mit Gewichtsproblemen berichten oft, dass sie kein Gemüse mehr essen mögen. Auf die Frage nach dem Grund dafür seufzen sie dann meist: »Man soll es doch fettarm und mit möglichst wenig Salz zubereiten. Aber so schmeckt es mir einfach nicht.« Das ist verständlich, solches Grünzeug wollten wir auch nicht essen. Was spricht dagegen, einen Stich

Butter ans Gemüse zu geben, ein wenig Sahne, einen Klecks Schmand oder etwas gutes Olivenöl? Oder Chiliöl, Schwarzkümmelöl oder Sesamöl oder welches Öl auch immer Sie mögen? Besser, Sie essen Gemüse mit etwas Fett als kein Gemüse. Mit Fett kann der Körper die fettlöslichen Vitamine und sekundären Pflanzenstoffe besser aufnehmen, man wird besser satt und es schmeckt einfach besser. Und das ist ein ganz wichtiger Punkt. Denn wenn wir essen, was wir mögen und was uns gut schmeckt, besteht eben nicht automatisch die Gefahr, dass wir uns permanent überessen. Im Gegenteil: Der Hunger nimmt stärker ab und das Verlangen nach mehr Essen sowie nach anderen Nahrungsmitteln lässt deutlicher nach, als wenn die gleiche Kalorienmenge in Form eines als gesund aber weniger schmackhaft empfundenen Lebensmittels verspeist wurde.[3]

Es geht uns in diesem Kapitel wie übrigens im gesamten Buch NICHT darum, möglichst viel Fett zu empfehlen. Es geht darum, ausreichend gute Fette zu essen und das Essen mit so viel gutem Fett oder fetthaltigen Lebensmitteln zuzubereiten, dass es nahrhaft ist und richtig gut schmeckt. Damit Sie Ihr Essen maximal genießen können und danach satt und zufrieden vom Tisch aufstehen. Mit etwas Geschick kommen Sie dann sogar mit weniger Kalorien, aber mehr Nährstoffen durch den Tag (siehe Seite 202).

Wer die Wahl hat, isst, was ihm gut schmeckt. Essen ist immer auch eine Jagd nach Geschmackserlebnissen, das ist keineswegs »sündig«, sondern völlig normal und absolut natürlich. Die Nahrungsaufnahme wird zu einem beträchtlichen Teil von Lust- und Unlustgefühlen reguliert, rein biologisch, in uralten Hirnzentren, die dem Willen kaum zugänglich sind. Essen darf also nicht nur, es muss gut schmecken, damit der Esser am Ende nicht frustriert ist und nach mehr sucht. Und dazu gehört auch Fett.

»Fett lässt alles, was wir essen, besser schmecken, Fett zu essen macht zufrieden, sodass wir insgesamt weniger essen und unser Verlangen nach Naschwerk sinkt. Unsere Mahlzeiten zu genießen macht glücklich und reduziert Stress.« Diese unbefangenen Zeilen über das Fett stammen von der preisgekrönten Köchin Jennifer McLagan. Sie verfasste ein ganzes Kochbuch[4] über die Vorzüge tierischer Fette, »weil es neben den ungezählten Kochbüchern zum Thema Fettsparen, Abnehmen und Kochen ohne Fett keines gibt, das uns erzählt, wie wir Fette genießen können«. Die täglichen Botschaften in den Medien, dass Fett schlecht sei, bräuchten einen Gegenpol, denn »Fett ist unentbehrlich und köstlich. Wir sollten es feiern, damit kochen und es ohne Schuld genießen«.

IM PORTRÄT: MILCHFETT UND BUTTER

Seine mehr als 400 verschiedenen Fettsäuren machen das Milchfett zum komplexesten bekannten Fett. Mengenmäßig interessant sind etwa 15 Fettsäuren, darunter auch eine Reihe mit auffälligen Eigenschaften (zum Beispiel ungeradzahlige und verzweigtkettige Fettsäuren). Vom Milchfett wird überall auf der Welt der Rahm abgeschöpft und direkt verzehrt oder zu Butter verarbeitet. Es ist nicht nur ihr Nährwert, sondern auch ihr feiner, cremiger Geschmack, der das Milchfett und die aus ihm gewonnenen Produkte so beliebt macht. Milchfett und Butter sind auch deswegen etwas Besonderes, weil sie die einzigen animalischen Fette sind, die wir vom lebenden Tier gewinnen können. Butter existiert nur, weil es der Mensch vor 8.000 oder 9.000 Jahren gewagt hat, Rinder zu domestizieren und irgendwann auch einmal zu melken. »Ohne uns gäbe es keine Butter«, wie Jennifer McLagan in ihrem Kochbuch über tierische Fette lapidar bemerkt.

Butter hat also eine sehr lange Tradition. Und eigentlich ist Butter auch ein saisonales Lebensmittel. Wir merken es heute kaum noch, weil die moderne Molkereitechnologie die jahreszeitlichen Unterschiede ausgleicht. Früher war die Winterbutter weißer, fettreicher und härter, weil die Kühe im Winter auch Silage zu fressen bekamen. Dadurch gelangten weniger ungesättigte und mehr gesättigte Fettsäuren in die Milch. Gesättigte Fettsäuren härten ein Fett, ungesättigte machen es weich. Im Sommer, wenn die Kühe frische Gräser, Blüten und Kräuter fressen, enthält der Rahm ihrer Milch mehr ungesättigte Fettsäuren und Carotine. Daher ist Sommerbutter gelber und weicher. Sie schmeckt anders als Winterbutter und ist streichfähiger.

Wenngleich das Buttern heute in riesigen Edelstahlbehältern vonstatten geht, hat sich am Prinzip der Butterherstellung über die Jahrtausende nicht viel geändert: Der von der Milch abzentrifugierte Rahm wird erhitzt und muss dann ein paar Stunden reifen. Süßrahm kann direkt verbuttert werden. Für Sauerrahmbutter werden Milchsäurebakterien zugesetzt, die den Rahm ein wenig säuern. Für mild gesäuerte Butter spart man sich die Fermentation und setzt fertige Milchsäure zu. Nach der Reifung wird der Rahm geschlagen bis Butterkügelchen entstehen und sich die wässrige Buttermilch absetzt. Die Butterkügelchen werden nun noch geknetet, gewaschen, geformt und verpackt. Butter kann gesalzen oder mit Kräutern und Gewürzen versetzt sein. Die europäischen Lebensmittelgesetze schreiben vor, dass sie zu mindestens 82 Prozent aus Fett zu bestehen hat, der Rest ist Wasser (maximal 16 Prozent) sowie ein geringer Anteil Eiweiß, Milchzucker, Vitamine und Mineralstoffe.

Da das Wasser beim Erhitzen spritzt und das Eiweiß verbrennen kann, sollte Butter nicht über 100 °C erhitzt werden. Für höhere Temperaturen sind Butterschmalz oder Ghee, die indische Variante, hervorragend geeignet. Sie werden aus Butter durch Erhitzen gewonnen. Ist das Wasser verdampft, wird das Butterschmalz vom Bodensatz der festen Milchbestandteile abgetrennt. Für Ghee wird die Butter eine Weile gekocht, sodass die festen Bestandteile bräunen, bevor man sie vom reinen Butterfett abtrennt. Sie sorgen für intensiveres Aroma und sollen das Ghee auch höher erhitzbar und länger haltbar machen. Butterschmalz und Ghee können auch ohne Kühlung mehrere Monate aufbewahrt werden.

Gut 50 Prozent der Butter (oder 60 Prozent des Butterfettes) entfallen auf gesättigte Fettsäuren. Die meisten dieser gesättigten Fettsäuren sind kurz- und mittelkettig*. Das macht sie leicht verdaulich und gut bekömmlich. Denn kurz- und mittelkettige Fettsäuren werden anders verstoffwechselt als ihre längerkettigen Kollegen: Sie gelangen nach der Verdauung vom Darm direkt ins Blut und mit ihm zur Leber, wo sie umgehend zur Energiegewinnung genutzt werden können. Daher galt Butter lange Zeit als ideales Fett für die Diätetik, auch bei Leberleiden und gestörter Fettverdauung.

Die kurzkettige Buttersäure erwies sich zumindest im Laborversuch als krebshemmend. Zwei mittelkettige Fettsäuren der Milch (Caprin- und Laurinsäure) verfügen über antibakterielle und antivirale Wirkungen. Zudem werden sie leicht in Ketone umgewandelt, das sind gute Energiequellen für viele Körperzellen – im Kapitel über mehr Fett für Hirn und Nervensystem lesen Sie mehr darüber.

Durch Bakterientätigkeit im Pansen der Wiederkäuer entstehen trans-Fettsäuren, die ins Fleisch und in die Milch übergehen. Diese trans-Fette sind anders aufgebaut als jene aus industriell gehärteten Ölen, und sie werden gesundheitlich völlig anders beurteilt. So entfalten zwei trans-Fettsäuren der Milch** gefäßschützende Eigenschaften, und die sogenannten CLA*** werden als krebshemmend und als Hilfe zur Köperfettreduktion erforscht. Sie entstehen in nennenswerter Menge, wenn die Kühe frisches Gras fressen dürfen.

Der besondere Geschmack von Butter wird ebenfalls vom Futter beeinflusst: Gras, Heu, Silage, Alfalfa, Klee oder Kräuter liefern aromareiche Inhaltsstoffe, die via Milch auch in die Butter gelangen. Einer der wichtigsten Bestandteile des Butteraromas kommt auch in Äpfeln, Bohnen, Beerenobst, Vanille, Blauschimmelkäse und Weizen vor: das Diacetyl.

---

* vier bis zwölf Kohlenstoffatome

** Vaccin- und Rumensäure

*** konjugierte Linolsäuren (Conjugated Linoleic Acids)

Es entsteht neben einem weiteren Geschmacksträger, dem Acetoin, durch die Milchsäurebakterien, die dem Rahm zugesetzt werden. Auch die während der Rahmsäuerung gebildete Milch- und Buttersäure sowie die kurzkettigen Fettsäuren des Butterfettes tragen zum Aroma bei.

Die Fülle an verschiedenen Fettsäuren der Milch führt beim Buttern zu unterschiedlich geformten Fettkristallen. Sie schmelzen nicht alle auf einmal, sondern über einen breiten Temperaturbereich ab. So werden auch die eingeschlossenen Aromen nach und nach freigesetzt und können lange geschmeckt werden, was die Butter besonders lecker macht.

Beim Erhitzen von Butter wandelt sich ihr Aroma. Aus geschmacksneutralen Vorstufen entstehen jene Substanzen, die für den besonderen Geschmack von in Butter erhitzten Speisen sorgen. Wird mit Butter gebacken, bilden sich Bräunungsprodukte, die wieder neue Aromen generieren, wie sie typisch für den Geschmack von Croissants oder Karamell sind. Auch beim Braten kommt es zur Bildung einzigartiger, buttertypischer Aromen, vermutlich aus der Reaktion von Nichtfettkomponenten der Butter mit Fettbestandteilen. Schon oft wurde versucht, den Geschmack von Butter zu imitieren. Doch weil seine Geheimnisse noch längst nicht vollständig entschlüsselt sind, blieb er bislang unerreicht.

ZUSAMMENSETZUNG VON MILCH- UND BUTTERFETT

gesättigte Fettsäuren	ca. 55–60 %
einfach ungesättigte Fettsäuren (v. a. Ölsäure)	ca. 25 %
trans-Fettsäuren	ca. 4 %
Linolsäure (Omega-6)	ca. 3 %
Arachidonsäure (Omega-6)	ca. 0,4 %
Alpha-Linolensäure (Omega-3)	ca. 1,2 %
langkettige Omega-3-Fettsäuren	< 0,2 %
verzweigtkettige und andere Fettsäuren	ca. 5 %
Fettbegleitstoffe Cholesterin (i. D. 285 mg pro 100 Gramm Milchfett), fettlösliche Vitamine (v. a. Beta-Karotin, A, D, E), Lactone, Ketosäuren, Beta-Ionon, Phospholipide, Lysozym	< 0,1 %

(Angaben gerundet, da die Zusammensetzung von Naturstoffen schwankt.)

Quellen:
- McLagan, J: Fat. Ten Speed Press, Berkeley 2008
- Parodi, PW: Australian Journal of Dairy Technology 2004;59:3-59

Butter bei die Fische!

Alles in Butter!

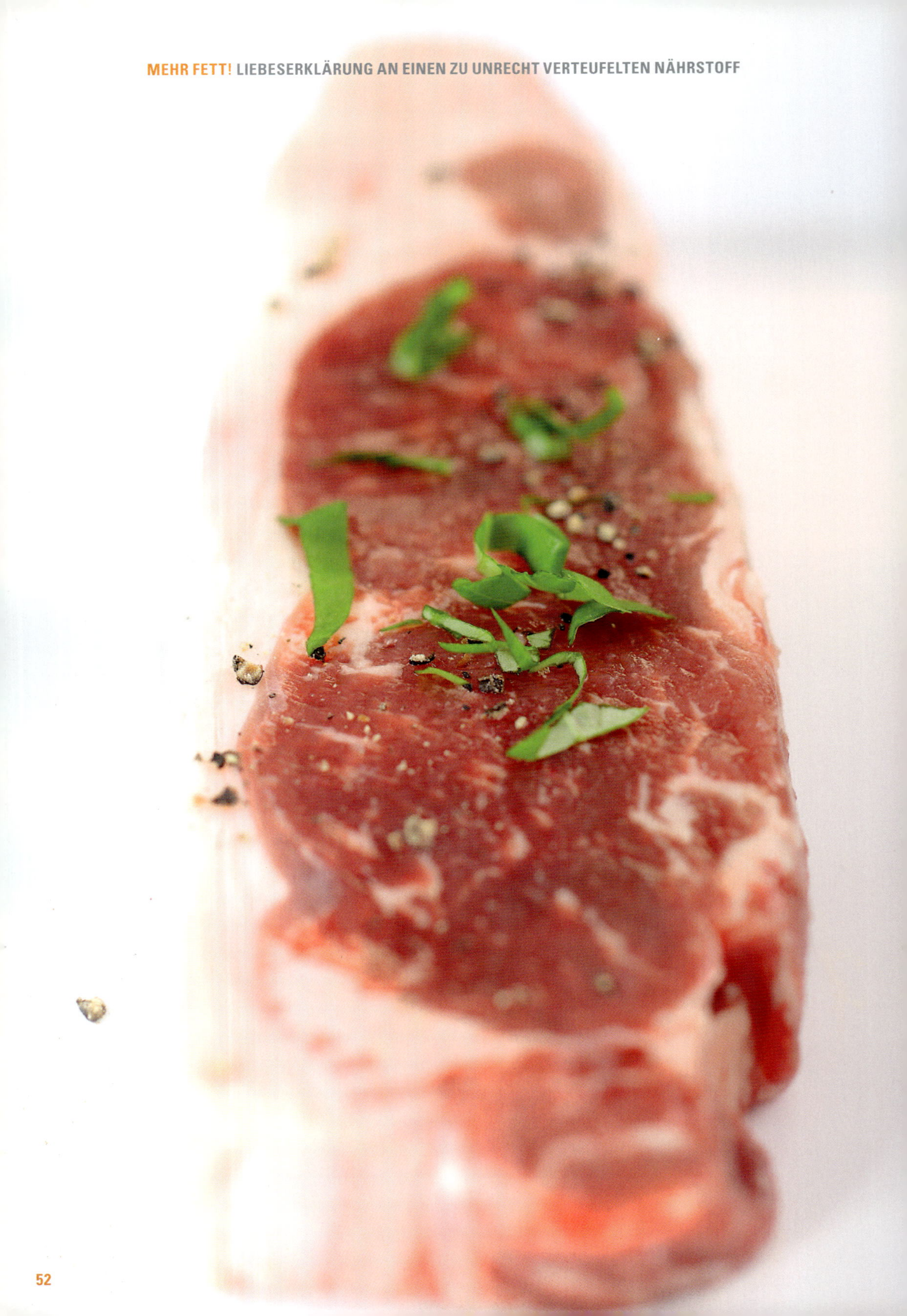

MEHR FETT FÜR DIE FIGUR!

»Erst die gute Nachricht: Essen Sie Kartoffeln und trinken Sie Cola, so viel Sie wollen. Jetzt die schlechte: Abnehmen können Sie nur, wenn Sie dafür auf Butterbrezen und Schweinebraten verzichten.«

Mit diesen klaren Worten eröffnete Professor Dr. Volker Pudel seinen Artikel im Magazin der »Süddeutschen Zeitung« vom 6. Dezember 2002. Wobei seine Betonung bestimmt nicht auf der Brezen, sondern auf der Butter lag! »Kohlenhydrate sind die Fitmacher«, so führte er weiter aus, »denn nur Nahrungsfett geht auf die Hüften und lässt das Gewicht anwachsen.«

Pudel war die Speerspitze im Kampf gegen das Fett in Deutschland. Er verstand es wie kein anderer, seine Thesen in attraktive und verständliche Botschaften für den Verbraucher zu übersetzen. Die Medien liebten ihn dafür. Wie gesichert seine Botschaften waren, spielte keine Rolle. Hauptsache einfach und plausibel. Er galt als absoluter Experte: Präsidiumsmitglied der DGE von 1976 bis zu seinem Ableben im Oktober 2009, in den Jahren 1990 bis 1992 hatte er sogar das Amt des Präsidenten inne. Und zweifelsohne liefert ein Gramm Fett mit neun Kilokalorien mehr als doppelt so viel Energie wie ein Gramm Kohlenhydrate oder Eiweiß mit ihren vier Kilokalorien. Noch Zweifel?

DEUTSCHLAND ZÄHLT FETTAUGEN

Pudel brachte den Deutschen das Fettaugenzählen bei. 20 Augen pro Tag waren erlaubt, entsprechend 60 Gramm Fett pro Tag. »Augen« waren anscheinend wesentlich einprägsamer als Grammangaben und pädagogischer obendrein. Daher folgten ihm viele begeistert. Endlich konnte man das lästige Kalorienzählen ad acta legen. »Ad libitum« lautete stattdessen die Devise, das heißt bis zur Sättigung essen. So viel man will, ohne Beschränkung – Hauptsache keine Fettaugen! Kohlenhydrate satt, Zucker und Stärke, Kartoffeln, Spaghetti und Brot, Teig- und Backwaren. Und nicht zu vergessen: Gummibärchen. Der Verzehr dieser Tierchen lag Pudel offenbar besonders am Herzen: So empfahl er bei Heißhungerattacken »richtige Süßwaren«, also solche ohne Fett, und ganz explizit Gummibärchen.

Die Low-Fat-Welle war nicht zu stoppen. Für sein Konzept brachte er eine mächtige Mitstreiterin in Position: die AOK. Mit ihrer gemeinsamen »Pfundskur« wurden zwischen 1998 und 2005 Hunderttausende zum Fettaugenzählen animiert. Dann war sie wohl zu altbacken geworden, und seit dieser Zeit heißt das Fettaugenzählen bei der AOK »Pfundsfit«. Ob es damit erfolgreicher wird als die alte Pfundskur? Die hatte während der aktiven Aktion bei den Teilnehmern im Schnitt eine Gewichtsreduktion von drei Kilogramm erreicht. Immerhin.

Dass diese drei Kilo im Schnitt der Pfundskur-Teilnehmer gleichzeitig auch der mittlere maximale Gewichtsverlust war, wurde selten thematisiert. Vielmehr suggerierte man gerne: 3 Kilo in einigen Wochen bedeuten schließlich 10 oder vielleicht sogar 20 Kilo in einem Jahr ...

Tatsächlich stimmen die mageren Ergebnisse der Pfundskur exakt mit den Ergebnissen aus gut kontrollierten wissenschaftlichen Experimenten überein. Bei den diversen ad libitum Low-Fat-Konzepten beobachtete man bis zum sechsten Monat eine Gewichtsabnahme, im Schnitt zwischen zwei und vier Kilo. Danach kam es wieder zu einer Gewichtszunahme und nach einem weiteren Jahr war das Ausgangsgewicht typischerweise wieder erreicht. Egal welches Low-Fat-Programm, es kam und kommt immer wieder das Gleiche heraus: ein halbes Jahr abnehmen, drei Kilo weg und anschließend wieder rauf mit dem Körperfett.

DUBIOSE TESTMETHODEN

Völlig unbeeindruckt von diesen Fakten verliehen Stiftung Warentest, Ökotest und andere Institutionen den fettarmen, kohlenhydratbetonten Diäten traditionell Bestnoten. Im Jahre 2005 erhielt Pfundsfit im Ökotest-Ratgeberheft Diäten die Note »sehr gut«. Die Ökotester bescheinigten Pudels Programm ein »rundum ausgewogenes, empfehlenswertes und auch praxisnahes Konzept zum Abnehmen, mit dem Ziel, die Ernährungsgewohnheiten langfristig zu verändern«. Im gleichen Jahr vergab die Stiftung Warentest an »Low-Fat 30«, ein ähnlich fettarmes Konzept, das Qualitätssiegel »Positiv für den langfristigen Erfolg«.

Die gleiche Institution versah im Jahr 2008 auch das DGE-Abspeckkonzept »Ich nehme ab« mit besten Noten: »Die Chancen, mit diesem Programm dauerhaft abzunehmen, stehen gut – genügend Entschlossenheit vorausgesetzt.« Und dann stand da noch dieser denkenswerte Satz: »Die angestrebte Gewichtsreduktion und die Zusammensetzung der Ernährung sind auf dem aktuellen Stand der Wissenschaft.« Eine Gewichtsabnahme auf aktuellem Wissenschaftsstand?

Das Beste kommt aber noch: Bei all diesen Diäten-»Tests« findet gar keine Bewertung anhand der wissenschaftlichen Studien oder nachweislich dokumentierter Erfolge oder Misserfolge statt. In den Redaktionen wird politisch geurteilt: So vergaben die Tester schon mal 15 von 100 möglichen Punkten, wenn das Diätkonzept den Fett-, Eiweiß- und Kohlenhydratempfehlungen der DGE entsprach. Konzepte mit abweichenden Nährstoffrelationen haben da natürlich keine Chance. Sie werden dann als »für das Abnehmen nicht geeignet«, »einseitig« oder gar »gesundheitlich bedenklich« beurteilt – völlig unabhängig davon, was die wissenschaftlichen Studien dazu erforscht haben und wie der tatsächliche Diäterfolg ist. Die Leser solcher Tests ahnen davon freilich nichts.

Folglich erfuhren sie auch nicht, dass zum Zeitpunkt des Testurteils der Stiftung Warentest bereits zwei wissenschaftliche Überprüfungen des fettarmen und kohlenhydratreichen DGE-Konzepts veröffentlicht waren. Beide kommen zum gleichen mageren Ergebnis: In einem Jahr nehmen Männer rund vier und Frauen etwa zwei Kilo ab!

LIEBER MEHR FETT

Was der Laie kaum, der »Tester« aber wohl wissen konnte: Zu dieser Zeit lagen auch die Ergebnisse von 13 kontrollierten Diätstudien vor, die zwei verschiedene Diätkonzepte miteinander verglichen hatten: Low-Fat-Diäten à la DGE und kohlenhydratreduzierte, fettreichere Low-Carb-Diäten. Beide Kostformen waren ad libitum, also ohne Kalorienbeschränkung, durchgeführt worden. Nach sechs bis zwölf Monaten ein übereinstimmendes Ergebnis: Mit Fettaugenzählen nehmen die Leute im Mittel drei Kilo ab. Mit Low-Carb, der Reduktion der Kohlenhydrate, sind es etwa doppelt so viele: im Mittel etwa sechs Kilo in einem halben Jahr. Danach steigt das Gewicht unter allen Diäten wieder an. Doch nach einem Jahr ist der Gewichtsverlust unter Low-Carb im Trend immer noch größer als unter Low-Fat. Der Unterschied von etwa 1,5 Kilo ist allerdings statistisch nicht mehr haltbar. Das zumindest ist der tatsächliche Stand der Wissenschaft.[1]

Warum all diese Daten von den Experten der Fachgesellschaften und den Medien nicht aufgegriffen und verbreitet werden, ist schwer zu verstehen. Es scheint wieder einmal so zu sein, dass nicht sein kann, was nicht sein darf. Dies ist eine häufig anzutreffende Logik, wenn es darum geht, ein Dogma zu verteidigen. Mit Fett tankt man doch Gramm für Gramm mehr als doppelt so viele Kalorien wie mit Kohlenhydraten – so heißt es immer. Wieso sollte man ausgerechnet damit doppelt so gut abnehmen wie mit fettarmer Kost?

Die abstrusesten Erklärungen machten die Runde, die darin gipfelten, dass einem unter Fett-Eiweiß-Diäten à la Atkins nach kurzer Zeit nur noch übel sei und man keinerlei Appetit mehr auf diese Kost habe, sodass man gerne darauf verzichte und deshalb auch Kalorien einspare und Gewicht reduziere. Dieser Aberglaube ist mehrfach widerlegt worden. Denn genau kontrollierte Studien ergaben, dass die Teilnehmer auch mit einer Atkins-Diät vergleichbar zufrieden sind wie jene, die fettarm essen. Dennoch gibt es einen bemerkenswerten Unterschied: Die Low-Carb-Esser kamen mit 100 bis 200 Kilokalorien weniger, jedoch vergleichbar gesättigt und zufrieden durch den Tag. Da mit abnehmender Kohlenhydratzufuhr auch weniger Insulin in den Kreislauf gepumpt wird, wird die Fettbildung gehemmt und die Fettverbrennung erleichtert.

ERFOLGE IM GRAMMBEREICH

Was passiert, wenn man längerfristig versucht, mit Fettreduktion abzunehmen? Tatsächlich gibt es nur zwei kontrollierte Studien zu dieser Frage, doch die sind erwähnenswert. Eine Auswertung über fünf Jahre kommt aus der Universität von Auckland in Neuseeland. Dort hatte man 136 Übergewichtige in zwei Gruppen aufgeteilt: Eine, die ihre Normalernährung mit relativ viel Fett beibehielt und eine, die fettarm essen sollte. Die Probanden unter fettreicher Normalkost hatten zu keinem Zeitpunkt abgenommen und waren nach fünf Jahren um 1,3 Kilo schwerer als am Anfang der Studie. Die fettarm ernährte Gruppe nahm anfangs drei Kilo ab. Aber nach fünf Jahren lag sie 1,1 Kilo über ihrem Ausgangsgewicht! Sie brachten also nach fünf Jahren gerade mal 200 Gramm weniger auf die Waage als die Probanden ohne Diät.[2] Was für ein toller Erfolg.

Die zweite Studie kommt aus den USA: In der mit irrsinnigem Aufwand betriebenen Women's Health Initiative waren 49.000 übergewichtige Frauen in zwei Gruppen geteilt worden.[3] Die eine blieb weitgehend unbeeinflusst. Die andere Gruppe wurde auf fettarme Vollwertkost getrimmt. Im ersten Jahr nahm sie im Mittel etwa zwei Kilo ab, aber nach sieben Jahren waren die Probandinnen praktisch wieder dort, wo sie angefangen hatten. Nur noch ein Minus von 400 Gramm war übrig geblieben. Die fettreicher ernährten Frauen nahmen in der ganzen Zeit zwar nicht ab, aber auch nicht nennenswert zu. Nach sieben Jahren waren die Low-Fat-Damen ganze 500 Gramm leichter als die Damen mit üblicher Kost. Auch dies ein Megaerfolg.

DAUERHAFT ABNEHMEN IST SCHWER

Dass alle Diäten nach einigen Monaten in ähnlicher Art und Weise scheitern – das sollte sich langsam herumgesprochen haben. Vor allem in den Redaktionen der hoch angesehenen Test-Zeitschriften. Die Gründe fürs Scheitern sind vielfältig. Im Zentrum stehen die Abwehrmechanismen des Körpers, der sich gegen das Abnehmen mit allen Kräften sträubt. Denn in unseren archaischen Genen wird bei geringer Energie- und Nährstoffzufuhr signalisiert: Wenn es so weitergeht, sterben wir. Darauf schaltet der Körper sein zum Überleben ausgeklügeltes Sparprogramm ein, holt seine Chemiewaffen aus dem Versteck und schießt diese direkt ins Gehirn. Sobald die dort eingedrungen sind, betäuben sie rasch und effektiv unseren Willen mit all seinen guten Vorsätzen und lösen dafür Esslust und einen unbändigen Nahrungssuchtrieb aus.

Dennoch wird die Mär vom langfristigen Abnehmen mit fettarmer Kost weiter hoch gehalten; bedauerlicherweise auch von den Krankenkassen. Sie bezuschussen nur Ernährungsprogramme, die DGE-konform sind und dem Dogma »Fett-macht-fett-und-Fettsparen-macht-schlank« folgen. Dabei scheint es völlig gleichgültig zu sein, dass die fettreicheren Low-Carb-Kostformen in vielen Punkten günstiger abschneiden. Wo bleibt da eigentlich das Wohl der Patienten?

Nicht nur die Fachgesellschaften arbeiten verbissen an der Erhaltung der Fett-Phobie. Auch die Medien trifft eine Mitschuld. Ist es nicht deren Aufgabe, die Aktivitäten staatlicher oder halbstaatlicher Organe und Institutionen zu kontrollieren, sie zumindest kritisch zu begleiten? Und was ist mit ihrem Auftrag zur objektiven Information und Bildung?

WIE VIEL IST ZU VIEL?

Die Deutsche Gesellschaft für Ernährung (DGE) wurde im Jahre 1953 gegründet. Seither empfiehlt sie allen Deutschen eine »ausgewogene« Kost mit 30 Energieprozent Fett, mindestens 55 Energieprozent Kohlenhydraten und allerhöchstens 15 Energieprozent Eiweiß. Daran hat sich bis heute fast nichts verändert. Lediglich der Eiweißanteil wurde auf neun bis elf Prozent reduziert (sic!) und das Fett auf bis zu 35 Prozent »liberalisiert«, aber nur für körperlich aktive Menschen. Günther Wolfram, der Fettexperte der DGE, beklagte sich noch im Jahr 2007 in einem Fachartikel: »In Deutschland ist die Fettzufuhr bei Nahrungsüberfluss und Bewegungsmangel mit mehr als 35 Prozent der Energie zu hoch ... da fettreiche Ernährung ... mit wahrscheinlicher Evidenz die Entwicklung einer Adipositas begünstigt.« Mit anderen Worten: Fett macht fett, wenn es mehr als 35 Prozent der Kalorien liefert.

Tatsächlich verzehren die deutschen Männer laut Nationaler Verzehrsstudie aus dem Jahr 2008 im Schnitt 36 Prozent der Kalorien als Fett, die Frauen 35 Prozent. Ist das wirklich zu viel? Was sagen diese Fettprozente über die Frage dick oder nicht dick aus? Fakt ist: Im Laufe der letzten Jahrzehnte sank der Fettanteil in unserer Ernährung. Er lag schon einmal über 40 Prozent. Doch die Spart-Fett-Botschaft kam bei den Verbrauchern an. Am besten dokumentiert ist die Situation in den USA. Dort sank zwischen 1971 und 2000 der Fettanteil von über 42 auf 33 Prozent. Gleichzeitig hoben die Amerikaner, wie empfohlen, den Kohlenhydratanteil ihrer Mahlzeiten auf über 50 Prozent an.

Wurden sie in dieser Zeit schlanker? Im Gegenteil – sie aßen infolge dieser Umstellung mehr Kalorien denn je. Was sie an Fett einsparten, wurde mit leicht verfügbaren Kohlenhydraten überkompensiert. Ein sattes Plus von 250 Kilokalorien täglich war die Folge.

WENIGER FETT, MEHR DICKE

Eine vergleichbare Entwicklung lässt sich leider auch bei uns in Europa beobachten. Mit dem Rückgang des Fettanteils an der täglichen Energiezufuhr stiegen in den letzten Jahrzehnten der Kohlenhydratanteil und das Übergewicht. Und das bedeutet auch mehr Diabetes und andere Folgeerkrankungen des Übergewichts. Das heißt: Wer weniger Fett und mehr Kohlenhydrate aß, war am Ende nicht nur dicker, sondern hatte auch ein höheres Risiko krank zu werden.

Trotz alledem sind große Teile der Ernährungsberatung noch immer auf die 30-Prozent-Marke beim Fett fixiert. Begründet wird das mit der hohen Energiedichte von Fett: Es hat von allen Nährstoffen die meisten Kalorien. Dabei übersieht man aber, dass die Energiedichte einer kompletten Mahlzeit unabhängig vom Fettgehalt erheblich variieren kann. Für die viel entscheidendere Frage, wie viele Kalorien man bei einer Mahlzeit zum Zeitpunkt der Sättigung intus hat, spielen der Wasser- und der Ballaststoffgehalt eine viel wichtigere Rolle als der Fettgehalt. Wasser ist kalorienfrei und schwer und die voluminösen Ballaststoffe binden das Wasser. Sättigung registriert der Körper nicht aufgrund der Kalorien. Es sind Volumen und Gewicht des Mageninhalts, die sättigen.

WAS MACHT SATT?

Je stärker die Magenwand gedehnt wird, desto eindringlicher das Sättigungssignal an das zentrale Nervensystem. Wer clever gesättigt sein will, sollte daher seine Kohlenhydrate im Wesentlichen über schwere, voluminöse, das heißt wasser- und ballaststoffreiche, stärke- und zuckerarme Nahrungsmittel wie Gemüse, Salate, Hülsenfrüchte und Obst aufnehmen. Auf dieser Basis lässt sich auch bei relativ hohem Fettanteil eine sehr niedrige Energiedichte erreichen. Sie kann selbst bei Fettanteilen von 40, 50 oder 60 Prozent der Kalorien niedriger ausfallen als bei wasserarmen Mahlzeiten mit 25 oder 30 Fettprozenten.

Beispielsweise liefert eine Mahlzeit aus

- 2 Vollkornbrötchen à 60 g,
- 10 g Butter,
- 30 g magerem Kochschinken,
- 100 g Hüttenkäse,
- 200 g Tomaten,
- 50 g Blattsalat und
- 140 g Banane

insgesamt 650 Kilokalorien. Da »fettbewusst« ausgewählt, entfallen nur 22 Prozent der Kalorien auf Fett. Zusammen wiegt diese Abendmahlzeit 650 Gramm. Daraus errechnet sich eine Energiedichte von 100 Kilokalorien pro 100 Gramm der kompletten Mahlzeit, das heißt man erreicht damit in der Tat eine sehr niedrige Energiedichte. Im Durchschnitt liegt sie in Deutschland bei gutbürgerlicher Küche bei etwa 165 Kilokalorien pro 100 Gramm.

Manche werden jedoch eine schöne Portion Entrecote mit Ratatouille bevorzugen, wobei ganz bewusst nicht auf das Öl verzichtet wird: Weil es essenzielle Fettsäuren liefert, weil es Vitamine liefert, weil es den Fettstoffwechsel günstig beeinflusst und nicht zuletzt, weil es besser schmeckt.

Wer etwa

- 200 g Fleisch mit
- 150 g Paprika,
- 150 g Zucchini,
- 150 g Aubergine,
- 100 g Zwiebel und
- 2 Esslöffeln Öl

isst, kommt ebenfalls auf 650 Kilokalorien. Allerdings liegt der Fettanteil mit 45 Prozent der Kalorien doppelt so hoch.

Auf dem Teller liegen außerdem 770 Gramm Nahrung. Daraus ergibt sich eine Energiedichte der kompletten Mahlzeit von 85 Kilokalorien pro 100 Gramm. Das ist sensationell niedrig! Trotz der 45 Prozent Fett! Da es bei gleicher Kalorienzufuhr auch noch mehr zu essen gibt, stellt sich die Frage: Kann man die Portion überhaupt schaffen? Wenn nicht, hat man Kalorien gespart. Wenn doch, ist man deutlich stärker gesättigt und länger satt und isst bei der nächsten Mahlzeit wahrscheinlich weniger als bei der fettarmen Variante.

FETTANTEIL BELANGLOS

Wenn es also um eine clevere Sättigung geht oder anders ausgedrückt, wenn es um die Frage geht, wie viel von einer Speise ich essen kann, bis die Magendehnung mit möglichst wenig Kalorien STOPP ans Gehirn meldet, liege ich bei dem Entrecote mit Ratatouille günstiger als mit dem fettarmen Vollwertmahl. Dazu kommt der hohe Eiweißanteil des Gerichts. Einige Eiweißbausteine, wie etwa die Aminosäure Leuzin, lösen unabhängig von der Magendehnung starke Sättigungssignale aus. Was nützt da noch die Betrachtung der Fettanteile?

Man muss sich entscheiden: Entweder höhere Fettanteile, dann muss bei den anderen energiedichten Nahrungsbestandteilen, bei Zucker und Stärke, gespart werden. Wer jedoch davon viel essen will, muss beim Fett sparen. So einfach ist das. Beides, also viele Kohlenhydrate und viel Fett, das funktioniert beim Abnehmen nicht.

Das alles ist nicht neu. Es ist vor langer Zeit erforscht und in zahlreichen Fachartikeln veröffentlicht worden. Doch die muss man erstens lesen und zweitens muss man sie auch zur Kenntnis nehmen und darüber berichten. Obwohl diese »banalen« Erkenntnisse deutlich gegen das Anti-Fett-Dogma sprechen, wurden sie beharrlich ignoriert. So tief sitzt der Glaube an das »Böse« im Fett.

Sehr hartnäckig hält sich auch das Gerücht, der Körper könne erst dann Fett aus Kohlenhydraten machen, wenn man mehr als 500 Gramm davon vertilgt hätte. Obwohl diese These immer unhaltbar war und schon x-mal widerlegt wurde, steht sie auch in den 2008 überarbeiteten Empfehlungen der DGE noch immer drin. Unzweifelhaft wird aus Kohlenhydraten immer Fett gebildet, sobald die Kohlenhydratspeicher (Glykogen) in Leber und Muskeln voll sind. Wir können sie uns nun mal nicht durch die Rippen schwitzen.

MACHT ZUCKER SCHLANK?

Eines der Hauptargumente von Professor Pudel gegen das Fett stammte aus Querschnittanalysen zum Zusammenhang zwischen Fettzufuhr und Übergewicht. Damit konnte er auf Hunderten Vorträgen die Zuhörer in seinen Bann ziehen und überzeugen: »Vor gut zehn Jahren wurden in Göttingen die Ernährungstagebücher von 200.000 Menschen ausgewertet, die an der AOK-Vierjahreszeiten-Kur teilnahmen. In diesen war über eine Woche alles notiert, was gegessen und getrunken wurde. Der Computer berechnete die durchschnittliche Kalorienaufnahme der normal-, übergewichtigen und extrem übergewichtigen Teilnehmer. Erste Überraschung: kein Unterschied zwischen diesen Gruppen. Die zweite und dritte Überraschung brachte die Analyse nach Fett- und Kohlenhydratkalorien: Übergewichtige konsumieren deutlich mehr Fett-, aber weniger Kohlenhydratkalorien. Jene 50.000 Teilnehmer, die mehr als 47 Energieprozent Fett aufnahmen, hatten das höchste, jene 50.000 Teilnehmer mit weniger als 40 Energieprozent Fett das geringste Gewicht. Umgekehrt verhielt es sich mit den Kohlenhydraten.«

Wer dann noch zweifelte, wurde mit dem nächsten »Beweis« überzeugt: »Vergleichbare Ergebnisse zeigte eine große schottische Studie der Arbeitsgruppe von Dr. Caroline Bolton-Smith, die zudem bei 12.000 Schotten analysierte, dass die Aufnahme an Zucker umgekehrt proportional zum Gewicht verläuft: Übergewichtige Schotten naschen weniger als 20 Gramm Zucker am Tag, während die normalgewichtigen Schotten auf über 130 Gramm Zucker kommen. Eine Grundfeste der Ernährungsaufklärung war erschüttert: Zucker ist offenbar keine Ursache für Übergewicht.«

Entsprechend lautete die Take Home Message von Pudels Vorträgen: Zucker macht schlank und Fett fett! Dass sich so viele von dieser Argumentation überzeugen ließen, war nicht seine Schuld. Vielmehr hätten die Experten wissen müssen, dass Querschnittstudien prinzipiell nicht Ursache und Wirkung unterscheiden können. Es sind nur Momentaufnahmen. Ist Übergewicht Folge des Fettkonsums oder ist vielleicht die hohe Fettzufuhr eine Folge des Übergewichts?

Für beide Varianten gibt es plausible Erklärungsmöglichkeiten. So haben Adipöse oder auch vormals Adipöse eine auffällige Vorliebe für fettreiche Nahrungsmittel. Möglicherweise essen sie aber deshalb mehr Fett, weil ihre größere Körpermasse über innere Signale ein unkontrollierbar starkes Verlangen nach mehr Kalorien und Fett auslöst, um eine ausgeglichene Kalorienbilanz zu erreichen. Außerdem: Kann es nicht auch sein, dass die Schlanken deshalb mehr Zucker essen, weil sie ihn sich leisten können, während Dicke krampfhaft versuchen, Zucker wegen seiner Kalorien zu meiden?

LANGZEITSTUDIEN SPRECHEN DAS FETT FREI

Wer etwas über Ursache und Wirkung erfahren will, muss auf die Langzeitbeobachtungsstudien achten, die eine bessere Methodik und eine höhere Aussagekraft haben. Bei ihnen geht es um die Frage nach der Prävention von Übergewicht, der Vorbeugung. Ihre Ergebnisse lassen nur einen Schluss zu: Ob mehr oder weniger Fettanteile in der Nahrung sind, hat keinen nennenswerten Einfluss auf die Gewichtsentwicklung. Manche Studien zeigten einen geringfügigen Einfluss von Fett, andere dagegen keinen oder sogar einen umgekehrten Zusammenhang: Je mehr Fett, desto geringer der Gewichtszuwachs.

Die wissenschaftliche Datenlage ist, wie man so schön sagt, uneinheitlich und widersprüchlich. Wie die DGE selbst in ihrer Fettleitlinie aus dem Jahr 2006 festhält, »... lassen die Untersuchungen zur primären Prävention aber offen, inwieweit bei Normalgewichtigen die Entstehung von Übergewicht durch eine fettreduzierte und fettmoderate Ernährung ganz verhindert werden kann«. Umso erstaunlicher ihre abschließende Bewertung: Für die primäre Prävention der Adipositas sei »eine ad libitum Ernährung mit einem moderaten Fettanteil wahrscheinlich« geeignet.* Das ist zwar nicht verständlich, aber typisch.

Wenden wir uns wieder den Fakten zu. Im Frühjahr 2009 wurde die größte und wichtigste Langzeitstudie für uns Europäer veröffentlicht: Die EPIC-Studie beobachtete an rund 90.000 Erwachsenen aus fünf europäischen Ländern mehrere Jahre lang, wie sich das Körpergewicht in Abhängigkeit von der Art und Menge der verzehrten Fette verändert.[4] Das Ergebnis: Absolut kein Zusammenhang zwischen der Menge oder Art des Nahrungsfettes und der Entwicklung des Körpergewichts!

Bezieht man die schon genannten mannigfachen Flops mit fettreduzierten Diäten in der Übergewichtstherapie in eine rationale Betrachtung der Fettfrage mit ein, so bleibt unseres Erachtens nur eine Schlussfolgerung: Der Anteil der Fettkalorien spielt keine nennenswerte Rolle für die langfristige Gewichtsentwicklung. Es gibt offenbar wesentlich wichtigere Einflüsse auf das Gewicht als das Fett. Und für die Therapie des Übergewichts ist zigfach gezeigt worden, dass sich mit fettreicheren Kostformen besser und schmackhafter abnehmen lässt als mit fettarmen Diäten.

---

* http://www.dge.de/modules.php?name=St&file=w_leitlinien

ZIEL: ENERGIEDICHTE SENKEN

Jetzt müssten sich die Fachgesellschaften nur noch trauen, ihre Fehleinschätzungen der letzten Jahrzehnte zuzugeben und ihre Präventionsbemühungen neu zu justieren. Dabei steht neben der dringend notwendigen Steigerung des Energieverbrauchs durch Alltagsaktivitäten vor allem ein Ernährungsfaktor im Mittelpunkt: Der dauerhafte Erhalt einer niedrigen Energiedichte, damit man mit möglichst wenigen Kalorien gesättigt und befriedigt sein Leben genießen kann.

Geringe Energiedichte, das bedeutet weniger industriell vorgefertigte, raffinierte und konzentrierte Nahrung. Möglichst viele natürliche Lebensmittel, wasserreiche Produkte wie Gemüse, Pilze, Beerenobst, Fleisch, Fisch und Geflügel. Die sind allerdings auch teuer in der Herstellung und kosten entsprechend. Geringe Energiedichte bedeutet aber auch weniger von den »leeren« Hungermachern, wie Zucker und raffinierte Stärke und den daraus hergestellten Produkten. Außer ihren vielen Kalorien liefern sie wenig Nährstoffe und sind miserable Sattmacher. Sie lassen den Blutzucker- und den Insulinspiegel in die Höhe schnellen und erschweren so den Fettabbau. Leider sind ausgerechnet sie besonders kostengünstig zu produzieren und entsprechend billig zu bekommen. Diesem Kosten-Nutzen-Paradox gilt es Einhalt zu gebieten. Hier ist auch die Politik gefordert.

Wenn kohlenhydratbeschränkte, fett- und proteinreiche Diäten in der Therapie von Übergewicht kurzfristig deutlich besser und über mehrere Jahre mindestens ebenso gut abschneiden wie Low-Fat-Konzepte, warum schafft man die unnützen Fettempfehlungen nicht endlich ab? Zumal eine funktionierende Ernährungsberatung immer individuell ausgerichtet sein muss. Mehr Fett – das bedeutete für viele mehr Geschmack im Essen, mehr Genuss und mehr Befriedigung und damit bessere Chancen, eine Ernährungsumstellung auch dauerhaft umzusetzen. Mit mehr Fett und Protein und entsprechend weniger Kohlenhydraten hätten zudem die Übergewichtigen mit Bauchfettansatz und Bewegungsmangel die Sicherheit, ihren gestörten Zucker- und Fettstoffwechsel weit besser in den Griff zu bekommen. Und das sogar ohne Gewichtsreduktion!

Ein bescheidener Anfang ist gemacht: 2008 unterschrieb Professor Pudel gemeinsam mit Professor Hermann Liebermeister, Dr. Hardy Walle, PD Dr. Matthias Frank, Sektionsleiter der DGE im Saarland, und Dr. Nicolai Worm ein Konsensuspapier.* Darin wird für die Allgemeinheit eine Absenkung der Kohlenhydratzufuhr auf 30 bis 40 Prozent der Kalorien und eine Anhebung des Fettanteils auf 30 bis 40 Prozent empfohlen. Patienten mit Insulinresistenz und Metabolischem Syndrom und den damit verbundenen Kohlenhydrat- und Fettstoffwechselstörungen wird eine weitere Erhöhung des Fettanteils auf 40 bis 50 Prozent der Kalorien im Austausch gegen Kohlenhydrate angeraten.

Bleibt nur noch zu hoffen, dass bei der DGE, in der Presse und bei den Krankenkassen mal jemand dieses Papier von Herrn Pudel zur Kenntnis nimmt!

* Pudel, V, Worm, N, Walle, H, Liebermeister, H, Frank, M: Konsensuspapier Ernährung 2008, http://www.bodymed.com/konsenspapier.pdf

IM PORTRÄT: RINDERFETT

Aus Talg, dem ausgelassenen Fett von Rindern oder auch Schafen, lassen sich Meisenknödel, Seife, Kosmetika, Salben und Kerzen herstellen. Über Jahrhunderte dienten diese Fette als wichtigste Schmier- und Leuchtmittel. Auch in den Schützengräben beider Weltkriege brannten Talglampen. Die Handelswege für Hammel- und Rindertalg reichten von Russland bis Mitteleuropa, von Australien und Argentinien bis England.

Während Rindertalg heute kaum eine Rolle als Speisefett spielt, nutzte man das (ausgelassene) Nierenfett von Rindern jahrhundertelang, vor allem in der traditionellen britischen und amerikanischen Küche. Das Fett, das die Nieren umgibt, liefert einen feineren Talg als andere Teile und eignet sich hervorragend zum Braten und Frittieren. Da es gut zur Hälfte aus gesättigten Fettsäuren besteht, ist es fest, sehr gut erhitzbar und lange haltbar.

Bevor die Hetzkampagne gegen tierische Fette in den USA startete, sollen die Pommes frites bei McDonalds mit Rindertalg frittiert worden sein und sehr gut geschmeckt haben. Von Vorteil ist auch, dass in Talg Frittiertes nur etwa halb so viel Fett aufnimmt wie nach einem Bad in Pflanzenöl. Die beste Talgqualität heißt übrigens Premier Jus, es ist ein besonders sorgfältig gereinigtes und schonend geschmolzenes Rindernierenfett.

Etwas weniger gesättigte Fettsäuren als der Talg enthält das Fett, das sich im Rindfleisch befindet. Bei der Fettmenge, die das rote Fleisch durchzieht, gibt es enorme Unterschiede. Manches Rindvieh soll sogar massiert werden und täglich ein Bier bekommen, damit sein Fleisch besonders reich marmoriert, aromatisch und zart wird. Zugegeben, der erste Anblick eines Steaks vom japanischen Kobe-Rind verwirrt den an magere Stücke gewöhnten Mitteleuropäer. Dass es die Fettäderchen sind, die ein Stück Fleisch aromatisch und saftig machen (und dass Rindfleisch unbedingt ausreichend lange abhängen muss, um zart zu werden), hat sich hierzulande noch nicht überall herumgesprochen. Zudem steht Rinderfett aufgrund seines hohen Palmitinsäuregehaltes häufig in einem schlechten Ruf, weil diese gesättigte Fettsäure den Cholesterinspiegel erhöhen kann.

Doch auch beim Rindfleischfett lohnt ein genauerer Blick. Es enthält wie andere tierische Fette auch einige Prozent Palmitoleinsäure, die über antibakterielle Eigenschaften verfügt. Zudem ist es bekannt für seinen Gehalt an konjugierten Linolsäuren, abgekürzt CLA genannt. Sie entstehen durch die Tätigkeit der Bakterien im Pansen der Rinder und gelangen sowohl in deren Fleisch als auch in die Milch der Kühe.

CLA erfreuen sich großer Beliebtheit unter Ernährungsforschern, die ihnen zahlreiche positive Eigenschaften zuschreiben. In Labor- und Tierversuchen erwiesen sie sich als entzündungshemmend, krebsvorbeugend und gefäßschützend, sie sollen zudem vorm Dickwerden und vor der Zuckerkrankheit schützen. Noch ist allerdings viel Forschungsarbeit nötig, um zu sehen, ob diese vielfältigen Wirkungen auch beim Menschen und bei Mengen, wie sie üblicherweise verzehrt werden, zum Tragen kommen.

Trotz eines erheblichen Einflusses der Pansenflora lässt sich die Fettzusammensetzung auch beim Rind ein wenig über die Fütterung beeinflussen. So enthält das Fleisch von Tieren, die auf die Weide durften oder mit ausreichend Gras gefüttert wurden, nicht nur mehr CLA, sondern auch mehr Omega-3-Fettsäuren als bei Rindern, die mit Getreide gemästet wurden. Die Zusammensetzung der gesättigten Fettsäuren verschiebt sich bei Weidehaltung zugunsten der cholesterinneutralen Stearinsäure. Das Fleisch von ausschließlich mit Gras gefütterten Tieren ist insgesamt fettärmer und schneller gar, allerdings schmeckt es auch anders, woran man sich unter Umständen erst gewöhnen muss.

Der Omega-3-Fettgehalt von Rindfleisch ist zwar viel geringer als von fetten Fischen. Da die meisten Menschen jedoch deutlich mehr Fleisch als Fisch essen, fällt er dennoch ins Gewicht. So fanden australische Forscher heraus, dass bei der dort üblichen Ernährung knapp die Hälfte der täglich verzehrten 246 Milligramm Omega-3-Fettsäuren aus Fleisch stammt. Anders gesagt: Fleisch und Fisch tragen etwa gleich viel zur Versorgung mit tierischen Omega-3-Fetten bei.

Die Australier geben zudem zu bedenken, dass die Omega-3-Zufuhr gewöhnlich um bis zu 30 Prozent unterschätzt wird, weil man nur die Fische in die Analysen einbezieht, nicht jedoch das Rind-, Schweine- und Geflügelfleisch. Während Fischfett vor allem EPA* liefert, ist Fleischfett reich an DPA. Diese tierische Omega-3-Fettsäure heißt ausgeschrieben Docosapentaensäure. DPA ist ein Zwischenprodukt des Stoffwechsels von Mensch und Tier, sie entsteht aus EPA und kann in DHA** umgewandelt werden.

Ihre gesundheitlichen Wirkungen hat man noch nicht umfassend untersucht. Man weiß jedoch, dass aus DPA sogenannte Resolvine gebildet werden, jene Substanzen, die Entzündungsreaktionen abbrechen können und das Zusammenklumpen von Blutplättchen verhindern. Zudem scheint DPA eine wichtige Reservesubstanz zu sein, aus der der Körper bei Bedarf sein DHA herstellt.

---

* EPA = Eicosapentaensäure, eine fünfach ungesättigte Omega-3-Fettsäure

** DHA = Docosahexaensäure, eine sechsfach ungesättigte Omega-3-Fettsäure

Man erkennt es daran, dass ein höherer Verzehr von EPA zwar den DPA-Gehalt im Blut steigert, den DHA-Gehalt jedoch nicht oder nur unwesentlich. Alles in allem ist also auch Rindfleisch eine nennenswerte Quelle für tierische Omega-3-Fette. Wenn das keine guten Nachricht für Fleischfreunde, Fischabstinenzler und Meeresschützer ist!

ZUSAMMENSETZUNG VON RINDERFETT

gesättigte Fettsäuren	ca. 50%
v. a. Palmitinsäure	17–37%
einfach ungesättigte Fettsäuren (v. a. Ölsäure)	26–50%
Palmitoleinsäure	0,7–8,8%
Linolsäure (Omega-6)	0,5–5%
Arachidonsäure (Omega-6)	bis 0,5%
Alpha-Linolensäure (Omega-3)	bis 2,5%
langkettige Omega-3-Fettsäuren	ca. 0,13%
Fettbegleitstoffe Cholesterin (100 mg), etwas Carotin und Vitamin E	ca. 0,1%

(Angaben gerundet, da die Zusammensetzung von Naturstoffen schwankt.)

Quellen:

- Daley, C et al: Nutrition Journal 2010;9:10
- Howe, P et al: Dietary intake of long-chain omega-3 polyunsaturated fatty acids: contribution of meat sources. Nutrition 2006;22:47-53
- Leitsätze für Speisefette und Speiseöle vom 2.10.2001
- McLagan, J: Fat. Ten Speed Press, Berkeley 2008
- www.wikipedia.de, Talg

Allererste Sahne!

Infatuation

engl.: Leidenschaft

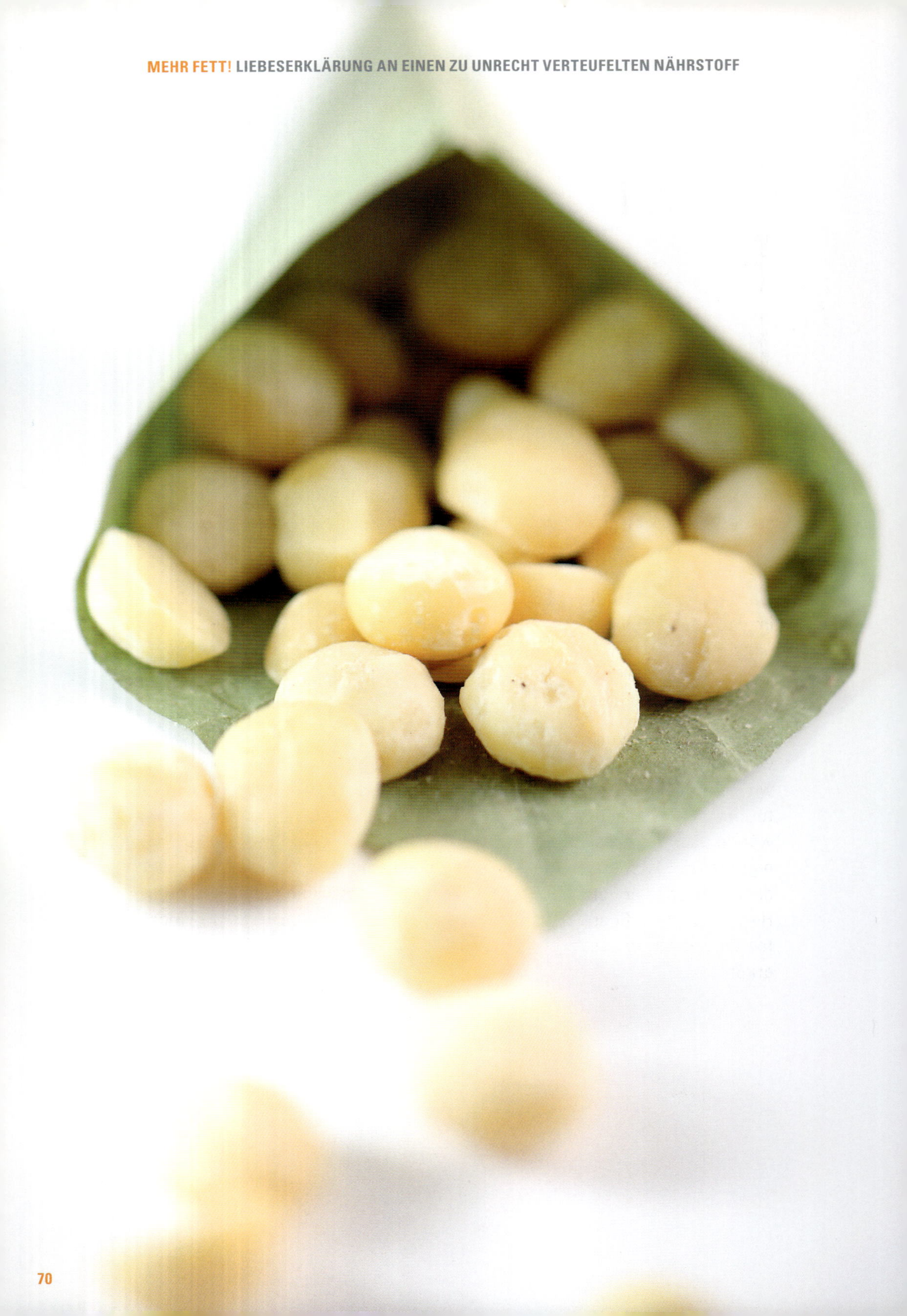

MEHR FETT FÜR HERZ UND KREISLAUF!

Bekommt, wer viel Fett isst, eher einen Herz- oder Hirninfarkt? Die wissenschaftliche Literatur zur Frage des Einflusses von Fett auf Herz-Kreislauf-Erkrankungen ist schier unerschöpflich. Und lange Zeit wurde suggeriert: Sie ist eindeutig, natürlich zuungunsten der Fette. Eine systematische Bewertung all der Studien nach streng wissenschaftlichen Kriterien gab es im deutschen Sprachraum allerdings nicht. Dieser längst überfälligen Aufgabe stellte sich die DGE im Jahr 2006: Für ihre erste Fettleitlinie sammelte, sichtete und bewertete man in einer eigens dazu eingesetzten Arbeitsgruppe die vorliegenden Daten.

Der Leitlinienentwurf war vorab sogar zur Diskussion ins Internet gestellt worden, mit der Aufforderung, konstruktive Kritik zu äußern. Der kamen wir gerne nach. Unsere Anmerkungen, Änderungsvorschläge und Literaturhinweise umfassten zwölf Seiten. Erstaunlicherweise wurden viele Einwände auch berücksichtigt. In der Endfassung ihrer Fettleitlinie bescheinigt die DGE zum ersten Mal, dass es keine handfesten Belege dafür gibt, dass die Höhe der Fettzufuhr das Risiko für die Entwicklung von Herz- oder Hirninfarkt beeinflusst.* Anders ausgedrückt: Man fand nicht den geringsten Beweis dafür, dass mehr Fett auf dem Teller das Herz-Kreislauf-Risiko erhöht.

* http://www.dge.de/modules.php?name=St&file=w_leitlinien

TUE GUTES, ABER REDE AUCH DARÜBER

Sogar das Urteil über die gesättigten Fettsäuren fiel für DGE-Verhältnisse revolutionär aus: Gesättigte Fettsäuren sind kein Risiko für Hirninfarkt und nur ein »mögliches« Risiko für Herzinfarkt. »Möglich« ist eine sehr schwache Evidenzstufe, ein »mögliches« Risiko nach so vielen Jahrzehnten der Forschung schon fast ein Freispruch. Und vor allem: Aus einem »möglichen« Risiko dürfen nach internationaler Konvention keine Ernährungsempfehlungen abgeleitet werden. Diese Wende war für Kenner der Szene kaum zu glauben. Schließlich waren die gesamten Ernährungsempfehlungen über Jahrzehnte darauf zugespitzt, die gesättigten Fettsäuren wegen ihres angeblichen Herz-Kreislauf-Risikos aus der Kost zu verbannen und stattdessen vor allem mehr Kohlenhydrate und etwas mehr ungesättigte Fettsäuren zu essen.

Was war geschehen? Mit dem Anspruch, ihre Leitlinie evidenzbasiert zu erstellen, musste sich die DGE in Sachen Fett und Herz-Kreislauf-Risiko entscheidend bewegen, denn die – schon lange vorhandene – Datenlage zwang dazu. Doch was nutzt das alles, wenn es die Verbraucher bis heute nicht erfahren? Selbst den 2006 auf der Leitlinien-Tagung versammelten Ernährungsfachkräften wurde bei der Präsentation der Fettleitlinie nicht richtig erklärt, dass eine »mögliche Evidenz« eine erhebliche Abschwächung der bisherigen Risikoeinschätzung bedeutet. Man sah offenbar keine Veranlassung, den Versammelten zu erläutern, was die Evidenzstufen konkret bedeuten. Wenn die Ernährungsberater schon nicht wissen, um was es geht, erfahren auch die Verbraucher nichts davon. Auf eine Aufklärung über die veränderte Bewertung der gesättigten Fettsäuren wartet man bis heute vergeblich.

Die Verbraucher erfahren auch nichts darüber, wie das Urteil der DGE über die jahrzehntelang hoch gejubelten, »besonders wertvollen« pflanzlichen mehrfach ungesättigten Omega-6-Fettsäuren ausfiel. Nur wer die Leitlinie liest, entdeckt, dass es keine überzeugenden Beweise für diese Einschätzung gibt. Ja, es ist nicht einmal »wahrscheinlich«, dass diese Fette das Risiko für Herz- und Hirninfarkt senken.

WANN GIBT ES NEUE EMPFEHLUNGEN?

Wie spannend! Da hatte man Jahr für Jahr gepredigt, wie wichtig es für die Gesundheit von Herz und Gefäßen sei, anstelle der ach so problematischen tierischen (fälschlicherweise als gesättigt bezeichneten) Fette die so überaus gesunden mehrfach ungesättigten pflanzlichen Fette zu essen – und dann diese Eingeständnisse! Die Erkenntnisse waren zwar nicht wirklich neu, denn sie beruhten auf Studien aus den 1960er-, 1970er-, 1980er- und 1990er-Jahren. Da sie jedoch nicht zum vorherrschenden Fettsparkonzept passten und den einmal erdachten Empfehlungen widersprachen, wurden sie von den Fachgesellschaften über Jahrzehnte konsequent ignoriert.

Daher war es wohl naiv zu erwarten, die DGE würde aufgrund ihrer Neubewertung der Fette auch konsequent sein und ihre altehrwürdigen Ernährungsempfehlungen anpassen. Es wurde nichts geändert, kein Jota. Das ist eine interessante Logik: Jahrzehntelang heißt es, Fett mache krank und daher solle man es möglichst meiden. Dann muss man bekennen, dass diese Sicht unhaltbar ist, besteht aber weiterhin auf den alten Empfehlungen.

LOB UND TADEL

Wir wollen hier aber nicht nur meckern. So ist die Fettleitlinie der DGE in den Kapiteln Krebs und Diabetes gut und sachlich richtig. Auch hier fand sich keine nennenswerte Evidenz für negative Effekte durch Fettgenuss. Bei zwei anderen Themen ist jedoch wieder Kritik angebracht: Da heißt es: »Ein ansteigender Gesamtfettkonsum erhöht mit wahrscheinlicher Evidenz das Adipositasrisiko.« Einfacher ausgedrückt: Fett macht wahrscheinlich fett. Wie wenig haltbar diese Position schon im Jahr 2006 war, konnten Sie bereits im Kapitel »Mehr Fett für die Figur!« lesen.

Der zweite Kritikpunkt betrifft die Übersichtstabelle im Abschlusskapitel der Fettleitlinie. Da findet sich eine bemerkenswerte Vorgehensweise: Überzeugend, so heißt es da, sei die Evidenz für einen Anstieg des Risikos für Fettstoffwechselstörungen durch eine hohe Fettzufuhr. Eine Fußnote weist dazu aus, dass damit nicht Fettstoffwechselstörungen allgemein gemeint seien, sondern lediglich ein Anstieg des Beta-Lipoproteins, was einem Anstieg des »bösen« LDL-Cholesterins entspricht. Das gilt bekanntlich als Risikofaktor für die Koronare Herzkrankheit. Weiterhin klärt die Fußnote darüber auf, dass auch nicht das Fett allgemein gemeint war, sondern nur die gesättigten Fettsäuren. Die haben allerdings eine eigene Rubrik in der Übersichtstabelle, in der dasselbe noch einmal steht: Gesättigte Fettsäuren sollen das Risiko von Fettstoffwechselstörungen über den Anstieg des »bösen« LDL-Cholesterins erhöhen.

ZUSAMMENFASSUNG DER DGE-FETTLEITLINIE

Evidenz	Risiko erhöhend	Risiko senkend	kein Zusammenhang
überzeugend	▲▲▲	▼▼▼	●●●
wahrscheinlich	▲▲	▼▼	●●
möglich	▲	▼	●
unzureichend	↯	↯	
keine Studie identifiziert	—		

Erhöhung von	Adipositas (Fettsucht)	Diabetes mellitus	Fettstoffwechsel-störungen	Hypertonie (Bluthochdruck)	Koronare Herzkrankheit	Schlaganfall	Krebs
Gesamtfett	▲▲	●●	▲▲▲[a,b]	↯	●●	●	●●
gesättigten Fettsäuren	—	●●	▲▲▲[a]	●●●	▲	●	▲[f] ●●
einfach ungesättigten Fettsäuren	↯	●●	▼▼▼	↯	●	●●	▼[f] ●●
mehrfach ungesättigten Fettsäuren/Omega-6	↯	▼	▼▼▼[a]	↯	▼	●●	●●
langkettigen, mehrfach ungesättigten Fettsäuren/Omega-3	—	↯	▼▼▼[c]	▼▼▼	▼▼▼	▼▼[d] ●●[e]	▼[g]
trans-Fettsäuren	—	↯	▲▲▲	—	▲▲▲	●	↯

[a] Hyperbetalipoproteinämie, [b] durch gesättigte Fettsäuren, [c] erhöhte Triglyzeride, [d] ischämischer Schlaganfall, [e] hämorrhagischer Schlaganfall, [f] Brustkrebs, [g] Darmkrebs

Warum wird hier »doppelt gemoppelt«? Vielleicht wäre es zu peinlich gewesen, wenn neben einem recht mageren »wahrscheinlichen« Risiko für Übergewicht nicht ein einziges »überzeugendes« Risiko für fettreiche Kost in der DGE-Übersicht aufgetaucht wäre? Oder wollte man sich die nahe liegende Gewohnheit vieler Leser zunutze machen, eine gut 300-seitige Leitlinie nicht komplett zu studieren, sondern mal schnell auf die zusammenfassende Tabelle zu schauen, um zu sehen, ob es etwas Neues gibt? Beim flüchtigen Blick auf die Übersicht könnte man fälschlicherweise denken: Alles beim Alten.

GESÄTTIGTE FETTSÄUREN FALSCH EINGESCHÄTZT

Was die Fußnote verschweigt, ist, dass dieselben gesättigten Fettsäuren, die das LDL-Cholesterin erhöhen, auch das »gute« HDL-Cholesterin steigern, das vor Koronaren Herzkrankheiten schützt. Außerdem senken sie die Blutfette (Triglyzeride). Betrachtet man alles zusammen, müsste man eigentlich zu dem Schluss kommen, dass die gesättigten Fettsäuren besonders günstig sind, weil sie das Risiko für die heute am weitesten verbreitete Fettstoffwechselstörung senken: Typisch für Millionen Menschen mit Übergewicht und Bewegungsmangel sind zu hohe Triglyzeride bei zu niedrigem HDL-Cholesterin.

Die traditionellen Darstellungen der DGE zu »gesättigten Fettsäuren« und »LDL-Cholesterin« bilden einen wichtigen Ausgangspunkt für die offiziellen Ernährungsempfehlungen an alle Bürger. Die sind jedoch in mehrfacher Hinsicht nicht haltbar. Es fängt damit an, dass von den vielen gesättigten Fettsäuren, die in unseren Nahrungsmitteln vorkommen, nur drei das LDL-Cholesterin erhöhen können: Laurin-, Myristin- und Palmitinsäure. Alle anderen, also die Mehrheit der gesättigten Fettsäuren, können das nicht. Dennoch heißt es immer: »die« gesättigten Fettsäuren.

Die drei »bösen« gesättigten Fettsäuren heben auch das »gute« HDL-Cholesterin an. Laurin- und Myristinsäure steigern das HDL- sogar ein wenig mehr als das LDL-Cholesterin, die Palmitinsäure etwas weniger. Die Folge ist, dass zwei dieser drei »bösen« Fettsäuren das Verhältnis von LDL- zu HDL-Cholesterin beziehungsweise das Verhältnis von Gesamt- zu HDL-Cholesterin verbessern. Palmitinsäure verschlechtert die Verhältnisse, allerdings nur minimal.

Der aussagefähigere Risikoindikator für Herzinfarkte ist nach heutigem Kenntnisstand nicht das LDL-Cholesterin, sondern das Verhältnis von Gesamt- zu HDL-Cholesterin. Es verschlechtert sich durch die drei »verdächtigen« gesättigten Fettsäuren nicht oder nur unwesentlich. Womit sich die Frage erhebt, wie »böse« diese drei gesättigten Fettsäuren überhaupt sein können? Von den anderen gesättigten, die gar nichts mit dem Cholesterinspiegel zu tun haben, ganz zu schweigen.

Die Antwort auf diese Frage findet sich seit Jahren in der Literatur. Mit Beginn der Langzeit-Beobachtungsstudien zu der Frage, ob Menschen, die besonders viel gesättigte Fettsäuren essen, ein höheres Risiko für Herz- oder Hirninfarkt haben, kam bis auf ganz wenige Ausnahmen ein ums andere Mal heraus: Es gibt keinen Unterschied. Es ist gleichgültig. Wer darauf hinwies und die DGE um eine Erklärung bat, wurde als »unwissenschaftlich« abgebügelt.

DIE MILCH TRIFFT´S

Besonders schlimm traf die Fehleinschätzung der gesättigten Fettsäuren die Milchprodukte; sie sind bis heute die größten Leidtragenden. Denn Milchfett ist das einzige tierische Fett, das tatsächlich überwiegend, also zu mehr als 50 Prozent, aus gesättigten Fettsäuren besteht. Also galt und gilt Milchfett als »böse« für Herz und Gefäße. Jedem Verbraucher, ja sogar jedem Kind ab dem zweiten Geburtstag wird geraten, fettreduzierte Milchprodukte auszuwählen und Butter gegen Margarine auszutauschen. Dabei steht in jeder Nährwertdatenbank, dass Milchfett vor allem aus kurzkettigen gesättigten Fettsäuren besteht. Die haben, wie man seit Langem weiß, gar keinen Einfluss auf das Cholesterin.

Darüber hinaus findet sich im Milchfett fast jede andere bekannte Fettsäure – gesättigte ebenso wie einfach und mehrfach ungesättigte. Schon aus diesem Grund wäre der theoretisch zu erwartende cholesterinsteigernde Effekt nur gering. In der Praxis führen viele Milchprodukte sogar zu einer Cholesterinsenkung.[1] Und was noch viel interessanter ist: Wann immer die Epidemiologie nachprüfte, ob Menschen, die viel Milchfett in Form von Frischmilch, Joghurt, Käse oder Butter zu sich nehmen, ein höheres Risiko für Herz- oder Hirninfarkt haben, fand sie das Gegenteil! In den meisten Studien sank das Risiko beim höchsten Konsum von Milch- und Milchprodukten – auch bei vollfetten.[2]

Wenn die Milchwirtschaft in ihrer Verzweiflung über die ungerechtfertigte Diskreditierung ihrer Produkte die Fakten an die Öffentlichkeit brachte, wurde dies als unverantwortlich abgetan. Und wenn man als geladener Referent auf Veranstaltungen der Milchwirtschaft die Ergebnisse der Forschung vortrug, wurde man von Vertretern des Ernährungsestablishments gerne als »bezahlter Lobbyist« abgekanzelt. Doch man wird sich nicht mehr lange hinter solchen Behauptungen verstecken können.

NULL KOMMA NULL RISIKO DURCH GESÄTTIGTE FETTSÄUREN

Im Jahr 2009 erschienen zwei Meta-Analysen, für die alle Langzeitbeobachtungsstudien der letzten Jahrzehnte zusammenfassend ausgewertet worden waren. Die erste erschien mit Unterstützung der kanadischen Gesundheitsbehörden[3], die zweite war im Auftrag der Weltgesundheitsorganisation (WHO/FAO) erstellt worden.[4] Übereinstimmendes Ergebnis: Der vermehrte Konsum von gesättigten Fettsäuren ist kein Herzinfarktrisiko. Die WHO/FAO-Analyse stellte auch klar, dass die einfach ungesättigten und die mehrfach ungesättigten Omega-6-Fettsäuren das Risiko nicht mindern. Im Gegenteil, die Rate an tödlichen Herzinfarkten stieg bei höherem Konsum der »besonders wertvollen« mehrfach ungesättigten Fettsäuren statistisch sogar an, ein Befund, der bislang von keiner Fachgesellschaft kommentiert wurde.

Auch auf die Gefahr hin, dass wir uns wiederholen: Diese beiden aktuellen Meta-Analysen fußen auf alten Studien, die seit Jahrzehnten in der Fachliteratur veröffentlicht sind. Es handelt sich also keineswegs um neue Erkenntnisse. Bei der Betrachtung aller Einzelstudien hätte man schon immer erkennen können, dass gesättigte Fettsäuren kein Risiko darstellen und ungesättigte keinen Schutzfaktor. Man hätte sich nur die Mühe machen und die Originalliteratur lesen müssen. Das gehört nach unserem Verständnis zu den ureigensten Aufgaben von Fachgesellschaften. Womit sich die Frage stellt: Hat man nicht gelesen, oder hat man gelesen und die Erkenntnisse verschwiegen oder falsch dargestellt?

Die Geschichte ist noch nicht zu Ende. Anfang 2010 präsentierte eine amerikanische Arbeitsgruppe aus der Harvard- und Stanford-Universität um die Professoren Frank Hu und Ronald Krauss eine Meta-Analyse der Langzeitstudien, die nicht nur Herz-, sondern auch Hirninfarkte umfassten.[5] Frank Hu ist einer der renommiertesten Ernährungsepidemiologen unserer Zeit. Und Ronald Krauss gehörte lange Zeit dem Wissenschaftsbeirat des amerikanischen National Cholesterol Education Programm und der American Heart Association an, jenen Gesundheitsbehörden, die die Verteufelung der gesättigten Fettsäuren systematisch betrieben hatten.

Insgesamt gingen 21 Studien mit 347.747 Teilnehmern in diese Auswertung ein. Innerhalb von 5 bis 23 Jahren kam es zu 11.006 Herz- oder Hirninfarkten. Das Ergebnis der Auswertung dürfte an dieser Stelle nicht mehr überraschen: Kein Herzinfarktrisiko durch gesättigte Fettsäuren! Die Auswertung zum Hirninfarkt ergab im Trend: Je mehr gesättigte Fettsäuren, desto weniger Schlaganfälle. Für Herz- und Hirninfarkt zusammen ergab sich ein schönes Ergebnis: Jene Teilnehmer, die am meisten gesättigte Fettsäuren verzehrt hatten, wiesen im Vergleich zu jenen, die besonders wenig gesättigte gegessen hatten, ein um null Komma null Prozent verändertes Risiko auf.

Einen besseren Beleg für die verfälschte Darstellung der Fachgesellschaften und ihrer Experten gab es bislang noch nicht. Von den daraufhin angeschriebenen und um eine Stellungnahme gebetenen Präsidiumsmitgliedern der DGE kam – nicht wirklich überraschend – keine einzige Antwort. Wann wird man sich wohl bei den Verbrauchern für die jahrzehntelange Desinformation entschuldigen?

MARGARINE ALS HERZINFARKTRISIKO

Eine ähnliche Situation hatten wir schon einmal in den Jahren 1994/1995. Damals hatten fünf epidemiologische Studien ergeben, dass Menschen, die Margarine anstelle von Butter gegessen hatten, mit höherer Wahrscheinlichkeit an Herzinfarkt verstarben, als jene, die beim traditionellen tierischen Streichfett geblieben waren. Als Übeltäter standen schnell die trans-Fettsäuren im Verdacht, die über Jahrzehnte in großer Menge in den »gesunden« pflanzlichen Streich- und Kochfetten vorkamen. Nach Einschätzung von führenden Forschern waren sie für Millionen (!) Herzinfarkte verantwortlich.[6]

Was für ein Skandal: Da verkünden prominente Professoren jahrelang »schützt Euch vor den bösen tierischen Fetten und nehmt die gesunde pflanzliche Alternative«. Wer folgsam war, erhöhte die Wahrscheinlichkeit, an einem Herzinfarkt zu sterben. Eine Erklärung oder eine Entschuldigung der Verantwortlichen hat es nie gegeben. Ist wohl einfach dumm gelaufen.

Die Margarine-Industrie hat in der Folgezeit die Herstellungsverfahren so verändert, dass weniger trans-Fettsäuren im Pflanzenfett entstehen. In »Diät-Margarinen« geht ihr Gehalt heute gegen null. Insofern ist die Margarine heute nicht mehr so schädlich für Herz und Gefäße. Die gesundheitlichen Auswirkungen der neuen Fettverarbeitungsverfahren sind jedoch noch nicht hinreichend untersucht.

METHODISCHE PROBLEME

Ursachen für die chronischen Fehlinformationen zum Thema Fett und Gesundheit gibt es viele. Ein wesentlicher Grund ist die Methodik der zugrunde liegenden Studien. Es ist extrem aufwendig, Ernährungsstudien durchzuführen, die Aussagen über Ursache und Wirkung zulassen. Vielfach muss man daher auf Beobachtungsstudien zurückgreifen, die jedoch nur statistische Beziehungen aufzeigen, Korrelationen, Assoziationen. Wird etwa beobachtet, dass Menschen, die besonders viel Omega-6-Fettsäuren essen, ein erhöhtes Risiko für einen tödlichen Herzinfarkt haben, dann weiß man noch lange nicht, ob diese Fette ursächlich am Infarkt beteiligt sind. Es ist wie mit den Störchen und der Geburtenrate: Mit dem Rückgang der Storchenpopulation sank in einigen Gegenden auch die Zahl der Neugeborenen. Daraus darf aber nicht geschlossen werden, dass weniger

Kinder geboren werden, WEIL es weniger Störche gibt. Kein vernünftiger Mensch würde das denken, nur im Bereich Ernährung geschieht es unentwegt, dass man aus statistischen Korrelationen Ursachen herausliest.

Um ursächliche Beziehungen zu belegen, braucht man gut konzipierte, kontrollierte Interventionsstudien, in denen ein Teil der Probanden seine Ernährung ändert und die anderen nicht. Bei Ernährungsstudien kann dies aber nicht verblindet geschehen, weil die Menschen ja schmecken, ob sie Fleisch oder Soja essen, Butter oder Margarine. Wenn Teilnehmer und Studienleiter allerdings wissen, wer was verzehrt, kann dies die Ergebnisse verfälschen.

VERSUCHE

Trotz dieser offensichtlichen Schwierigkeiten wurden solche Versuche in den 60er-, 70er-, 80er- und einer auch noch Anfang der 1990er-Jahre unternommen. Meist rekrutierte man Herzinfarktpatienten oder Risikopatienten, um zu untersuchen, ob sie durch eine Ernährungsumstellung einem Herzinfarkt oder einem Re-Infarkt vorbeugen könnten. Getestet wurden zwei unterschiedliche Ernährungsumstellungen: Entweder man testete eine fett- und cholesterinarme, kohlenhydratbetonte Diät im Vergleich zur »Normalkost« der Probanden oder man schulte sie, in ihrer unverändert fettreichen Ernährung einen Teil der gesättigten gegen ungesättigte Fettsäuren auszutauschen und auch die Cholesterinzufuhr zu senken. Der zweite Ansatz entspricht quasi einer »Butter-gegen-Margarine«-Studie.

Bevor wir die Ergebnisse dieser Studien ansehen, muss man noch wissen, dass in den 1960er-Jahren in Ländern wie Norwegen auch Fischöle zur Margarineherstellung eingesetzt wurden. In der berühmten Oslo Diet Heart Study, die norwegische Margarine verwendete, untersuchte man folglich nicht nur, was passiert, wenn gesättigte gegen Omega-6-ungesättigte Fettsäuren ausgetauscht werden. Gleichzeitig wurde auch der Einfluss einer erhöhten Omega-3-Zufuhr untersucht. Das ist wesentlich, weil Omega-3-Fette besondere Wirkungen entfalten.

Ein weiteres Problem bei einigen der älteren Studien ist, dass die Einteilung der Gruppen nicht angemessen war. Heute akzeptiert man nur noch randomisierte Studien, in denen beide Gruppen das gleiche Durchschnittsalter haben, gleich viele Raucher, gleich viele Übergewichtige und so weiter. Wichtig ist auch, dass beide Gruppen gleich intensiv betreut werden, was bei einigen alten Studien nicht der Fall war.

Die Diagnostik von Krankheiten ist ebenfalls kniffelig. Deshalb unterscheidet man in den Studien sogenannte »weiche« von »harten« Endpunkten. Hart sind jene, die eindeutig zu bestimmen sind. Tot oder nicht tot ist sehr »hart«. Deshalb gilt die Gesamtsterblichkeit auch als wichtigstes Kriterium für solche Experimente. Auch tödliche Herzinfarkte gehören zu den harten Studienendpunkten. Doch ein überlebter Infarkt lässt sich schon nicht mehr so einfach diagnostizieren. Deshalb gelten nicht tödliche Infarkte eher als »weicher« Endpunkt. Noch schwammiger wird es bei »koronaren Ereignissen«. Das kann ein Herzinfarkt sein, Herzschmerzen bei Belastung (Angina pectoris), generelle Herzschmerzen, die beschwerdefreie Gehstrecke oder Krankenhauseinlieferungen. Man kann sich vorstellen, wie leicht hier Fehldiagnosen zustande kommen, vor allem, wenn ein von der Margarine-Industrie gesponserter Studienleiter weiß, ob der jeweilige Patient aus der Butter- oder aus der Margarinegruppe stammt.

KAISER OHNE KLEIDER

In den älteren Diätstudien gab es reichlich methodische Mängel: viele waren nicht verblindet, andere schlossen die Omega-3-Fettsäuren mit ein, die Betreuung der Gruppen war unterschiedlich intensiv, die Therapiebefolgung nicht gut überprüft, die Abbruchrate hoch. Dennoch sind sie immer so angesehen worden, als seien es sauber durchgeführte, moderne, placebokontrollierte, aussagefähige Wirkstoffstudien. Sogar in den neuen Meta-Analysen tauchen sie immer wieder auf, obwohl man sie korrekterweise hätte ausschließen müssen.[7] Am problematischsten von allen ist eine Studie, die in zwei psychiatrischen Kliniken in Finnland durchgeführt worden war: die Finnish Mental Hospital Study.[8] Aus uns unerfindlichen Gründen wurde sie ebenso wie die Oslo Diet Heart Study auch in die aktuelle Meta-Analyse im Auftrag der WHO/FAO aufgenommen.

EINE CHAOTISCHE STUDIE MACHT KARRIERE

Die finnische Mental Hospital Study hatte ein völlig unakzeptables Design. Teilnehmer waren die ständig wechselnden Patienten zweier psychiatrischer Kliniken, in denen die unterschiedlichen Kostformen auf den Teller kamen. Das muss man sich einmal vorstellen: Die Zahl der Probanden änderte sich ebenso beständig wie ihre Identität. Über den Einfluss der unterschiedlichen psychiatrischen Therapien, unter anderem mit Psychopharmaka, erfährt man nichts. Kein Wunder, dass die Ergebnisse unübersichtlich dargestellt sind und dass die Studie schon bei ihrem Erscheinen als »Studien-Parodie« kritisiert und von Statistikern der US-Gesundheitsbehörden in der Luft zerrissen wurde. Dennoch gilt genau diese Studie den Verfechtern des »Gesättigte-Fette-sind-böse-Dogmas« bis heute als Kardinalbeweis für ihre Ansichten.

SELTSAME AUSWAHL

Während die »ollen Kamellen« aus Norwegen und Finnland in die neueste Meta-Analyse im Auftrag der WHO/FAO einbezogen waren, wurde eine methodisch sehr wohl akzeptable, kontrollierte Diätstudie nicht berücksichtigt: Die Sydney Diet Heart Study, bei der Herzinfarktpatienten fünf Jahre lang einen Teil der gesättigten Fettsäuren durch mehrfach ungesättigte ersetzt hatten. Am Ende waren in der Gruppe mit der »gesunden« Diät deutlich mehr Menschen gestorben, an Herzinfarkt, wie auch an anderen Todesursachen.[9]

Ebenfalls ignoriert wurde eine Diätstudie aus London, bei der einfach ungesättigte Fettsäuren (Olivenöl) einen Teil der gesättigten Fette ersetzt hatten. Auch hier fanden sich mehr Tote in der Gruppe mit »gesunder« Diät.[10] Hat man diese beiden Arbeiten vergessen? Ist das Zufall? Oder spielt es eine Rolle, dass einer der Autoren der WHO/FAO-Meta-Analyse, Dr. Murray Skeaff, immer wieder von der Margarinelobby für seine Forschungsarbeiten unterstützt wird?

Die einzige neuere randomisiert-kontrollierte* Diätstudie war übrigens ebenfalls ein Flop: Die Women's Health Initiative hatte bei 49.000 amerikanischen Frauen untersucht, ob eine fett- und cholesterinreduzierte Voll-

---

* Randomisiert heißt, dass die Studienteilnehmer nach Zufallskriterien in Gruppen mit vergleichbaren Eigenschaften (z. B. Alter, Raucher, Anteil Übergewichtiger) eingeteilt werden.

wertkost vor Herz-Kreislauf-Erkrankungen schützt.[11] Ergebnis nach sechs Jahren: null Effekt auf Tod durch Herz- oder Hirninfarkt und auf die Gesamtsterblichkeit.

RETTUNGSVERSUCHE

Also, kein Land in Sicht für die Fettansichten von DGE & Co. Oder doch? Eine Arbeitsgruppe der Harvard-Universität wollte es noch einmal genau wissen und grub all die »ollen Kamellen« wieder aus. Man konzentrierte sich auf die Studien zum Fettaustausch mit Margarine, das heißt auf jene Studien, in denen relativ hohe Fettgehalte (um 40 Prozent der Kalorien) getestet worden waren – mehr als die DGE jemals erlaubte. Mit von der Partie waren tatsächlich auch wieder die beiden Problemstudien: die Oslo-Studie mit den herz- und gefäßschützenden Omega-3-Fettsäuren in der Margarine und die chaotische Studie aus der finnischen Psychiatrie. Zudem fasste man die »harten« tödlichen Herzinfarkte mit den weniger »harten« nicht tödlichen Herzinfarkten zusammen und wendete eine andere Berechnungsmethode an. Und siehe da: Jetzt brachte man es doch noch fertig, der fett- und cholesterinbewussten Diät mit weniger gesättigten und mehr Omega-6-ungesättigten Fettsäuren einen präventiven Effekt »nachzuweisen«. Im Vergleich zur Normalkost sank das relative Risiko für einen Infarkt bei den fettbewusst ernährten Probanden um 19 Prozent.[12]

Bei aller Kritik muss man den Autoren dieser Arbeit zugestehen, dass sie interessante Unteranalysen durchführten. In einer klammerten sie beispielsweise die Finnland-Studie aus der Berechnung aus. Und siehe da, schon war der »Präventionseffekt« nicht mehr eindeutig. Betrachtete man nur jene beiden Studien, bei denen die Diagnose von unabhängigen Experten gestellt worden waren, konnte keinerlei Vorteil gefunden werden. Und – nicht ganz unwichtig für die Betroffenen – bei der Frage tot oder lebendig gab es auch keinen Unterschied: Die Gesamtsterblichkeit war in der Gesamtschau aller Studien bei »gesunder« Diät genauso groß wie bei »ungesunder«.

So schnell hat die DGE noch nie reagiert! Kaum war diese Meta-Analyse veröffentlicht, formulierte sie eine Pressemeldung mit dem Tenor: Wir haben doch Recht und hatten immer Recht. Gesättigte raus und ungesättigte rein – das schützt vor Herzinfarkt.* Es ist schon merkwürdig: Über den negativen Ausgang aller vorherigen Meta-Analysen hatte die DGE nie

* http://www.dge.de/modules.php?name=News&file=article&sid=1035

informiert. Darüber, dass dieser »tolle Erfolg« mit weit fettreicheren Diäten erzielt wurde, als von der DGE erlaubt, erfuhr man auch nichts! Auch die unveränderte Todesrate in der aktuellen Auswertung wurde weder erwähnt noch kommentiert. Dabei würde uns Folgendes brennend interessieren: Wenn die fettmodifizierte Kost tatsächlich vor Herzinfarkt, der mit Abstand häufigsten Todesursache, schützt, aber die Gesamtsterblichkeit nicht sinkt, woran sind die Probanden dann vermehrt gestorben, nachdem sie ihre Ernährung auf die »gesunde« Kost umgestellt haben?

ZU WENIG UNGESÄTTIGTE?

Die Harvard-Gruppe präsentierte noch ein weiteres »Forschungsergebnis«: eine Modellrechnung der dänischen Epidemiologin Marianne Jakobsen.[35] Sie berechnete, welchen präventiven Effekt es theoretisch haben könnte, wenn alle Teilnehmer der Beobachtungsstudien ihre Ernährung umgestellt hätten, wenn sie anstelle von gesättigten mehr mehrfach ungesättigte Fettsäuren gegessen hätten. In der Realität hat das nie stattgefunden! Es handelte sich also nur um ein statistisches Zahlenspiel, nichts weiter. Bei der DGE wurde es jedenfalls als Beweis angesehen.

Was kam bei dieser Modellrechnung heraus?

- Weniger gesättigte Fettsäuren, dafür jedoch mehr Kohlenhydrate im Essen würde eine Erhöhung des Herzinfarktrisikos bewirken.
- Weniger gesättigte Fettsäuren im Austausch gegen einfach ungesättigte Fettsäuren würde keine Minderung des Herzinfarktrisikos bewirken.
- Weniger gesättigte Fettsäuren im Austausch gegen mehrfach ungesättigte Fettsäuren würde eine geringfügige Minderung des Herzinfarktrisikos bewirken – bei genauer Betrachtung allerdings nur bei Frauen unter 60 Jahren. Bei älteren Frauen und bei Männern nicht!

Die DGE berichtet in ihrer Pressemeldung ausschließlich über den ersten Teil des dritten Punktes und betont, wie recht sie in der Fettfrage habe. Dabei lässt sich aus dieser Zahlenspielerei nur eine logische Schlussfolgerung ziehen: Gesättigte Fettsäuren stellen kein Risiko dar, sonst hätte der Austausch gegen Kohlenhydrate oder einfach ungesättigte Fettsäuren das Infarktrisiko gesenkt. Bestenfalls deuten diese Daten an, dass die Normalernährung zu wenig mehrfach ungesättigte Fettsäuren enthält.

ENTGEGEN ALLER EVIDENZ

Trotz all der dargelegten Fakten und Daten bekommen Verbraucher, die sich für eine herzgesunde Ernährung interessieren, auch im Sommer 2010 noch folgende Tipps*: »Vor allem die Gesamtfettmenge ist von Bedeutung. Die tägliche Gesamtfettzufuhr sollte unter 35 Energieprozent liegen, das heißt ein Mann im Alter zwischen 25 und 51 Jahren sollte nicht mehr als 80 Gramm Fett täglich essen, zum Abnehmen sogar deutlich weniger. Fett aus tierischen Lebensmitteln fördert die Entstehung einer Arteriosklerose ganz besonders. Fette Wurst, fettes Fleisch, fetter Käse oder Schlagsahne – das sind Lebensmittel, die für Ihr Herz weniger bekömmlich sind. Was Sie stattdessen essen können, sehen Sie hier.«

»Hier« steht natürlich, wie man Fettreiches gegen Kohlenhydratreiches austauschen kann. Das Beispiel stammt von der Internetseite des aid**, eines gemeinnützigen Vereins, der die Bürger »sachlich und interessenunabhängig« informieren soll. Doch da stehen sie wieder, die alten Tipps, die seit mindestens 20 Jahren überholt sind. Das ist ärgerlich. Und es ist gefährlich. Denn für die übergewichtige und insulinresistente Mehrheit unserer Bevölkerung erhöhen solche Ratschläge das Risiko, das Herz- und Gefäßsystem weiter zu schädigen.

MEHR FETT FÜR HERZ UND GEFÄSSE!

Wenn mehr mehrfach ungesättigte Fettsäuren tatsächlich vor Herzinfarkt schützen und wenn Fettsparen nicht vor dem Herztod bewahrt, heißt das, dass man mehr Fett essen muss, um sich zu schützen. Wo spart man im Gegenzug die entsprechenden Kalorien wieder ein? Isst man weniger Eiweiß oder weniger Kohlenhydrate? Kohlenhydrate sind im Gegensatz zu Eiweiß nicht essenziell. Zucker- und stärkereiche Lebensmittel liefern viele leere Kalorien, sie erhöhen den Blutzuckerspiegel und erfordern viel Insulin. Schränkt man sie ein, verbessert sich der Stoffwechsel, Nachteile sind keine bekannt. Für bewegungsarm lebende Menschen mit Übergewicht und den darauf basierenden Stoffwechselstörungen ist die einzig sinnvolle Ernährungsumstellung daher, mehr (ungesättigte) Fette anstelle von Kohlenhydraten zu essen.

---

* http://www.was-wir-essen.de/infosfuer/arteriosklerose_herzgesund_essen.php

** http://www.aid.de/ernaehrung/10regeln_fette.php

Zu dieser Gruppe gehört inzwischen mehr als die Hälfte unserer Gesellschaft: die übergewichtigen und stark übergewichtigen Personen, deren Leben überwiegend bequem und wenig kalorienzehrend ist. Sie leiden häufig an einer Insulinresistenz, dem Unwirksamwerden des lebenswichtigen Hormons der Bauchspeicheldrüse. Auf dieser Insulinresistenz basieren all die Stoffwechselstörungen des Metabolischen Syndroms: übermäßiges Bauchfett, erhöhte Triglyzeride, erniedrigtes HDL-Cholesterin, erhöhter Blutdruck, vermehrte Entzündungen oder erhöhte Harnsäurewerte. Allzu häufig mündet das Metabolische Syndrom in einen Typ-2-Diabetes: jene Form der Zuckerkrankheit, die früher einmal Altersdiabetes hieß, an der jedoch immer jüngere Menschen erkranken. In Deutschland leben heute etwa zehn Millionen Typ-2-Diabetiker. Sie haben ein drastisch erhöhtes Risiko für Herz- und Hirninfarkt und für eine Reihe von Krebserkrankungen!

Für diese Menschen haben die Diätstudien aus den 1960er-, 1970er- und 1980er-Jahren keine Bedeutung. Man muss sich nur einen Filmbericht aus den 1970er-Jahren ansehen: Überall schlanke Menschen! Auch die Probanden der damaligen Studien hatten typischerweise kein Metabolisches Syndrom. Sie waren im Schnitt schlanker und mussten im täglichen Leben und am Arbeitsplatz ihre Muskeln noch intensiver einsetzen. Sie waren allein wegen eines vorangegangenen Herzinfarktes oder wegen eines hohen Gesamt- oder LDL-Cholesterinspiegels als Studienteilnehmer rekrutiert worden.

Ein erhöhtes LDL-Cholesterin ist für die »metabolische Mehrheit« heute jedoch nicht das große Problem. Das größte Herz-Kreislauf-Risiko unserer Zeit entsteht durch die Insulinresistenz und die dafür typischen Stoffwechselstörungen – das Metabolische Syndrom. Das LDL-Cholesterin steht dabei nicht an erster Stelle. Folglich braucht die Mehrheit heute eine gänzlich andere Ernährung als die überwiegend schlanken und aktiveren Menschen der 1960er- oder 1980er-Jahre.

MEHR FETT BEI METABOLISCHEM SYNDROM

Die DGE empfiehlt allen Bürgern praktisch dieselbe Ernährung – unabhängig davon, wie alt oder jung, dick oder dünn, bewegungsaktiv oder bequem, krank oder gesund sie sind. Fettarm soll es sein und sehr kohlenhydratreich. Haben sich diese Experten jemals gefragt, was unsere modernen überernährten und bewegungsarm lebenden Menschen mit all den Kohlenhydraten anfangen sollen?

Die Kohlenhydrate aus der Nahrung dienen als Energielieferanten, sie haben keine andere Aufgabe. Man muss sie jedoch nicht essen, um zu überleben. Der Körper kann selbst genug Traubenzucker herstellen. In Millionen Jahren der Evolution haben sich zwei Stoffwechselwege herausgebildet, die den Körper auch bei Nahrungs- und Kohlenhydratknappheit voll funktionsfähig halten: die Glukoneogenese, die Zuckerneubildung aus Eiweiß, Glyzerin und Milchsäure, sowie die Ketogenese, die Bildung alternativer Brennstoffe aus Fett. Isst man Kohlenhydrate, müssen sie sofort verarbeitet werden, denn zu viel Blutzucker ist schädlich. Also muss der Zucker raus aus dem Blut. Dazu dient die Insulinausschüttung. Sie unterbricht die Fettverbrennung und schleust den Zucker in die Zellen, wo er zur Energieversorgung verbraucht werden kann. Übrige Kohlenhydrate baut der Körper in Glykogen um, die Kohlenhydratspeicherform, und lagert sie als Reserve in Muskeln und Leber ein. In diese Speicher passen allerdings nur 300 bis 400 Gramm Kohlenhydrate. Sind sie voll, bleibt nur noch die Umwandlung der restlichen Kohlenhydrate in Fett.

INSULINSCHWEMME

Wer die Kohlenhydratreserven in Leber und Muskeln nicht durch regelmäßige körperliche Aktivität oder Hunger entleert, kann einen Großteil der Kohlenhydrate des folgenden Mahls nur in den Fettspeichern ablagern. Bei dem heute häufigen Lebensstil und dem ständigen zucker- und stärkereichen Essen ist dies der Normalfall. Das Fett wird jedoch nicht nur im Fettgewebe eingelagert, sondern auch in der Muskulatur und in der Leber. Je fetter Muskeln und Leber, desto weniger wirkt das Insulin auf diese Gewebe, und die Insulinresistenz wird immer schlimmer. Die Bauchspeicheldrüse muss immer mehr Insulin herstellen, um die Insulinresistenz zu durchbrechen und den Zucker nach dem Essen doch noch in die Gewebe schleusen zu können.

Und so verbringen heute viele Menschen ihre Tage mit 3-fach, 5-fach, 10- oder 15-fach erhöhten Insulinkonzentrationen im Blut. Schließlich wurde ihnen ja empfohlen, täglich fünf kohlenhydratbetonte Mahlzeiten zu essen. Dieser enorme Insulinbedarf überlastet die Bauchspeicheldrüse mit der Gefahr, dass sie eines Tages ihren Dienst quittiert. Schafft sie es nicht mehr, die hohen Insulinmengen zu produzieren, die nötig sind, um die Insulinresistenz zu durchbrechen, ist man Typ-2-Diabetiker.

Die überhöhten Insulinmengen im Blut stellen eine hormonelle Entgleisung dar, die wiederum Einfluss auf andere Hormone im Körper hat. Die prominentesten Folgen der Insulinflut im Körper sind Bluthochdruck, überhöhte Harnsäurekonzentrationen sowie Verschiebungen bei den Sexualhormonen, die unfruchtbar machen können. Bedenklich für Herz und Kreislauf ist die Erhöhung der Triglyzeride und damit einhergehend niedrige HDL-Cholesterinspiegel. Zugleich werden die LDL-Cholesterinpartikel kleiner und dichter. Diese Bündelung an Risikofaktoren erhöht das Risiko für Herz-Kreislauf-Erkrankungen, für fast alle bedeutenden Krebsformen und für weitere Zivilisationskrankheiten, wie Fettleber, polyzystisches Ovar, Gicht und wahrscheinlich sogar Alzheimer und Parkinson, deutlich.

DAMIT DAS INSULIN WIEDER WIRKT

Wie stellt man die Insulinwirkung wieder her? Neben aktiven Muskeln fördert vor allem das Abnehmen die Insulinsensitivität und beseitigt so die Grundlage der vielen Stoffwechselstörungen. Mit Bewegung und Gewichtsreduktion lassen sich die genannten Störungen daher verhüten und behandeln. Wer abnehmen möchte, braucht eine negative Energiebilanz; sie lässt sich prinzipiell mit jeder Diät erreichen. Allerdings sind unter lebensnahen Bedingungen, wenn man bis zur Sättigung essen darf, kohlenhydratreduzierte Diäten (Low-Carb) allen anderen Diäten deutlich überlegen.

Doch eine dauerhafte Gewichtsreduktion ist für die meisten Menschen unrealistisch. Daher muss die Ernährung bei Stoffwechselstörungen wie dem Metabolischen Syndrom auch ohne Gewichtsreduktion günstig wirken. Hier liegen die größten Vorteile von Low-Carb-Kostformen: denn durch die Kohlenhydratbeschränkung wird der Insulinresistenz die Grundlage entzogen. Es wird weniger Insulin benötigt, sodass auch das Risiko für die Folgeerkrankungen sinkt. Die verbesserte Stoffwechsellage unter kohlenhydratreduzierter Kost senkt zudem sehr schnell und effektiv den Medikamentenbedarf. Es ließe sich also auch eine Menge Geld im Gesundheitswesen sparen, wenn man die längst belegten Vorteile einer kohlenhydratärmeren Ernährung für Menschen mit Metabolischem Syndrom, Typ-2-Diabetes und deren Folgeerkrankungen endlich anerkennen würde.

Eine kohlenhydratreduzierte Ernährung ist nicht notwendigerweise eine Speck-und-Eier-Diät. Zeitgemäße Formen wie die LOGI-Methode (Low Glycemic and Insulinemic Diet) basieren auf stärkearmen Gemüsen, Salaten, Beeren und Früchten in Kombination mit eiweißreichen pflanzlichen und tierischen Nahrungsmitteln. Es darf mehr Fett gegessen werden, als die DGE erlaubt, wobei auf die Fettqualität geachtet wird. Das bedeutet viele einfach ungesättigte Fettsäuren und ein günstiges Verhältnis von Omega-6- zu Omega-3-Fettsäuren.

Dies alles ermöglicht eine sehr geringe Energiedichte, eine hohe Sättigung und lange anhaltende Sattheit sowie eine gesenkte Kalorienzufuhr bei optimaler Nährstoffversorgung. Dass der Genuss dabei nicht zu kurz kommt, mögen die beispielhaften Tagespläne ab Seite 194 zeigen.

WAS PASSIERT MIT DEM LDL-CHOLESTERIN?

Bei übergewichtigen und bewegungsarm lebenden Menschen ist also der LDL-Cholesterinspiegel in der Regel nicht erhöht, er liegt eher im Normalbereich. Folglich ist das LDL-Cholesterin auch kein Diagnosekriterium für das Metabolische Syndrom. Bei diesen Patienten sind typischerweise die Triglyzeride erhöht und das HDL-Cholesterin zu niedrig. Diese Konstellation, im Fachchinesisch heißt sie »atherogene Dyslipoproteinämie«, erhöht das Risiko für eine frühzeitige Koronare Herzkrankheit deutlich.

Noch einmal, weil es so wichtig ist: Die Menge des LDL-Cholesterins ist für die Mehrheit unserer Mitmenschen, für all jene mit Übergewicht, Bewegungsmangel, Insulinresistenz, Metabolischem Syndrom und Folgeerkrankungen nicht sehr bedeutsam. Ihr Herz-Kreislauf-Risiko lässt sich wesentlich besser mit dem Verhältnis von Gesamtcholesterin zu HDL-Cholesterin vorhersagen. Noch geeigneter zur Risikoabschätzung ist das Verhältnis der Triglyzeride zum HDL-Cholesterin.[13] Deswegen wird heute in Prävention und Therapie besonders auf diese beiden Blutwerte geachtet.[14]

Ganz aus dem Schneider ist das LDL-Cholesterin beim Metabolischen Syndrom jedoch nicht. Denn auch wenn sich die Menge nicht erhöht, so ist es doch in seiner Qualität abnorm: Die LDL-Partikel werden kleiner und dichter. Je kleiner und dichter sie werden, desto gefährlicher sind sie für die Blutgefäße. Je größer und fluffiger sie ausfallen, desto unbedenklicher sind sie. Bei einem Metabolischen Syndrom kann das LDL-Cholesterin also niedrig, die Situation aber dennoch bedenklich sein, weil sich das LDL aus vielen kleinen, dichten Partikeln zusammensetzt. Umgekehrt kann der LDL-Spiegel hoch sein, jedoch gesundheitlich unbedenklich, weil die großen, fluffigen LDL-Partikel dominieren.

Dies erklärt wenigstens teilweise, warum es so viele Menschen gibt, die trotz hoher LDL-Werte ohne Herz-Kreislauf-Probleme gesund alt werden und warum andere mit niedrigen oder gesenkten LDL-Spiegeln einen Herzinfarkt oder einen Re-Infarkt erleiden oder schon der zweite oder dritte Stent in ihre Herzkranzgefäße gesetzt werden muss.

MEHR FETT FÜR DEN FETTSTOFFWECHSEL

Was soll man nun essen, um Triglyzeride, HDL-Cholesterin und die Größe der LDL-Partikel günstig zu beeinflussen? Diätetisch wirksam sind nur zwei Maßnahmen: erstens Kalorien reduzieren bzw. Abnehmen. Wer abnimmt, mindert die Insulinresistenz und das bringt den Stoffwechsel wieder ins Lot, weitgehend unabhängig davon, was man isst. Die verbesserte Insulinsensitivität senkt die Triglyzeride, das HDL-Cholesterin bleibt erhalten oder steigt, der Anteil an kleinen, dichten LDL-Partikeln geht zurück und der Anteil an großen, fluffigen nimmt zu.

Wer nicht (mehr) abnehmen kann oder will, dem bleibt nur eine zweite diätetische Maßnahme, um seinen Stoffwechsel wieder zur Ruhe zu bringen: runter mit den Kohlenhydraten, rauf mit dem Fett und dem Eiweiß. Ohne Gewichtsreduktion oder auch bei der Wiederzunahme nach einer Diät ist eine kohlenhydratreduzierte Ernährung dem Low-Fat-Ansatz deutlich überlegen.[15, 16]

Je weniger Kohlenhydrate und je mehr Fett gegessen wird, umso mehr große, fluffige LDL-Partikel schwimmen im Blut, umso höher steigt das HDL-Cholesterin und umso niedriger sinken die Triglyzeride. All dies senkt das Gefäßrisiko. Je niedriger die Kohlenhydratzufuhr, desto unerheblicher wird es, ob die Fette gesättigt oder ungesättigt sind. Im Prinzip wirken die gesättigten in manchen Bereichen sogar günstiger.

Und noch etwas ist interessant: Je weniger Kohlenhydrate gegessen werden, desto geringer fällt der LDL-steigernde Effekt der gesättigten Fettsäuren und des Nahrungscholesterins aus.[17, 18] Im Kontext einer kohlenhydratarmen Ernährung sind die gesättigten Fette und das Cholesterin auf dem Teller also noch harmloser, als wenn gleichzeitig viele Kohlenhydrate gegessen werden. Zudem senkt eine Ernährung mit weniger Kohlenhydraten und dafür mehr Fett und Eiweiß auch noch den erhöhten Blutdruck.[19] Und das alles, wie gesagt, ganz ohne Gewichtsreduktion.

Für die Mehrheit der Bevölkerung ist also die Diskussion um gesättigte oder ungesättigte Fettsäuren, Butter oder Margarine gar nicht relevant. Für die heutigen Gesundheitsprobleme spielt die Art der Fettsäuren, ob gesättigt oder ungesättigt, keine nennenswerte Rolle. Es gibt nur zwei Ausnahmen: Erstens die schädlichen trans-Fettsäuren aus gehärteten und überhitzten Fetten – dazu gleich mehr. Die zweite Ausnahme betrifft die mehrfach ungesättigten Omega-3-Fettsäuren: Sie wirken herz- und gefäßschützend, weil sie gezielt die Triglyzeride senken, weil sie entzündungshemmend wirken, die Kommunikation der Zellen untereinander verbessern und die Insulinsensitivität erhöhen.[20]

ANGEWANDTE WISSENSCHAFT: DAS LOGI-PRINZIP

Wichtiger als die Fettfrage ist heute die Frage nach den Kohlenhydraten: Je mehr Zucker und Stärke gegessen werden, desto bedenklicher die Fettstoffwechselwerte. Umgekehrt gilt: Je weniger blutzuckerwirksame Kohlenhydrate im Magen landen, je geringer also die »Glykämische Last«, desto besser fallen die Stoffwechselwerte aus.[21]

Auf diesen Zusammenhängen basiert die LOGI-Ernährung.[22] Sie empfiehlt: Wenn Kohlenhydrate gegessen werden, dann solche mit vielen Ballaststoffen. In der Praxis heißt das: Anstelle von Süßem, stärkereichem Brot und Backwaren, Nudeln, Reis und Kartoffeln lieber mehr Gemüse und Salate, Pilze, Beeren und mit Einschränkungen auch Früchte, Vollkornbrot und Hülsenfrüchte. Dazu mehr Lebensmittel, die hochwertige Fette und Eiweiße liefern: Omega-3-reiche Öle, Nüsse, Butter, Fisch sowie Eier, Milch und Fleisch, idealerweise von Tieren, sie sich noch an der frischen Luft bewegen durften.

Mit dieser Ernährung lassen sich auch ohne abzunehmen erhöhte Blutzucker-, Insulin-, Triglyzerid- und Blutdruckwerte senken. Das HDL steigt, das LDL wird groß und fluffig und das Herz-Kreislauf-Risiko sinkt. Dass dies keine Außenseitermeinung ist, sondern der aktuelle Stand der Wissenschaft, die beste verfügbare Evidenz, belegen mehrere aktuelle Meta-Analysen.[5, 23, 24]

WORIN MAN SICH EINIG IST

Nach all den Ungereimtheiten in Sachen Fett und Herz-Kreislauf-Erkrankungen möchten wir noch kurz auf jene Fette eingehen, zu denen die Datenlage einheitlicher und aussagefähiger ist, sodass man sich mit gutem Gewissen an konkretere Empfehlungen wagen kann: gemeint sind die Omega-3- und die trans-Fettsäuren.

MEHR OMEGA-3!

In tierischen Lebensmitteln finden sich langkettige, mehrfach ungesättigte Fettsäuren aus der Omega-3-Familie, allen voran EPA und DHA*. Das Fett von Makrelen, Lachsen, Heringen und Sardinen hat am meisten davon. Für diese Omega-3-Fettsäuren fand die DGE in ihrer Fettleitlinie eine »überzeugende« Datenlage für einen Schutzeffekt von Herz und Gefäßen. So gänzlich überzeugend ist die Evidenz zwar nicht, aber doch wesentlich besser als für Omega-6-Fettsäuren. Dafür spricht, dass bei den Omega-3-Fettsäuren die Ergebnisse der epidemiologischen Studien weitgehend mit denen aus klinischen Studien übereinstimmen: Beide Studienarten weisen auf eine verminderte Herz-Kreislauf-Sterblichkeit durch mehr Omega-3-Fette hin.[4]

Allerdings finden sich deutliche Schutzeffekte durch mehr Fisch oder Fischöle nur bei Menschen, die zuvor eine geringe Zufuhr hatten. Ob gesunde Menschen, die ohnehin regelmäßig fetten Fisch essen, von einem noch höheren Konsum profitieren, ist zweifelhaft.

In klinischen Studien an Patienten mit schon bestehender Herz-Kreislauf-Erkrankung schützten Supplemente mit langkettigen Omega-3-Fettsäuren vor einem tödlichen Herz-Kreislauf-Ereignis und auch die Gesamtsterblichkeit sank. Wurden die Supplemente mindestens ein Jahr lang genommen, verminderte sich das Risiko, an einer Herz-Kreislauf-Erkrankung zu sterben, um etwa 13 Prozent. Die Gefahr, an irgendeiner Krankheit verfrüht zu sterben, sank um etwa acht Prozent. Bei Probanden ohne vorbestehende Herz-Kreislauf-Erkrankung gab es keinen Effekt auf die Gesamtsterblichkeit. Daraus lässt sich prinzipiell folgern, dass der Schutzeffekt umso deutlicher ausfällt, je höher das Ausgangsrisiko der Menschen beziehungsweise je geringer ihr Versorgungsstatus mit Omega-3-Fettsäuren ist.[25]

GEFÄSSSCHÜTZENDE WIRKUNGEN

Auch die bislang bekannten Wirkungen der Fischfette sprechen für einen echten Schutzeffekt. So senken die langkettigen Omega-3-Fettsäuren vor allem erhöhte Triglyzeridwerte**. In randomisierten placebokontrollierten Studien konnten mit drei Gramm EPA und DHA eine durchschnittliche Minderung um 14 Prozent erreicht werden.

* Eicosapentaen- und Docosahexaensäure

** via VLDL-Cholesterin

Das Gesamtcholesterin beeinflussen die Supplemente nicht, das LDL-Cholesterin steigt sogar geringfügig.[26] Langkettige Omega-3-Fettsäuren wirken blutverdünnend und senken so das Risiko von Thrombosen. Dazu kommen entzündungshemmende Effekte und ein günstiger Einfluss auf die Zellen in den Gefäßwänden. Wahrscheinlich stabilisieren sie auch den Herzrhythmus. Zudem können sie arteriosklerotische Ablagerungen in den Blutgefäßen, die sogenannten Plaques, stabilisieren, sodass sie nicht so leicht platzen. Aufplatzende Plaques sind ein wesentlicher Auslöser von Herz- und Hirninfarkten.[27]

Wie viel brauchen wir von diesen Fetten? Nach dem derzeitigen Wissensstand wären zur Prävention bei Gesunden 250 bis 500 Milligramm langkettige Omega-3-Fettsäuren täglich sinnvoll. Ist das Herz-Kreislauf-Risiko bereits erhöht, scheinen ein bis zwei Gramm EPA und DHA pro Tag angebracht.[25]

FISCH, ALGEN ODER SELBST GEMACHT?

Zwar sind die günstigen Effekte auf Herz und Gefäße nur für die tierischen, langkettigen Omega-3-Fettsäuren belegt.[28] Das heißt aber nicht, dass pflanzliche Omega-3-Fette wirkungslos wären. Alpha-Linolensäure, die wichtigste Omega-3-Fettsäure der Pflanzen, ist essenziell, sie wird in Zellmembranen eingebaut, beeinflusst den Cholesterinspiegel und das Entzündungsgeschehen. Die Fettleitlinie der DGE schätzt die Evidenz für einen Herz-Kreislauf-Schutz als »möglich« ein. Hier wären gut kontrollierte Studien mit verschiedenen Omega-3-reichen Pflanzenölen hilfreich.

Es gibt Menschen, die aufgrund einer Enzymschwäche nicht genügend EPA aus Alpha-Linolensäure aufbauen können.[29] Sie sind auf langkettige Omega-3-Fettsäuren aus tierischen Lebensmitteln oder aus Algen angewiesen. Alle anderen können ihre EPA prinzipiell aus Alpha-Linolensäure bilden. Dieser Umbau ist individuell unterschiedlich ausgeprägt und liegt durchschnittlich bei etwa ein bis zehn Prozent. Wer keinen Fisch und kein Fischöl mag oder sie aus ökologischen und Tierschutzgründen ablehnt und seine Omega-3-Fette über Omega-3-reiche pflanzliche Öle aufnehmen möchte, muss also in etwa mit der zehnfachen Menge rechnen.

Damit die EPA-Versorgung aus Alpha-Linolensäure reibungslos klappt, ist es wichtig, dass zugleich nicht allzu viel Linolsäure gegessen wird. Die zur Deckung des Omega-3-Fettsäurebedarfs notwendige Alpha-Linolensäuremenge hängt also auch von der gleichzeitigen Linolsäurezufuhr ab. Womöglich sind die absoluten Verzehrsmengen gar nicht so wichtig, sondern die Balance zwischen Omega-6- und Omega-3-Fettsäuren und wie sie vom

Körper enzymatisch umgesetzt werden. Hierzu ist es hilfreich, den Versorgungszustand eines Menschen zu kennen.

Es gibt mittlerweile mehrere Messmethoden, die es erlauben, verschiedene Fettsäureindizes zu berechnen. Eine Methode ist der vom Münchner Medizinprofessor Clemens von Schacky propagierte Omega-3-Index. Er gibt den Anteil von Omega-3- und Omega-6-Fettsäuren in den Zellmembranen der roten Blutkörperchen an.[30] Dieser Index lässt auf den Versorgungszustand des Körpers mit Omega-3-Fettsäuren schließen und erlaubt es, die Wirkung zusätzlicher Gaben zu beobachten.[31]

RISIKO INDUSTRIEFETTE

Werfen wir abschließend noch einen Blick auf die trans-Fettsäuren, die von der DGE in der Fettleitlinie als »überzeugendes« Gesundheitsrisiko eingestuft wurden. Trans-Fettsäuren sind zwar ungesättigt, sie unterscheiden sich jedoch strukturell vom Gros der ungesättigten Fettsäuren in naturbelassenen Fetten und Ölen. Die trans-Form entsteht vor allem bei der industriellen Teilhärtung, wenn flüssige Öle zur Produktion von Streich-, Back- und Kochfetten verfestigt werden. Auch bei anhaltender starker Erhitzung von Ölen können trans-Fettsäuren entstehen. Während in Diätmargarinen heute nur noch sehr geringe Anteile von trans-Fettsäuren enthalten sind, kommen sie in kostengünstigen Koch-, Back- und Frittierfetten noch immer in recht hoher Menge vor. Wesentliche Quellen für trans-Fettsäuren sind folglich Frittiertes, Fertiggerichte sowie kommerziell hergestellte Back- und Süßwaren.

TRANS-FETTSÄUREGEHALTE VERSCHIEDENER LEBENSMITTEL

Natürlich vorkommend		Aus industrieller Fettverarbeitung			
Vollmilch	0,1–0,2	Rapsöl	0,1–0,6	Kartoffelchips	0,0–7,2
Rindfleisch	0,1–0,2	Sonnenblumenöl	0,1–0,7	Plunder	0,1–8,1
Schweineschmalz	0,3–0,4	Kekse	0,1–2,4	Croissants	0,0–10,0
Käse	0,3–1,1	Pflanzenmargarine	0,9–3,6	Blätterteig	0,1–13,7
Butter	2,8–4,1	Donuts	0,1–3,7	Pflanzencreme	0,2–29,3
Rindertalg	1,9–5,5	Müsliriegel	0,1–4,0	Backmargarine	0,1–31,0

(in g/100 g Lebensmittel bzw. %)

Quelle: Heseker, H, Heseker, B: Die Nährwerttabelle. Neuer Umschau-Buchverlag, Neustadt 2010

Die trans-ungesättigten Industriefette sind die wirklich üblen Burschen: Sie erhöhen das LDL-Cholesterin, senken das HDL-Cholesterin, fördern Entzündungen und stören die Funktion der Blutgefäßwände. Sie reichern sich im Gewebe an, gehen in die Muttermilch über, behindern die Verwertung der essenziellen Fettsäuren und fördern die Insulinresistenz. In epidemiologischen Studien stieg das Risiko für Herz-Kreislauf-Erkrankungen bereits, wenn nur zwei bis vier Prozent der täglichen Kalorien auf trans-Fette entfielen.[32] Wer viel Frittiertes, Gebäck und Fertiggerichte isst, überschreitet diese Menge um ein Vielfaches. Wenn es also »böse« Fette gibt, dann sind es diese trans-Fettsäuren.

WANN KOMMT DIE DEKLARATIONSPFLICHT?

Noch immer müssen trans-Fette aus der industriellen Fettverarbeitung, die einzigen Fette, die durchgängig ungünstige Wirkungen haben, in Deutschland nicht deklariert werden. Aber vielleicht hat die fehlende Deklaration auch etwas Gutes. Denn wie wir die Lobbyisten industrieller Pflanzenfette einschätzen, würde es ihnen bei einer entsprechenden Kennzeichnungspflicht sicher gelingen, auch Butter, Milch und Fleisch wieder in Misskredit zu bringen. Die Bakterien im Pansen der Wiederkäuer stellen ebenfalls geringe Mengen an trans-Fettsäuren her, die auch in der Milch und im Fleisch auftauchen. Allerdings entstehen hier größtenteils andere trans-Fette als bei der industriellen Fettverarbeitung, und diese gelten als unbedenklich.[33] Manchen der Wiederkäuer-trans-Fette, den sogenannten konjugierten Linolsäuren (CLA), sagt man sogar einen Arteriosklerose- und Krebsschutz nach.[34] Es gelten also nicht alle trans-Fette als schlecht, sondern vor allem jene aus der industriellen Fetthärtung.

Es ist schon aberwitzig: Da machen sich Verbraucherschützer, Krankenkassen und Ärztevereinigungen für eine Ampel-Kennzeichnung auf Lebensmitteln stark, die rote, gelbe oder grüne Punkte für die Gehalte an Zucker, Salz, Fett und gesättigten Fettsäuren vorsieht. Mit diesem System werden Lebensmittel mit hohem Fettgehalt und vielen gesättigten Fettsäuren – also beispielsweise vollfette Milchprodukte oder Doppelrahmfrischkäse – gleich mit zwei roten Punkten diskriminiert. Warum legen sich diese Leute, wenn sie unsere Gesundheit wirklich schützen wollen, nicht lieber für eine Deklarationspflicht für trans-Fettsäuren ins Zeug? Dass die trans-Fettsäuregehalte für Verbraucher nicht erkennbar sind, ist kaum fassbar! Wer sich fette Milchprodukte wegen der gesättigten Fettsäuren verkneift, sollte doch wissen, dass die wirklich üblen Fette in Müsliriegeln, Pflanzencremes, Fastfood und Gebäck lauern.

IM PORTRÄT: NÜSSE

Nüsse sind ein schönes Beispiel dafür, wie sehr man sich in der Beurteilung von Lebensmitteln täuschen kann: Als Fettbömbchen und kalorienschwangere Leckerbissen standen sie über Jahrzehnte auf der »Verboten«-Seite aller Ernährungschecklisten, insbesondere für Abspeckwillige, Herz- und Gefäßkranke sowie Diabetiker. Das war extrem kurzsichtig. Denn als sich die Wissenschaft der Sache endlich annahm und die Effekte der verschiedenen Nüsse auf die Gesundheit einmal vorurteilsfrei untersuchte, blieb kein Stein auf dem anderen: Studie um Studie fand positive Wirkungen! Bei Männern und Frauen, Alten und Jungen, Diabetikern und Gesunden. Deswegen gehören Nüsse unbedingt in die Kategorie der »zu bevorzugenden« Lebensmittel, und zwar ganz weit nach oben.

Die große amerikanische Nurses Health Study der Harvard-Universität in Boston fand heraus, dass regelmäßiges Nüsschenknabbern Frauen mittleren Alters offenbar vor Herzinfarkt schützt. Jedenfalls sank das relative Infarktrisiko bei jenen Damen, die mindestens fünf Portionen Nüsse wöchentlich verspeist hatten im Vergleich zu den Nussabstinenzlerinnen um 35 Prozent. In anderen Langzeit-Beobachtungsstudien konnte ein dosisabhängiger Rückgang der Herzinfarktsterblichkeit beobachtet werden. In einer Studie sank sogar die Gesamtsterblichkeit: Je mehr Nüsse die Teilnehmer geknabbert hatten, umso länger die Lebenserwartung.

Eine aktuelle Studie verglich die Auswirkungen einer kleinen Portion Bretzeln mit der einer Portion Pistazien auf die Gewichtsabnahme und verschiedene Blutwerte bei stark Übergewichtigen während einer Reduktionsdiät. Es ist eine noch immer weit verbreitete Empfehlung an Übergewichtige, lieber Bretzeln oder Salzstangen als Nüsse zu »snacken«. Ein schlechter Tipp, wie die Studie zeigt: Obwohl sich weder die Diät noch die beiden Nachmittagssnacks im Kaloriengehalt unterschieden, sanken Body-Mass-Index und Triglyzeride in der Gruppe, die gesalzene Pistazien essen durfte, deutlicher als bei den Bretzelessern.

Dabei ist es egal, welche Nuss man knackt: Es können Walnüsse, Mandeln, Haselnüsse, Pistazien, Macadamia- oder Erdnüsse sein (auch wenn die Erdnuss botanisch zu den Hülsenfrüchten gehört). Regelmäßiges Nüsseessen senkt das »böse« LDL-Cholesterin genauso gut wie eine fettarme »Herzschutzkost«. In anderen Punkten schneidet eine nusshaltige Kost jedoch besser ab: Sie hält das »gute« HDL-Cholesterin stabil und senkt die Triglyzeride.

Was verbirgt sich unter den harten Schalen? Nüsse bestehen zu 50 bis 70 Prozent aus Fett, 10 bis 20 Prozent entfallen auf Eiweiß. Darüber hinaus sind Nüsse gute Quellen für Vitamin E, für die zur Vitamin-B-Gruppe gehörende Folsäure, für Magnesium, Kalium und Kupfer. Das Fett der Nüsse ist überwiegend einfach ungesättigt. Nur Walnüsse liefern überwiegend mehrfach ungesättigte Fettsäuren. Von allen Nüssen liefern sie am meisten Omega-3-Fettsäuren, und sie weisen das beste Verhältnis von Omega-6- zu Omega-3-Fetten auf.

Verblüffend ist, dass Nüsse das LDL-Cholesterin stärker senken, als es ihre Fettsäurenzusammensetzung erwarten lässt. Man vermutet, dass dies auf den hohen Eiweißanteil, auf die löslichen und unlöslichen Ballaststoffe, die Phytosterole (Pflanzenhormone) und weitere biologisch aktive Inhaltsstoffe der Nüsse zurückzuführen ist. Ganz genau weiß man es noch nicht, hier sind noch lange nicht alle wissenschaftlichen Nüsse geknackt.

Nüsse sättigen gut, sie lassen den Blutzuckerspiegel kaum ansteigen, senken verschiedene Entzündungsmarker und sind nährstoffreich. Trotz ihres hohen Fettgehaltes lassen sie das Gewicht eben nicht automatisch ansteigen – im Gegenteil, es steigt im Trend sogar weniger, wenn regelmäßig Nüsse genossen werden. Wer also nicht gerade eine hoffnungslose »Nuss« ist, kommt an diesen nahrhaften und gesunden Fettbömbchen nicht vorbei.

Quellen:

- Bes-Rastrollo, M et al: American Journal of Clinical Nutrition 2009;89:1913-1919
- Krist, S et al (Hrsg): Lexikon der pflanzlichen Fette und Öle. Springer Verlag, 2008
- Li, T et al: Journal of Nutrition 2009;139:1333-1338
- Li, Z: Journal of the American College of Nutrition 2010;29:198-203
- Mattes, RD: Asia Pacific Journal of Clinical Nutrition 2008;17:337-339
- Ros, E: American Journal of Clinical Nutrition 2009, online Publikation vom 25. März
- Sabaté, J, Ang, Y: American Journal of Clinical Nutrition 2009, online Publikation vom 25. März
- Salas-Salvadó, J et al: Asia Pacific Journal of Clinical Nutrition 2008;17:333-336
- Worm, N: Syndrom X oder Ein Mammut auf den Teller! systemed Verlag, Lünen 2008

To kill the fattet calf

Aus der biblischen Geschichte vom verlorenen Sohn. Es bedeutet im Englischen einen Willkommensschmaus zu bereiten.

Now the fat is in the fire

engl.: nun ist der Teufel los

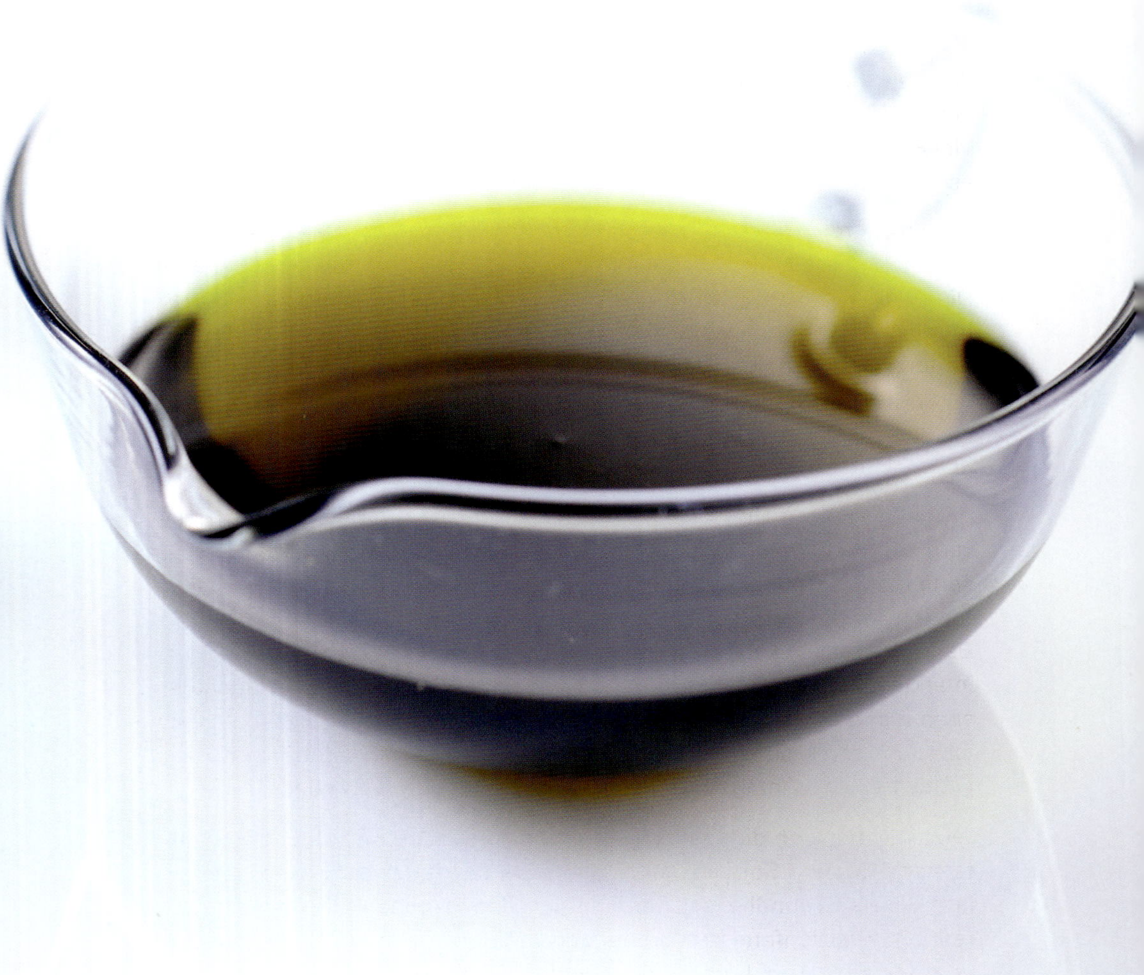

GEWICHTIGE SEILSCHAFTEN

Die Geschichte der fettarmen Diäten, der (gesättigten) Fette und der Fettempfehlungen lässt einen im Rückblick nur den Kopf schütteln. Wie war so viel Fehlinformation zu den »tierischen« Fetten nur möglich? Wir verraten es Ihnen, denn auch das ist eine spannende Fettgeschichte.

Alles begann in den 50er-Jahren mit der Entdeckung der Risikofaktoren für Herzinfarkt: Rauchen, Bluthochdruck und ein erhöhter Cholesterinspiegel. Die Pharmaindustrie witterte ihre Chance und entwickelte so rasch wie möglich Medikamente zur Raucherentwöhnung sowie zur Senkung von Blutdruck und Cholesterin. Vor allem die Angst vor dem Cholesterin wurde systematisch geschürt. Bald stellte sich heraus, dass der Cholesterinspiegel mit Ernährungsmaßnahmen weit stärker beeinflussbar war als ein hoher Blutdruck.

Ancel Keys an der Universität von Minnesota und Mark Hegsted an der Harvard-Universität fanden in den 1960er-Jahren heraus, dass linolsäurereiche Fette den Cholesterinspiegel senken konnten und dass gesättigte Fettsäuren ihn etwas ansteigen ließen. Außerdem hatten sie anhand selektierter Daten Statistiken konstruiert, mit denen sie aufzeigten, dass es mehr Herzinfarkte in den Ländern gab, wo die Menschen viele gesättigte Fettsäuren aßen. Das war die perfekte Story! Wenn mit pflanzlichen Streich- und Kochfetten die »Killersubstanz« Cholesterin im Blut gesenkt werden kann, dann würde es auch ganz einfach sein, einem Herzinfarkt vorzubeugen.

Jetzt wachte auch die Ölsaaten verarbeitende Industrie auf. Endlich konnte man Mais und Sojabohnen nicht nur als Viehfutter verwerten, sondern ihre Öle als Gesundheitselixier für Menschen feilbieten. Die Idee, linolsäurereiche Pflanzenfette zur Vorbeugung von Herzinfarkt und Schlaganfall zu vermarkten, war geboren. Außer in den Ölen aus Maiskeimen und Sojabohnen findet sich reichlich Linolsäure in Baumwollsaat-, Weizenkeim- und Sonnenblumenöl. Um sie auch aufs Brot streichen zu können, mussten die Öle jedoch gehärtet werden.

Doch die künstlich um ihre Fließfähigkeit gebrachten Öle reichten weder im Geschmack noch in der Textur an die gewohnten und hoch geschätzten traditionellen Fette Butter und Schmalz heran. Zudem litt die Margarine noch unter ihrem schlechten Image als billiges Ersatzfett. Um die beliebten tierischen Fette vom Markt zu verdrängen, bedurfte es daher einer überzeugenden Story.

URSACHENBILDUNG

Die Marketingstrategen leisteten ganze Arbeit. Es gelang ihnen, die tierische Konkurrenz schlechtzumachen und die pflanzlichen Produkte als die bessere, weil gesündere Alternative zu präsentieren. So wurden die tierischen Fette zu den Bösen gemacht, weil sie angeblich »reich« an gesättigten Fettsäuren waren. Dass Fischfett zu etwa 80 Prozent, Geflügelfett zu etwa 70 Prozent, Schweinefett zu etwa 60 Prozent und Rinderfett zu etwa 50 Prozent aus ungesättigten Fettsäuren besteht, störte wohl nicht weiter. Auch die spätere Entdeckung, dass nur drei der gesättigten Fettsäuren (Laurin-, Myristin- und Palmitinsäure) den LDL-Cholesterinspiegel anheben können, dass sie zugleich aber auch das »gute« HDL-Cholesterin anheben, wurde überwiegend totgeschwiegen. In der Praxis steigt das LDL-Cholesterin meist nur dann, wenn gleichzeitig viele Kohlenhydrate gegessen werden. Systematisch, mit Penetranz und steter Wiederholung der Botschaft, jedoch ohne dies auch nur einmal in einer aussagefähigen Studie belegt zu haben, wurden tierische Fette beziehungsweise gesättigte Fettsäuren zur Ursache des Herzinfarkts deklariert.

Dass es langfristig nicht ohne Fakten gehen würde, war den Margarine-Marketing-Strategen schon klar. Schließlich gab es genügend Ignoranten, die es aufzuwecken galt, und Ungläubige, die den neumodischen Behauptungen nicht trauten. Es wäre von Vorteil, wenn man seine Aussagen irgendwann mit Studienergebnissen unterstützen könnte. Also fing man sehr umsichtig an, die Forschung zu unterstützen, um Fakten zu produzieren. Das Ziel dieser Aktivitäten war eindeutig: Es galt zu belegen, wie ungesund tierische Fette seien und wie viel positivere Effekte die pflanzlichen Alternativen hätten. Diese frühzeitige Forschungsförderung sollte sich auszahlen.

NEUE AUFGABEN

Szenenwechsel. Deutschland im November 1953. Die Nahrung ist immer noch karg, und vieles ist vor allem zu teuer. Die Menschen sind überwiegend schlank, ihr Alltag sorgt dafür, dass sie körperlich aktiv und ihre Muskeln trainiert sind. Erst der Krieg und dann die »schlechte Zeit«, das waren entbehrliche Jahre. Die karge Ernährung ermöglichte nicht immer eine ausreichende Versorgung mit allen lebenswichtigen Nährstoffen. Gesundheit und Leistungskraft des Volkes waren durch Unterversorgung und Mangel bedroht.

In diesem November 1953 wird die Deutsche Gesellschaft für Ernährung (DGE) gegründet. Ihr wichtiges Ziel ist es, die Gesundheit und Leistungsfähigkeit der Bevölkerung durch Anleitung zu einer vollwertigen Ernährung zu erhalten und zu steigern. Damit folgte ihr Auftrag den traditionellen Aufgaben der Ernährungswissenschaft, die bis dahin immer zum Ziel hatte, die Menschen darüber zu informieren, wie man sich möglichst preisgünstig und dennoch vollwertig ernähren konnte, um trotz geringer Mittel Mängel zu vermeiden und gesund zu bleiben.

Bis Anfang der 1960er-Jahre war es größtenteils gelungen, wieder eine ausreichende Versorgung der Bevölkerung mit nahrhaften Lebensmitteln sicherzustellen. Damit war die Aufgabe der DGE eigentlich erfüllt. Doch nun begannen die Jahre des Wohlstands, und es entwickelte sich eine Überflussgesellschaft. Mit steigendem Einkommen änderten die Menschen ihren Lebensstil, nicht immer zum Besseren. Überernährung, Bewegungsmangel und psychische Belastungen sorgten zunehmend für gesundheitliche Probleme.

Daraus ergaben sich auch neue ernährungspolitische Herausforderungen. Die Prävention von Übergewicht und ernährungsabhängigen Erkrankungen gewann an Bedeutung. Nach dem Motto »Vorbeugen ist besser als heilen« begann auch die DGE sich mehr dafür zu engagieren, die Bevölkerung über die Folgen der Über- und Fehlernährung aufzuklären. Dafür wurde und wird sie von staatlicher Seite unterstützt. Heute finanziert sie sich zu etwa 70 Prozent über Bundes- und Landesmittel. Die restlichen 30 Prozent sind inzwischen eigene Einnahmen wie Gebühren für Schriften und Medien, Veranstaltungen, Kurse sowie Mitgliedsbeiträge.

ERFOLGREICHE LOBBYARBEIT

Anfang der 1970er-Jahre war die Kunde vom »Killer« Cholesterin auch in Deutschland angekommen. In allen wichtigen Industrieländern hatte sich die Margarine-Industrie inzwischen mit ihrer Botschaft, Pflanzenmargarine könne vor Herzinfarkt schützen, Aufmerksamkeit verschafft. Man begann, auch in Deutschland die Forschung finanziell zu fördern. Am prominentesten fiel wohl die Unterstützung für Professor Nepomuk Zöllner an der Ludwig-Maximilians-Universität München und für Professor Gotthard Schettler an der Universität Heidelberg aus. Angeblich hatten die beiden die modernsten Fettstoffwechsellabore jener Zeit, und mancher fragte sich damals, woher die Mittel dafür wohl stammten. Die Forschungsarbeiten der beiden Professoren bestätigten, dass linolsäurereiche Fette den Cholesterinspiegel senken können. Damit ist allerdings keineswegs gesagt, ob das Infarktrisiko sinkt.

Mit Unterstützung der Margarine-Industrie verbreiteten die beiden Professoren in zahllosen Vorträgen, Aufsätzen und Büchern die Kunde von den ungesättigten Fettsäuren als Heilsbringer. »Dem Herzen zuliebe weniger Butter«, denn »Butter macht Herzinfarkt« wurde zum gängigen Slogan.* Gotthard Schettler, der lange Zeit als deutscher Internisten-Papst galt, warnte vor der Volkskrankheit Arteriosklerose und mahnte Vorbeugung an, wobei »das erste und wichtigste Mittel dazu eine an Polyensäuren reiche Diät« sei – sprich: Margarine. Nicht zufällig wurde Schettler von Kollegen der Spottname »Fettler« verliehen. Sein Münchner Kollege Zöllner gab als »festen Stand des Wissens« aus, dass der »Volksgesundheit« zuliebe weniger Butter und entschieden mehr Margarine verzehrt werden müsse. Das, so Zöllner, sei seine »wirklich inständige Bitte an alle«.** Das Margarine-Institut für gesunde Ernährung mit seinem Motto »Forschung – Beratung – Aufklärung« bot Sonderdrucke von den Aufsätzen der beiden Professoren gratis feil und versorgte Ärzte, Journalisten und andere Multiplikatoren ungebeten mit »kostenlosen Hintergrundinformationen« über ungesättigte Fettsäuren. Alle Jahre wieder verliehen Schettler und Zöllner den vom Margarine-Institut gestifteten und mit 15.000 Mark dotierten Heinrich-Wieland-Preis für besondere Forscherleistungen. Im Jahre 1974 wurde Zöllner Präsident der DGE.

---

* http://www.spiegel.de/spiegel/print/d-40352011.html

** http://www.spiegel.de/spiegel/print/d-14327458.html

FRÜHE ENTHÜLLUNGEN

Am 23. April 1979 stellte Der Spiegel erstmals »den großen Bluff« an den Pranger. In seiner Titelgeschichte »Gesünder durch Margarine?« wurden »unverblümt Ross und Reiter« dieser Allianz genannt.* Im Jahr 1980 legte das Nachrichtenmagazin mit »Halb so schlimm« noch einmal nach.** Es dauerte aber nicht lange und die Empörung um die Enthüllungen des Spiegel war verraucht. 1989 erhielt Gotthard Schettler selbst die vom Margarine-Institut gestiftete Heinrich-Wieland-Medaille in Gold für sein Lebenswerk. Im Jahr 2008 folgte Nepomuk Zöllner als goldener Preisträger. Ist es nicht schön, wie rührig sich die Margarinelobby um ihre wichtigsten Experten kümmert?

DIE ZWEITE GENERATION

Die Oberärzte der Professoren Schettler und Zöllner, Günter Schlierf in Heidelberg und Günther Wolfram in München, waren rechtzeitig von ihren Chefs in die Margarineforschung integriert worden. Und so trugen auch sie die Kunde von der gesunden Margarine in Wort und Schrift durch das Land. Es störte offenbar nicht, dass das Margarine-Institut für gesunde Ernährung immer wieder als Herausgeber der Schriften fungierte. Professor Günter Schlierf wurde bald ins Präsidium der DGE berufen und füllte diese Position 20 Jahre lang aus. Von 1978 bis 1986 leitete er die Abteilung Wissenschaft der DGE und von 1986 bis 1990 führte er die Gesellschaft als Präsident. Professor Günther Wolfram wurde sogar dreimal DGE-Präsident: von 1990 bis 1992, von 1994 bis 1996 und von 1996 bis 1998 nochmals. Bis heute dient er der DGE als der Experte, wenn es um die Bedeutung der Fette in der menschlichen Ernährung geht.

Derartige Entwicklungen waren parallel in allen großen Industriestaaten mit entsprechend interessanten Märkten zu beobachten. Bald waren alle Ernährungsfachgesellschaften auf die »Fettlinie« der Margarine-Industrie eingeschworen. In all diesen Jahren präsidialer Empfehlungen, bis Mitte der 1990er-Jahre, enthielten die einhellig als »gesund« angepriesenen Margarinen 50 und manchmal mehr Prozent trans-Fettsäuren! Trans-Fettsäuren aus gehärteten Ölen sind, wie im vorigen Kapitel erörtert, tatsächlich gesundheitsgefährdend. Wie viele Menschen durch die Margarineempfehlungen all der »Experten« erst zum Herzinfarkt getrieben wurden, darüber lässt sich nur spekulieren.[1]

---

* http://www.spiegel.de/spiegel/print/d-40352011.html

** http://www.spiegel.de/spiegel/print/d-14327458.html

KRITIK WIRD IGNORIERT

Auf welchen wissenschaftlichen Belegen sich die »offiziellen« Margarineempfehlungen gründeten, blieb immer unklar. Echte Beweise einer präventiven oder therapeutischen Wirkung gab es zu keinem Zeitpunkt. Heute würde man sagen, es gab zu keiner Zeit »eine hinreichende Evidenz«, die diese Empfehlungen gerechtfertigt hätte. Der erste, der die Daten zum Thema Fett und Koronare Herzkrankheiten systematisch aufbereitete, war 1998 der schwedische Arzt Uffe Ravnskov.[2] Er fand weder ein Risiko bei den »bösen« noch einen Beleg für präventive oder therapeutische Effekte der »guten« Fette – und wurde dafür als »unwissenschaftlicher« Querulant abgetan.

Im Jahr 2005 folgte die Meta-Analyse von Marco Studer mit seiner Arbeitsgruppe aus der Universität Basel.[3] Auch sie fand keinen Schutzeffekt durch »gesunde« Fette, weder auf die Gesamtsterblichkeit noch auf die Sterblichkeit durch Koronare Herzkrankheiten. Diese kritischen Daten hatten nie Einfluss auf die offizielle Lehre. Weder die Mitglieder der Fachgesellschaften noch die Ernährungsberater oder die Bürger wurden über die berechtigten Zweifel an der weit verbreiteten Fettlehre aufgeklärt.

EINE NEUE IMAGEKAMPAGNE

Am 1. und 2. Februar 2009 richtete Unilever eine internationale »Expertentagung« in Barcelona aus. Die dort versammelten handverlesenen Teilnehmer kamen nach Prüfung der Datenlage einhellig zu dem Schluss, dass es »ungünstige« Fette gäbe und dass sich durch die Verwendung von pflanzlichen Fetten anstelle der tierischen ein erheblicher Gesundheitsnutzen erreichen ließe. Eine derart verbesserte Fettzusammensetzung könne dazu beitragen, das Risiko von Übergewicht sowie Herz- und Gefäßkrankheiten in der Bevölkerung signifikant zu senken.

Besonders wichtig war den Experten in Barcelona, diese Empfehlungen in einer einfachen Sprache zu kommunizieren. Man müsse dem Verbraucher gegenüber klar und deutlich zwischen »guten« gesunden Fetten und »schlechten« ungesunden Fetten differenzieren. Das zum Abschluss der Tagung verfasste Kommunikee wurde von allen 37 Teilnehmern unterzeichnet. Fünf davon waren Vertreter von Unilever, wie beispielsweise Hans Zevenbergen, Leiter der Sparte Ernährung von Unilever-Forschung und -Entwicklung.

Für die Verbreitung ihrer Botschaften bedienten sich die Wissenschaftler eines eher unwissenschaftlichen Instruments: Die weltweit agierende PR-Agentur Edelmann organisierte die Tagung und übernahm auch die anschließende Medienbeschallung. In ihrer Pressemeldung hatte die Agentur Edelmann ausdrücklich vermerkt, im Falle einer Berichterstattung den Sponsor der Veranstaltung nicht zu nennen.*

EINHELLIG ODER FADENSCHEINIG?

Kurz darauf geschah Bemerkenswertes. Wie verabredet beraumten Ernährungsorganisationen in 20 verschiedenen Ländern der Welt nationale »Expertentreffen« an, um die Botschaft der Barcelona-Tagung zu verbreiten. Freundlicherweise wurden auch diese Meetings von Unilever finanziell und ideell unterstützt. Am 16. Februar 2009 trafen sich auch zehn deutsche »Experten« unter der Obhut der Deutschen Gesellschaft für Ernährungsmedizin (DGEM) in Berlin. Die offizielle Aufgabe dieser Tagungen lautete, die Datenlage landesintern noch einmal zu diskutieren. Interessanterweise ist die Datenlage von allen Experten aller Länder völlig identisch beurteilt worden. Die deutschen »Experten« verfassten anschließend ein mit dem Barcelona-Text identisches Positionspapier. So einhellig kann Wissenschaft ausfallen.

Angeführt von Professor Bernd Koletzko, der im Beirat oder Präsidium so ziemlich jeder Ernährungsfachgesellschaft sitzt und auch in Barcelona teilnehmen durfte, tagte die handverlesene deutsche Expertenrunde. Mit dabei: Dr. Margret Büning-Fesel, die Geschäftsführerin des aid**, Professor Helmut Heseker aus dem Präsidium der DGE und Professor Ursel Wahrburg von der Fachhochschule Münster. Ja und sogar Dr. Astrid Potz, die Vertreterin des Bundesministeriums für Ernährung, Landwirtschaft und Verbraucherschutz, ließ sich für diese hochkarätige Wissenschaftstagung engagieren. Und last, not least diskutierte und unterschrieb auch Arne Kirchem mit, ein Vertreter von Unilever Deutschland. Anschließend informierten DGE, DGEM und aid in Pressemeldungen und in Beiträgen ihrer Medien über das Ergebnis der Berliner Tagung. Dabei folgte man brav der Aufforderung, Unilever als Sponsor nicht zu nennen.

---

* http://www.finanznachrichten.de/ausdruck/2009-08/14581264-annals...tweit-fuehrenden-instituten-auf-den-fachgebieten-diaet-e-004.htm

** aid Infodienst Ernährung, Landwirtschaft, Verbraucherschutz e.V., Bonn

Bekannt wurde es dennoch. Auf eine entsprechende Kritik hin meldete der aid in einer Pressemeldung vom 4. November 2009, dass entgegen einer kursierenden Meldung im Internet die wissenschaftliche Analyse, Bewertung und Diskussion über die Bedeutung von Fetten in der Ernährung in Berlin »nicht interessengeleitet« gewesen sei, sondern allein auf wissenschaftlicher Basis beruhe!*

VON NACHBARN LERNEN

Am 27. März 2010 fand auch in unserem schönen Nachbarland Österreich eine Expertentagung »zur gesundheitlichen Bedeutung der Fettqualität in der Ernährung« statt.** Die Leitung oblag Professor Ibrahim Elmadfa von der Universität Wien, und das war nur konsequent, denn auch Elmadfa hatte zu den Experten der Barcelona-Tagung gehört. Auch die prominente Runde in Wien kam zu identischen Ergebnissen und verfasste ebenfalls ganz selbstständig ein Positionspapier, das jenen aus Barcelona und Berlin wie ein Haar dem anderen glich. Schon drei Tage später, am 30. März 2010, war ein Pressegespräch über die Wiener Experten-Tagung anberaumt.

Die überregionale, österreichische Tageszeitung Die Presse berichtete darüber, legte jedoch Wert darauf festzustellen, dass mit Magister Bernadette Stumpner und Anika Hähnel eine Ernährungsfachkraft und eine Marketingvertreterin von Unilever mit auf dem Podium des Pressegesprächs saßen.*** Auch der österreichische Pressetext informierte über die Veranstaltung. In der Meldung heißt es, man habe vor Ort die Auskunft erhalten, dass es sich bei dieser Pressepräsentation um eine neue »Margarine-Imagekampagne« handle. Hintergrund sei, dass sich der Margarineabsatz in letzter Zeit unbefriedigend entwickelt hätte.****

ZWEIERLEI MASS

Es ist schon seltsam. In Deutschland treffen sich DGE- und aid-Experten auf einer Unilever-Veranstaltung aus rein wissenschaftlichen Gründen. In Österreich treffen sich die Experten auf einer Unilever-Veranstaltung zu Zwecken der Margarineabsatzförderung. In einer persönlichen Nachricht versicherte Professor Koletzko, dass schon das Expertenmeeting in Barcelona keinesfalls kommerziell ausgerichtet war. Vielmehr sei es von der

---

* http://www.aid.de/presse/presseinfo.php?mode=beitrag&id=4333
** http://www.univie.ac.at/nutrition/Positionspapier_Fettqualitaet.pdf
*** http://diepresse.com/home/leben/ausgehen/465781/index.do
**** http://pressetext.at/news/090330024/margarinehersteller-suchen-imagekorrektur/

International Union of Nutritional Sciences (IUNS) und der World Heart Foundation (WHF) organisiert worden und damit wäre deutlich, dass es sich um eine hochkarätige, rein wissenschaftliche Veranstaltung gehandelt habe.

Ach so. Nur, was bedeutet dann folgendes Statement, das sich im Anhang des Positionspapiers der Österreichischen Gesellschaft für Ernährung (ÖGE) befindet? Dort heißt es: »Das internationale Expertentreffen wurde unter Schirmherrschaft von International Union of Nutrition Sciences (IUNS) und der World Heart Federation (WHF) abgehalten. Beide Organisationen unterhalten eine Partnerschaft mit Unilever auf dem Gebiet der Gesundheitsförderung. Abdrucke der gemeinsamen Absichtserklärung sind auf Nachfrage erhältlich. Das Meeting wurde mit einer unabhängigen Forschungsförderung (unrestricted grant) von Unilever unterstützt.«

Auf der Website der IUNS findet sich die Kooperationsvereinbarung mit Unilever, ein sogenanntes Memorandum of Understanding, die noch kurz vor dem Expertenmeeting in Barcelona abgeschlossen worden war.* Darin steht im Prinzip, dass IUNS und Unilever in Freundschaft fest verbunden kooperieren wollen und dass man mit finanzieller Unterstützung von Unilever das Thema »gesunde Ernährung« weltweit voranbringen wolle.

Etwas präziser gerät die Angabe in der Erklärung von Interessenkonflikten des Beitrags von Riccardo Uauy vom Meeting in Barcelona. Uauy ist Präsident der IUNS. In seiner Erklärung heißt es, die IUNS habe »eine Vereinbarung über eine private öffentliche Partnerschaft mit Unilever, die die Verbreitung aktueller wissenschaftlicher Informationen über Diäten und Ernährung, einschließlich der diätetischen Qualität von Fett, zum Gegenstand hat«.[4] Aufgrund dieser freundschaftlichen Partnerschaft konnte dann auch Hans Zevenbergen von Unilever Mitglied des Lenkungsausschusses der Expertentagung in Barcelona sein und als Mitautor der weltweit gestreuten Kommunikees fungieren. Unilever saß also bei allen Entscheidungen mit am Tisch – sicherlich gebührend zurückhaltend und wissenschaftlich neutral.

Der zweite Schirmherr, die World Heart Federation, engagierte sich nicht nur in Barcelona, sondern ist auch sonst ganz rege in Sachen »gesunder Ernährung«, damit die Plage Herzinfarkt endlich diätetisch erledigt werden kann! Das ist nobel, kostet aber leider auch Geld. Wer unterstützt also die WHF seit Jahren in ihren hehren Absichten? Unilever!**,***

---

* http://www.iuns.org/features/IUNS%20and%20Unilever/MoU%20IUNS%20and%20Unilever.pdf

** http://www.world-heart-federation.org/press/press-releases/news-details/article/unilever-and-world-heart-federation-continue-global-partnership- to-improve/

*** http://www.world-heart-federation.org/publications/heart-beat-e-newsletter/heart-beat-mayjunejuly-2009/in-this-issue/heart-age-tool/?0

IUNS und WHF sind Partnerorganisationen der Weltgesundheitsorganisation WHO. Doch auch die WHO braucht dringend Unterstützung bei der Definition einer gesunden Ernährung. Und von wem bekommt sie die? Von Unilever!*

Ganz offen fördert Becel-Unilever in Deutschland beispielsweise auch die »Lipid-Liga« (Deutsche Gesellschaft zur Bekämpfung von Fettstoffwechselstörungen und ihren Folgeerkrankungen), die seit langer Zeit die Margarinebotschaft ins Land trägt. Man sieht, die Margarine-Industrie kümmert sich schon seit 40 Jahren selbstlos um die Ernährungslehre – aber selten so unbekümmert wie heute. Das stört offenbar niemanden bei DGE und aid, die bei solchen Fettaufklärungskampagnen gerne dabei sind. Schließlich ist die DGE »der Wissenschaft verpflichtet« und fördert »wissenschaftlich fundierte und unabhängige Ernährungsaufklärung und Qualitätssicherung«. Auch der aid informiert nach eigener Anschauung »kompetent, objektiv, fundiert und unabhängig auf gesicherter wissenschaftlicher Basis«.

IN SCHWEDEN ROLLTEN KÖPFE

Eine Förderung von Forschung und Lehre durch die Industrie lehnen wir keineswegs ab. Es muss jedoch transparent zugehen und die Unabhängigkeit muss gewahrt werden. In der Realität ist das schwierig und wohl deshalb ist es selten anzutreffen, dass die geförderten Institutionen gegen die Interessen der Sponsoren agieren.

Wir finden es wirklich bewundernswert, wie strategisch geschickt sich Unilever in der Ernährungswissenschaft aufgestellt hat. Nachdem auch dieses Unternehmen keine wohltätige Organisation ist, kann man dem Management nur gratulieren. Kritik an Unilever ist fehl am Platz. Allerdings muss auch in Deutschland die Offenlegung der Interessenkonflikte endlich ernsthaft betrieben werden. Zudem sollten unabhängige Kontrollinstanzen die Objektivität unserer Fachgesellschaften regelmäßig prüfen. Denn von Organisationen wie der DGE, die aus Steuermitteln unterstützt wird, muss man erwarten dürfen, dass sie ihre Mitglieder, die Medien und die Verbraucher satzungsgemäß, neutral und umfassend über die Datenlage informiert.

In Schweden konnten die Medien kürzlich ähnliche Seilschaften aufdecken und öffentlich anprangern. Ein paar Köpfe in den staatlichen Ernährungsinstitutionen sind auch gerollt. Wann ist es bei uns so weit?

---

* http://www.unilever.com/brands/nutrition/workingwithothers/

IM PORTRÄT: HANFÖL

Wer beim Stichwort Hanf nur an Haschisch denkt, tut dieser alten Kulturpflanze unrecht. Denn der ursprünglich aus Zentralasien stammende Hanf (Cannabis sativa) ist nicht nur sehr anspruchslos und widerstandsfähig, er bringt zudem hohe Erträge, ohne die Böden auszulaugen. Extrakte aus Blättern, Knospen und Wurzeln enthalten – wie übrigens auch der Weihrauch – THC (Tetrahydrocannabinol), das für die berauschende Wirkung des Haschischs verantwortlich ist.

Die Samen des Hanfes, die kleinen Hanfnüsschen, kann man als Zutat für Desserts oder Müslis verwenden oder man kann sie einfach so knabbern. Sie enthalten praktisch kein THC. Dafür liefern sie viel wertvolles Eiweiß, Vitamine und Mineralstoffe sowie ein hochwertiges Öl. Beim Genuss von Hanföl ist daher ebenfalls keine berauschende Wirkung zu befürchten (oder zu erwarten).

Natives, schonend gepresstes Hanföl ist ein herausragendes Speiseöl. Die Auswahl seiner mehrfach ungesättigten Fettsäuren ist exquisit, zudem liegen sie in einem besonders ausgewogenen Verhältnis zueinander vor. So besteht natives Hanföl zu rund 80 Prozent aus den essenziellen, das heißt lebensnotwendigen Fettsäuren Linol- und Alpha-Linolensäure, die in einem idealen Verhältnis von 3 zu 1 bis 2 zu 1 vorliegen. Bereits ein Esslöffel natives Hanföl versorgt den Körper mit einer Tagesration dieser essenziellen Fettsäuren.

Zwei weitere Besonderheiten kennzeichnen das native Hanföl: Es enthält nennenswerte Mengen der vierfach ungesättigten Stearidonsäure und, sofern es aus hiesigen Breiten stammt, der dreifach ungesättigten Gamma-Linolensäure. Diese beiden Fettsäuren kommen nur in ganz wenigen Pflanzenölen vor. Reich an Gamma-Linolensäure sind beispielsweise nur noch Borretschsamen-, Johannisbeersamen- und Nachtkerzenöl, die jedoch aus geschmacklichen Gründen nicht gut als Speiseöle zu gebrauchen sind. Gamma-Linolensäure gehört zwar zur Familie der Omega-6-Fettsäuren, sie wirkt aber dennoch entzündungshemmend sowie beruhigend bei Hautproblemen. Auch Muttermilch ist reich an Gamma-Linolensäure.

Die Stearidonsäure ist ebenfalls eine sehr interessante Fettsäure, weil sie sehr viel besser als Alpha-Linolensäure vom Körper in EPA umgewandelt wird. EPA gehört zu den tierischen Omega-3-Fettsäuren, die unter anderem dafür bekannt sind, Entzündungsreaktionen zu hemmen und erhöhte Blutfette zu senken. Zudem schützt sie vermutlich vor Krebs. Wer keinen Fisch mag, sollte daher auch Hanföl in der Küche haben, um seine

Omega-3-Bilanz zu verbessern. Die Kombination der beiden Fettsäuren Gamma-Linolensäure und Stearidonsäure verhindert die Bildung entzündungsfördernder Substanzen aus Linolsäure besonders effektiv. Sie wirken praktisch im Doppelpack und ergänzen sich daher ideal.

Aufgrund seines hohen Gehaltes an mehrfach ungesättigten Fettsäuren kann natives Hanföl nicht nur den Cholesterinspiegel und den Blutdruck senken und die Blutgefäße elastisch halten, es beeinflusst auch das Immunsystem positiv. Zudem hat sich Hanföl bei Hauterkrankungen bewährt und wird bei Neurodermitis und Schuppenflechte auch äußerlich angewendet. Da es extrem schnell einzieht, eignet es sich auch zur Pflege der Fingernägel und spröder Lippen.

Natives Hanföl ist aufgrund seines Gehaltes an Chlorophyll grünlich-gelb bis grünlich-braun und verfügt über einen nussig bis krautigen, intensiven Geschmack. Es eignet sich als Zutat zu Salatdressings, für Marinaden, Brotaufstriche und zum Aromatisieren fertig gegarter Saucen und Gemüsegerichte. Die vielen mehrfach ungesättigten Fettsäuren machen das Hanföl allerdings empfindlich gegenüber Licht, Luft und Hitze. Es sollte daher nicht stark erwärmt werden. In dunklen Flaschen im Kühlschrank aufbewahrt hält es sechs bis neun Monate. Hat man einmal zu viel gekauft, kann man es ohne Qualitätsverlust einige Monate einfrieren.

ZUSAMMENSETZUNG VON NATIVEM HANFÖL

gesättigte Fettsäuren	ca. 10 %
Ölsäure	11–16 %
Linolsäure (Omega-6)	45–70 %
Gamma-Linolensäure (Omega-6)	2–4 %
Alpha-Linolensäure (Omega-3)	15–30 %
Stearidonsäure (Omega-3)	bis 2 %
Fettbegleitstoffe: zum Beispiel Chlorophylle, Carotinoide, Phytosterine, Eiweiße, Vitamine (v. a. Gamma-Tocopherol) und diverse Sterole	0,5–1 %

(Angaben gerundet, da die Zusammensetzung von Naturstoffen schwankt.)

Quellen:
- http://www.olionatura.de/index.php
- Krist, S et al (Hrsg): Lexikon der pflanzlichen Fette und Öle. Springer Verlag, 2008
- von Braunschweig, Ruth: Pflanzenöle. Stadelmann Verlag 2008
- Matthäus, B et al: ForschungsReport 2001;H.2:23-25

»Wenn es ums Fett geht, leben wir im Zeitalter der Erde als Scheibe.«

Mary Enig: Know your fats. Bethesda Press, Silver Spring 2001

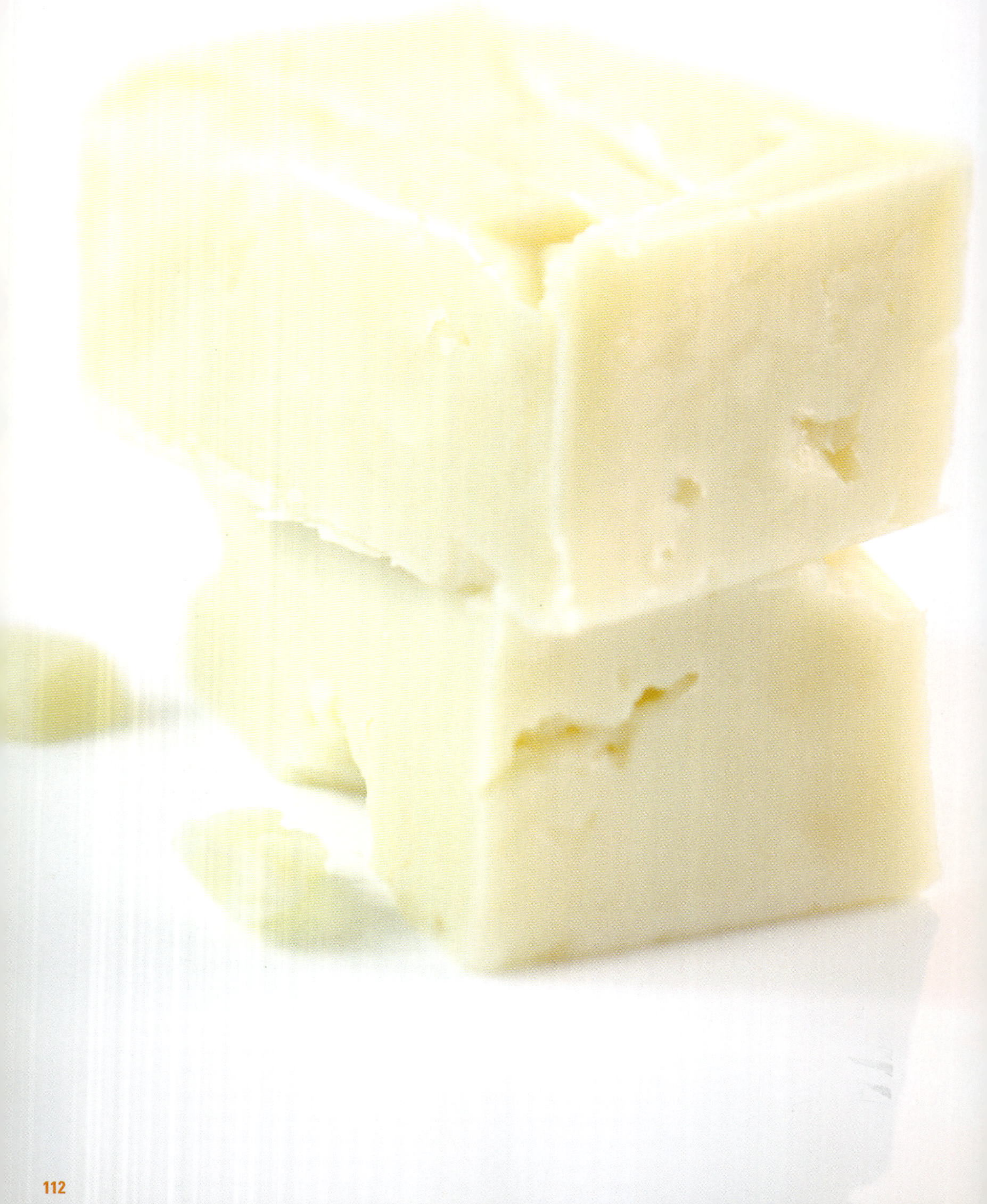

MEHR FETT FÜRS NERVENKOSTÜM UND FÜRS HIRN!

Irgendwie drängt sich hier der Begriff Hirnschmalz auf. In der Tat ist unser Hirn eine fettreiche Angelegenheit: Seine Trockenmasse besteht zu rund 60 Prozent aus Fett, 30 Prozent entfallen auf Proteine und gerade mal 10 Prozent auf Kohlenhydrate.

Die wichtigsten Zellen unseres Nervensystems, die Neuronen, werden von neun anderen spezialisierten Zellarten gestützt, vor oxidativem Stress geschützt und mit energiereichen Nährstoffen versorgt. Untereinander stehen die Neuronen über zahlreiche und teilweise sehr lange Fortsätze in Kontakt. Über diese Verknüpfungen leiten sie Reize und Informationen weiter. In diesem zellulären Netzwerk findet das Lernen, Erkennen, Erinnern und Nachdenken statt, entstehen Kreativität, soziale Kompetenz und Persönlichkeit.

Die Nervenzellen und ihre langen Fortsätze, aber auch alle anderen Hirnzellen sind von einer Membran umgeben, die sowohl eine Grenze als auch eine Schalt- und Kommunikationsfläche darstellt. Diese Membranen bestehen bis zu 90 Prozent aus Fetten (vor allem Phospholipiden), Cholesterin und etwas Eiweiß. Es sind diese drei Zutaten, die ihnen ihre besonderen Eigenschaften verleihen: Die Eiweiße dienen als Kanäle, Enzyme oder Rezeptoren und geben Signale weiter, die Fette isolieren und bestimmen zusammen mit dem Cholesterin die Stabilität, Durchlässigkeit und Elastizität der Membranen. Darüber hinaus sind es die Fette, die für die Signalübertragungen zwischen den Zellen und vom Zelläußeren ins Zellinnere verantwortlich sind: Sie ermöglichen erst den »Funkverkehr«, die Lipide sind die alles entscheidenden »Schalter«.

AUFBAUEN, ISOLIEREN, MORSEN

Von den Eigenschaften der Fette hängt es ab, wie gut oder schnell die Enzyme in den Membranen wirken, wie effizient Hormonsignale weitergeleitet werden und wie viele Nährstoffe in die Zellen gelangen. Sie modulieren den Fluss von elektrisch geladenen Teilchen und damit auch die Erregbarkeit der Nervenzellen, die eigentliche »Nachrichtenübermittlung«. Zusätzlich sind die langen Fortsätze der Neuronen von fettreichen, isolierenden Schutzzellen umgeben. Fette sind also wichtige Baustoffe, Isoliermaterial und bedeutende Signalsubstanzen für das Gehirn und überall dort, wo sich im Körper Nervenzellen befinden.[1]

Die Fette der Hirnzellmembranen bestehen etwa zur Hälfte aus ungesättigten Fettsäuren, wobei eine klar dominiert: die sechsfach ungesättigte Omega-3-Fettsäure DHA*. Sie kommt nur in tierischen Nahrungsmitteln und Algen vor; der gesunde Körper kann sie jedoch auch aus der essenziellen Alpha-Linolensäure selbst herstellen.

Auch in den Zellmembranen der Sehzellen im Auge, das quasi eine Ausstülpung des Gehirns darstellt, dominiert die DHA. Bekommen nicht gestillte Säuglinge eine DHA-Zulage in ihrer Nahrung, verbessert sich ihre Sehschärfe.[2] Auch das Sprach- und Lernvermögen war in einigen Studien verbessert, wenn Schwangere und deren Nachwuchs ausreichend mit DHA versorgt waren.[3]

Das verwundert kaum, denn DHA ist die universelle Signalsubstanz, vom Einzeller über Reptilien und Vögel bis zu den Säugetieren. Auf ihre herausragende Rolle für das Gehirn kommen wir noch zurück. Zuvor sei jedoch auf zwei Dinge hingewiesen: Wenn etwa die Hälfte der Hirnfette aus ungesättigten Fettsäuren besteht, muss die andere Hälfte ja wohl gesättigt sein. Dies ist wieder so ein typisches Beispiel für die Ignoranz gegenüber den gesättigten Fettsäuren: Auch sie sind ein wichtiger Bestandteil unseres Nervenkostüms, auch sie üben wichtige Funktionen aus, etwa indem sie Membranen stabilisieren und festigen. Zudem werden besonders langkettige gesättigte Fettsäuren für die fettreichen Schutzzellen gebraucht, die sich isolierend um die langen Fortsätze der Neuronen legen.

Der zweite Punkt: Wenn es um Hirn und Nerven geht, wird stets die große Bedeutung der Omega-3-Fettsäuren hervorgehoben. Das ist völlig richtig und die im »Hirnschmalz« mit 25 bis 35 Prozent dominierende DHA[4] gehört zu dieser Fettsäurefamilie. Allerdings brauchen Hirn und Nerven auch

---

* DHA = Docosahexaensäure

Omega-6-Fettsäuren, vor allem die vierfach ungesättigte Arachidonsäure (AA). Sie findet sich ebenso reichlich im Gehirn wie DHA, in manchen Hirnregionen überwiegt sie sogar. Hier zeigt sich wieder einmal, dass pauschale Einteilungen von Fetten oder Fettsäuren in gut und böse nicht haltbar sind: Wir brauchen gesättigte und ungesättigte, Omega-6- und Omega-3-Fette.

ERST IN FREIHEIT AKTIV

Die Membranen, die unsere Zellen, aber auch den Zellkern, die Zellkraftwerke (Mitochondrien) und andere Zellbestandteile umhüllen, bestehen aus besonderen Fetten, den Phospholipiden*. Bei Bedarf werden einzelne Phospholipide aus den Zellmembranen herausgelöst und dorthin transportiert, wo sie gebraucht werden. Enzyme lösen dann einzelne Fettsäuren aus den Lipiden heraus. Als freie Fettsäuren – und nur so – werden sie aktiv: Sie können beispielsweise im Zellkern Gene ein- oder ausschalten. Sie steuern die Bildung von Enzymen des Fettstoffwechsels. Oder sie werden in außerordentlich effektive Signalstoffe umgebaut: Aus EPA und AA** entstehen die sogenannten Eicosanoide, aus DHA die Docosatriene. Fettsäuren können zu stimmungsaufhellenden, schlaffördernden oder appetitregulierenden Signalstoffen umgebaut werden, und wer weiß, wie viele Stoffe künftig noch entdeckt werden. Klar ist jedoch, dass Fettsäuren weit mehr sind als Energielieferanten und Baumaterial.

Die bekanntesten unter den aus Fettsäuren gebildeten Signalstoffen sind die Eicosanoide. Je nachdem, aus welcher Fettsäure sie entstehen, können sie Blutgefäße erweitern oder verengen, wirken sie blutverdickend oder -verdünnend, mehr oder weniger entzündungsfördernd oder auch entzündungshemmend. Mithilfe der verschiedenen Fettsäuren und ihrer Abkömmlinge kann der Körper lokal und zeitlich begrenzt sehr gezielt auf Infektionen, Verletzungen oder andere Angriffe auf seine Zellen und Gewebe reagieren. Manche dieser Signalstoffe wirken nervenaktivierend, andere regulieren unser Lernvermögen ebenso wie das Langzeitgedächtnis. Aus DHA entstehen zudem Stoffe, die Entzündungen auflösen (Resolvine) und Nervenzellen schützen (Protektine).[1]

---

* Phospholipide sind Fette mit zwei Fettsäuren und einer weiteren, über Phosphat verbundenen Komponente am Glyzerin. Die Phosphatseite ist wasserliebend, die Fettsäureseite wasserabweisend. Das macht sie ideal zur Bildung von Grenzflächen wie Membranen.

** EPA = Eicosapentaensäure (Omega-3), AA = Arachidonsäure (Omega-6)

DIE VIELFÄLTIGEN WEGE MEHRFACH UNGESÄTTIGTER FETTSÄUREN

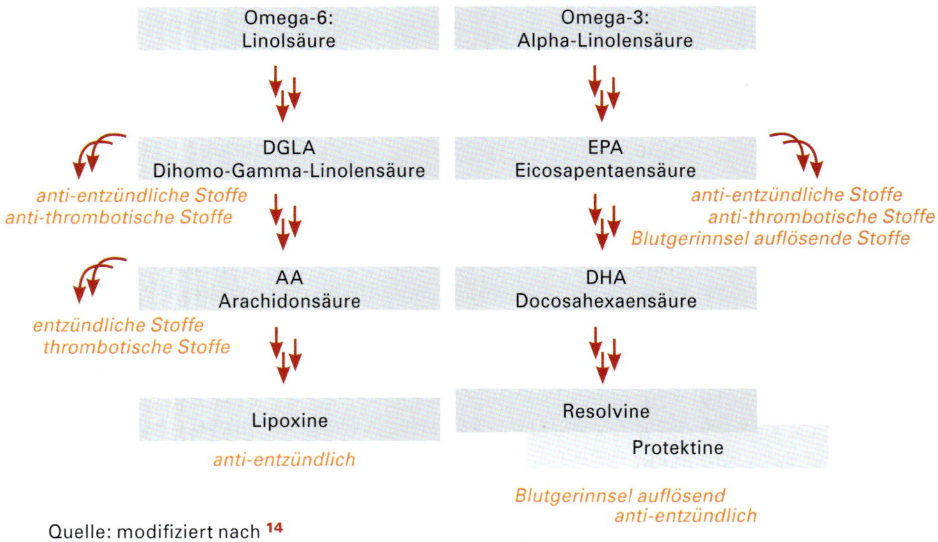

Quelle: modifiziert nach [14]

Weil die Arachidonsäure (AA) zu entzündungsfördernden Signalstoffen umgebaut werden kann, gilt sie pauschal als ungesund. Doch der Körper braucht auch sie für vielerlei Funktionen. Und nicht zu vergessen: Gezielte Entzündungen sind Teil unserer Immunabwehr. Arachidonsäure und die von ihr abgeleiteten Signalstoffe haben nützliche Eigenschaften, etwa für die Fortpflanzung und für die Gefäßgesundheit. Sie sorgt für einen angemessenen Blutfluss sowie für die Blutgerinnung, wenn wir uns verletzt haben. Wir brauchen Arachidonsäure (AA) sogar für das Lernen und das Gedächtnis. Deswegen wird die Nahrung für Frühgeborene nicht nur mit DHA, sondern auch mit AA angereichert. Es kommt selbst hier auf die richtige Menge an und auf ein optimales Verhältnis zu anderen Fettsäuren, im Gehirn vor allem zur DHA.[1]

Bei krankhaften Zuständen ist zu viel AA im Umlauf. So fand sich auch im Blut von autistischen und in der Entwicklung verzögerten Kindern ein zugunsten der Arachidonsäure verschobenes Verhältnis der beiden Fettsäuren.[5] Daran ist jedoch nicht die AA schuld, sondern entweder krankhafte Vorgänge, die ihre Aktivierung aus den Phospholipiden der Membranen anheizen[6], oder aber ein Zuwenig an DHA.

Der direkte Gegenspieler der AA, die Omega-3-Fettsäure EPA, kommt im Gehirn übrigens kaum vor. Ein Grund könnte genau in deren gegenläufiger Wirkung liegen: Man vermutet, dass das Hirn die Wirkungen der AA nicht gestört haben möchte und daher aktiv dafür sorgt, dass nur sehr wenig EPA ins »Hirnschmalz« gelangt.

DER KÖRPER VERSORGT DAS GEHIRN

Omega-3- und Omega-6-Fettsäuren konkurrieren um dieselben Enzyme, die sie verlängern oder in andere Fettsäuren und Signalstoffe umwandeln. Überwiegt eine Fettsäurefamilie, kann es zu Engpässen bei der anderen kommen. Aus diesem Grund wird stets empfohlen, Vertreter beider Fettsäurefamilien in einem ausgewogenen Verhältnis zueinander zu essen.

Im Gehirn ist die Situation ein wenig anders: Für die beiden hirnessenziellen Fettsäuren DHA und AA gibt es unterschiedliche Enzyme. So können sie unabhängig voneinander in die gerade benötigten Signalstoffe umgewandelt werden. Dennoch lässt sich der AA- und DHA-Gehalt im Oberstübchen über die Ernährung beeinflussen, denn das Gehirn stellt die beiden Fettsäuren nicht selbst her: Es bezieht sie über das Blut aus der Körperperipherie. Essen wir zu wenig DHA oder deren Vorstufen EPA und Alpha-Linolensäure, so kann es zu Ungleichgewichten kommen, die den Arachidonsäurestoffwechsel begünstigen.

Bei Erkrankungen, die mit entzündlichen Vorgängen und vermehrtem Zelltod im Gehirn einhergehen, wie der Alzheimer-Demenz, ist der Umsatz von Arachidonsäure überhöht. Es wird sowohl mehr AA ins Gehirn transportiert als auch vermehrt aus den Phospholipiden herausgelöst und zu entzündungsfördernden und zelltoxischen Signalstoffen umgebaut. Warum das so ist, weiß man noch nicht. Eine zu geringe Omega-3-Zufuhr könnte jedoch mitschuldig sein. Jedenfalls hemmen Medikamente, die bei neuropsychiatrischen Erkrankungen wirksam sind*, den Stoffwechsel der Arachidonsäure. Und auch mit einer gesteigerten Omega-3-Zufuhr lässt sich der überschießende Arachidonsäureumbau drosseln.[6]

Wir benötigen also zum Denken, Fühlen, Lernen, Erinnern und für ein angemessenes Sozialverhalten gesättigte und ungesättigte, Omega-6- und Omega-3-Fettsäuren. Auch wenn man noch keine in Stein gemeißelten Empfehlungen geben kann, so spricht doch einiges dafür, diese beiden Fettsäurefamilien in einem in etwa ausgewogenen Verhältnis zuzuführen. Darunter versteht man nach derzeitigem Kenntnisstand ein Verhältnis von weniger als 5 zu 1, also maximal fünfmal so viel Omega-6 wie Omega-3. In der heute üblichen Ernährung liegt es häufig zwischen 8 und 16 zu 1, und dieses Missverhältnis zuungunsten der Omega-3-Fette spiegelt sich auch in den Phospholipiden der Zellmembranen wieder.

---

* z. B. Lithium, Valproinsäure

Beide Fettsäuren und ihr Verhältnis zueinander sind für die Hirnentwicklung, für seine strukturelle Integrität und für sein reibungsloses Funktionieren essenziell. Anders gesagt: Fehlt es an diesen wichtigen Hirnfettsäuren oder stimmt die Balance zwischen beiden nicht, kann einem nicht nur Hören[7] und Sehen vergehen. Auch Probleme beim Denken, Fühlen, Lernen und Erinnern sind vorprogrammiert.

ERMUTIGENDE UND ENTTÄUSCHENDE ERGEBNISSE

Wer regelmäßig Fisch, Wild, Fleisch von Weidetieren und Eier isst, braucht sich um Omega-3-Fette nicht zu sorgen, da uns diese Lebensmittel gut mit vorgefertigter EPA, DPA und DHA aber auch AA (und gesättigten Fettsäuren) versorgen. Auch der regelmäßige Verzehr Omega-3-reicher Saaten und der daraus gewonnenen Öle wie Lein-, Hanf- oder Rapsöl trägt zur Versorgung bei, weil die daran enthaltene Alpha-Linolensäure vom gesunden Organismus in EPA umgewandelt werden kann. In den meisten Beobachtungsstudien zeigte sich denn auch, dass der regelmäßige Genuss fetter Fische oder ein ausgewogenes Verhältnis von Omega-6- und Omega-3-Fettsäuren im Blut mit weniger Depressionen, mit geringerem geistigem Abbau im Alter sowie mit einem niedrigeren Risiko für Hirnfunktionsstörungen wie Alzheimer einhergehen. Auch das Risiko für eine schwere Augenerkrankung, die altersbedingte Makuladegeneration (AMD), sinkt bei guter Omega-3-Versorgung.[8]

Werden Depressive, Demenzpatienten oder auch gesunde Senioren mit Fischöl oder ähnlichen Präparaten versorgt, fallen die Ergebnisse allerdings gemischt aus, nicht selten sogar enttäuschend.[9] Das kann viele Gründe haben. Es kann beispielsweise daran liegen, dass die Methodik der Studien uneinheitlich ist, dass verschiedene Präparate in wechselnden Dosen über zu kurze Zeiträume eingesetzt wurden. Es liegt sicher auch daran, dass wir unser Gehirn und seinen komplexen Stoffwechsel noch lange nicht vollständig verstehen und dass DHA und AA in verschiedenen Hirnregionen unterschiedlich angereichert werden und unterschiedliche Wirkungen entfalten.

Es kann auch sein, dass Omega-3-Fette im Kontext einer kohlenhydratreichen Ernährung anders wirken als im Rahmen einer fett- und eiweißbetonten Kost. Ohne eine angemessene Versorgung mit hochwertigem Protein können auch die Omega-3-Fette ihre Wirkungen nicht vollständig entfalten. Zudem können Störungen der Hirnfunktionen viele verschiedene Ursachen haben und mehr Maßnahmen erfordern, als Makrele, Fischölkapseln oder Leinöl zu essen. Außerdem liefert Fisch nicht nur Omega-

3-Fettsäuren, sondern auch Omega-6- und gesättigte Fette sowie Jod, Eiweiß, Vitamine und Mineralien. Vielleicht ist es die Kombination seiner Nähr- und Wirkstoffe, die Körper und Geist schützt. Es kann aber schlicht auch so sein, dass Menschen, die viel fettigen Fisch essen, grundsätzlich gesünder leben oder einfach nur lässiger und besser »drauf« sind und deswegen länger geistig fit bleiben.

Die Amsterdamer Psychiaterin Johanna Assies weist darauf hin, dass es bei Depressiven auch zu Verschiebungen bei den gesättigten Fettsäuren kommt, nicht nur bei den hoch ungesättigten. Sie vermutet dahinter eine Anpassungsreaktion: Da hoch ungesättigte Fettsäuren sehr oxidationsempfindlich sind, könnte der Körper bei oxidativem Stress aktiv für mehr unempfindliche gesättigte Fettsäuren in den Geweben sorgen – eine interessante Hypothese, die weiterer Untersuchungen bedarf.[10]

Vermutlich fangen wir auch viel zu spät damit an, uns um die Omegabilanz im Essen zu kümmern. So profitierten Patienten mit fortgeschrittenem Alzheimer nicht von Supplementen mit hoch ungesättigten Fettsäuren, Senioren mit milden kognitiven Beeinträchtigungen dagegen schon.[11] Bei Depressiven ist das Bild schon wieder bunter: So halfen Omega-3-Supplemente im einen Fall nur bei deutlicher Symptomatik.[12] Andererseits berichten Ärzte von spürbaren Besserungen des Gemütszustandes bei Patienten mit milder Depression, wenn sie mehr Omega-3-Fette aßen, zugleich aber auch stark blutzuckerwirksame Kohlenhydrate vermieden. Stimmung ist also nicht nur ein Fettproblem und es sind auf diesem Gebiet noch viele Fragen offen. Unstrittig ist jedoch, dass unser Hirn sein Quantum Fett braucht.

WO SIND SIE GEBLIEBEN?

Dass es heute vielfach an hoch ungesättigten Omega-3-Fetten fehlt, liegt auch an der veränderten Fütterung, Zucht und Haltung unserer Nutztiere. Sie bekommen allesamt reichlich Getreide in die Tröge. Das Fett im Futtergetreide besteht überwiegend aus Linolsäure, die zur Omega-6-Familie gehört. Der zunehmende Einsatz von Getreide in der Tiermast hat im Laufe der letzten Jahrzehnte die Omega-3-Fettsäuren aus Geflügel, Eiern und Rindfleisch verdrängt. Enthielt Hühnerfleisch in den 1970er-Jahren noch 170 Milligramm Omega-3-Fette pro 100 Gramm, sind es heute nur noch 25 Milligramm.[1] Das ist ein Rückgang um 85 Prozent. Biohühner schneiden nicht viel besser ab, sofern sie ebenfalls mit Getreide gefüttert werden. Da nicht alle Menschen Fisch mögen und angesichts der Überfischung der Meere brauchen wir dringend alternative und nachhaltige Omega-3-Quellen. Pflanzenöle, Nüsse und Algen sind eine Möglichkeit dazu.

Allerdings sollte unserer Meinung nach auch der Omega-3-Fettgehalt von Fleisch, Eiern und Milch durch eine artgerechte Fütterung und Haltung wieder angehoben werden: Nicht nur zum Wohl der Tiere, sondern auch der Menschen, deren Omega-3-Zufuhr über die Jahrzehnte drastisch sank.

Gleichzeitig stieg über Jahrzehnte der Verzehr an trans-Fettsäuren, Stärke und Zucker, und wir gehen immer weniger ins Tageslicht, sodass auch die Vitamin-D-Versorgung in großen Teilen der Bevölkerung zu wünschen übrig lässt. Allein Fisch und Eier liefern nennenswerte Mengen dieses Vitamins, das meiste macht der Körper selbst, wenn wir ihn den UV-Strahlen der Sonne aussetzen. Omega-3-Fette und Vitamin D beeinflussen unsere Stimmung und eine Fülle an Zellfunktionen. Parallel zu den genannten Veränderungen häuften sich Depressionen, Angststörungen und andere psychische Krankheiten, Kinder werden immer zappeliger, Jugendliche unkonzentrierter, manche gewaltbereiter. Die Arbeitsausfälle durch mentale Leiden und die damit verbundenen Kosten stiegen gewaltig. So soll bereits jede dritte Frühverrentung durch Depressionen oder andere seelische Leiden verursacht sein.[13] Es wäre völlig naiv, dies allein auf die Ernährung oder einzelne Nahrungsbestandteile zurückführen zu wollen, zumal wir gerade erst »beginnen, die Wirkungen der Omega-3-Fettsäuren zu verstehen«.[14] Dennoch sollten uns diese Beobachtungen zu denken geben.

Unser großes Hirn ist eine enorme evolutionäre Errungenschaft. Ohne eine fettreiche Ernährung wäre es nicht entstanden und ohne Fett kann es nicht richtig funktionieren. Wir täten gut daran, uns mehr um eine gute Versorgung unseres Denk- und Fühlorgans mit den richtigen Fetten zu kümmern. Am besten bereits vor und in den beiden ersten Jahren nach der Geburt, wenn der Löwenanteil der Hirnentwicklung stattfindet. Wir alle, vor allem aber Schwangere und Stillende, sollten daher ausreichend tierische und pflanzliche Lebensmittel mit Omega-3-Fettsäuren essen: Makrelenfilets und Hirschgulasch, Leinsamen und Walnüsse, Raps-, Hanf- oder Lein(dotter)öl, Eier und Fleisch von »glücklich« gehaltenen und gefütterten Tieren, und warum nicht auch mal eine Hausmacherleber- oder -blutwurst?

NERVENNAHRUNG ZUCKER?

Neben Fettsäuren für die Membranen und die Signalverarbeitung brauchen unsere Hirnzellen natürlich auch Energie. Sie brauchen sogar sehr viel davon, denn die Evolution hat uns Menschen nicht nur mit einem großen, sondern auch energiezehrenden Gehirn ausgestattet: Obwohl es nur zwei Prozent des Körpergewichts ausmacht, beansprucht es etwa ein Viertel der Kalorien. Der evolutionäre Preis für diese enorme Hirnentwicklung vor rund zwei Millionen Jahren war, dass sich parallel dazu Kiefer, Kaumuskulatur und vor allem der Darm zurückbildeten. Wir sind als Menschen daher auf relativ leicht verwertbare Nahrung angewiesen, weil wir grobe Pflanzenkost nicht gut verdauen können. Dazu kommt, dass unser Gehirn mit Vorliebe Glukose, also Traubenzucker, zur Energiegewinnung heranzieht, den am leichtesten verwertbaren Kalorienträger. Aus diesem Grund gilt Zucker als Nervennahrung. Wir wissen zwar längst, dass der Energiekick, der sich mit einigen Täfelchen Traubenzucker erreichen lässt, nur von kurzer Dauer ist. Doch dass er kommt, ist unbestritten.

Ein durchschnittliches Drei-Pfund-Hirn verbraucht rund 140 Gramm Traubenzucker täglich. Auch die roten Blutkörperchen benötigen Zucker, etwa 40 Gramm pro Tag, weil sie wie Nervenzellen nicht in der Lage sind, Fette zu »verbrennen«. Insgesamt brauchen wir also 180 Gramm Traubenzucker, um Hirn und Blut mit ausreichend Treibstoff zu versorgen. Die soll natürlich niemand in Form von purem Zucker essen, dazu dienen Früchte, Brot, Kartoffeln und andere Kohlenhydratträger. Der Zuckerverbrauch von Nerven- und Blutzellen dient aber oft als Begründung für eine kohlenhydratreiche Ernährung.

Doch die greift nicht wirklich, denn der Körper kann selbst die nötige Glukose herstellen: Zu diesem Zweck »verzuckert« er vor allem Milchsäure und Eiweiß, daneben auch das Glyzerin, das beim Fettabbau, der Lipolyse, anfällt. Beim Abbau von Körpereiweiß werden Aminosäuren frei, aus denen die Leber dann Traubenzucker fabriziert. Der Vorgang heißt im Fachjargon Glukoneogenese, also Glukoseneubildung. Mit ihrer Hilfe können pro Tag rund 130 Gramm Glukose erzeugt werden, also etwa so viel, wie das Gehirn verbraucht.

Da der Glukoneogenese beträchtliche Mengen an Muskulatur zum Opfer fallen könnten, soll sie nach den Vorstellungen der Deutschen Gesellschaft für Ernährung möglichst vermieden werden. Sie schreibt dazu in ihren Empfehlungen: »Zur Vermeidung der Gluconeogenese aus Protein und zur Hemmung der Lipolyse [sic!] sollten … wenigstens 25 Prozent des Energiebedarfs als Kohlenhydrate angeboten werden.«[15] Das ist ein sehr schöner Satz. Denn aus ihm kann man ableiten, dass zur Förderung der Fettschmelze eine Kohlenhydratzufuhr von weniger als 25 Prozent der Kalorien sinnvoll wäre. Zu einem entsprechenden Statement in Sachen Abnehmen konnte sich die DGE bislang jedoch nicht entschließen.

Das Zitat zeigt auch, wie kurzsichtig Ernährungsempfehlungen manchmal sind. Die Glukoneogenese ist ein völlig normaler, lebensrettender Vorgang, also nichts, was es zu verhindern gälte. Sie sorgt jede Nacht, wenn wir schlafen und nicht essen können, dafür, dass unser Hirn und die roten Blutkörperchen genügend Treibstoff bekommen. Auch wenn wir weniger als 180 Gramm Kohlenhydrate am Tag essen, springt sie ein. Um den unerwünschten Abbau von Körpereiweiß zu verhindern, sollte man ausreichend Eiweiß essen. Mithilfe des Nahrungsproteins kann die Glukoneogenese Hirn und Blutzellen ausreichend mit Zucker versorgen, während Muskeln und Organe verschont bleiben. Zudem kann, falls gewünscht, leichter Fett abgebaut werden, weil bei einer kohlenhydratarmen Ernährung weniger Insulin im Blut schwimmt. Insulin, das »Zuckerhormon« aus der Bauchspeicheldrüse, hemmt die Fettverbrennung und fördert den Fettaufbau.

TREIBSTOFFMIX FÜRS OBERSTÜBCHEN

Die Idee, dass wir vor allem für unser Hirn viele Kohlenhydrate essen müssten, hat also etliche Ungereimtheiten. Zudem stimmt es einfach nicht, dass unsere grauen Zellen ausschließlich auf Zucker als Treibstoff angewiesen sind. Bei einem derart wichtigen Organ wird sich die Natur nicht darauf verlassen, dass immer genug Kohlenhydrate im Essen sind oder dass die Glukoneogenese genügend neuen Zucker beschafft. Nervenzellen nutzen ebenso gerne Milchsäure zur Energiegewinnung. Für den Treibstoffnachschub der Neuronen sind jene spezialisierten Stütz- und Nährzellen zuständig, die aufgrund ihres sternförmigen Aussehens Astrozyten heißen. Sie versorgen die benachbarten Neuronen mit Milchsäure. Die Astrozyten selbst nutzen neben Glukose auch gerne Fettsäuren zur Energiegewinnung.

Die oft beschworene absolute Kohlenhydratabhängigkeit des Gehirns ist folglich ein Märchen, zumal es eine weitere Absicherung der Energieversorgung für unser Oberstübchen gibt: Neuronen können ihre Energie auch aus Ketonen gewinnen. Ketone sind Abkömmlinge von Fettsäuren (und einigen Aminosäuren). Lange dachte man, dass sie nur von der Leber gebildet werden. Heute weiß man, dass auch die Astrozyten in der Lage sind, Ketone zu bilden und sie den Neuronen zur Verfügung zu stellen.

Die brauchen ein paar Tage, um sich von Glukose und Milchsäure auf Ketone umzustellen. Dabei können auch schon mal Kopfschmerzen auftreten. Doch ist der »Switch« einmal vollbracht, können die Neuronen einen Großteil ihres Energiebedarfs mit diesen Fettabkömmlingen decken. Den Rest liefert die Glukoneogenese.

Das weiß natürlich auch die DGE und jeder Ernährungswissenschaftler. Doch gilt die Ketonbildung vielen ebenfalls als etwas, das tunlichst vermieden werden sollte. So wird die hier beschriebene Ketogenese gerne mit der überschießenden, krankhaften Ketoazidose verwechselt, die als Komplikation bei Typ-1-Diabetikern gefürchtet ist: Wurde zu wenig Insulin gespritzt, sinkt der Insulinspiegel stark ab, sodass die Fettsäuren nicht mehr in den Fettzellen gehalten werden können. Der Fettabbau steigt, die dabei entstehenden Fettsäuren werden zu Ketonen umgebaut, die in überbordender Menge das Blut übersäuern. Diese lebensgefährliche Situation hat jedoch mit der lebenserhaltenden Ketogenese bei Kohlenhydratreduktion nichts zu tun.

Glukoneogenese und Ketogenese sind zwei völlig natürliche Körpervorgänge, die immer im Hintergrund laufen und bei Bedarf hoch gefahren werden. Sie sorgen dafür, dass die Energiezufuhr besonders wichtiger und empfindlicher Körperzellen auch dann sichergestellt ist, wenn nicht oder nur wenig gegessen werden kann oder wenn wenig Kohlenhydrate zur Verfügung stehen. Auch Neugeborene decken bis zu 30 Prozent des Energiebedarfs ihres rasch wachsenden Gehirns mit Ketonen.[16] Mit anderen Worten: Wir müssen unser Gehirn keineswegs mit Zucker überschütten. Es kann genauso gut Fettabkömmlinge nutzen, manche Hirnzellen auch Fettsäuren direkt. Damit funktioniert die Energieversorgung mindestens ebenso gut wie mit Glukose. Wer einmal freiwillig gefastet hat, weiß, dass das Hirn auch ohne Kohlenhydratzufuhr sehr gut funktioniert. Zudem können einem die Ketone eine milde Euphorie bescheren.

Das beruhigt. Zumindest so lange, bis man in der Presse über Schlagzeilen stolpert wie »Gesättigte Fette fördern Demenz«. Solche Meldungen beziehen sich meist auf Beobachtungsstudien an Senioren, bei denen eine mediterrane Kost mit geringerem geistigem Verfall einherging. Aus solchen Studien wird jedoch nicht nur geschlossen, dass Fisch und Gemüse günstig sind. Oft wird zusätzlich empfohlen, zum Schutz vor dem kognitiven Niedergang viele Kohlenhydrate zu verspeisen und zugleich wenig Fleisch, wenig vollfette Milchprodukte und überhaupt wenig gesättigte Fettsäuren.

Auch die Beobachtung, dass bauchbetontes Übergewicht, Typ-2-Diabetes, Bluthochdruck und Arteriosklerose das Risiko einer Demenz im Alter verdoppeln, wird gerne zum Anlass genommen, vor allem vor dem (gesättigten) Fett auf dem Teller zu warnen.

ALZHEIMER DURCH GESÄTTIGTE FETTE?

Die »eigenartige Erkrankung der Hirnrinde«, die Alois Alzheimer vor gut 100 Jahren in seinem Münchner Arbeitszimmer beschrieb, entwickelt sich gerade zur Volkskrankheit. Mit zwei Dritteln aller Demenzen ist sie die bedeutendste unter den Varianten des geistigen Verfalls, mehr als eine Millionen Menschen in Deutschland leiden bereits an ihr. Die zweithäufigste Demenzform, die auch mit Alzheimer vermischt auftritt, ist die vaskuläre* Demenz: Sie geht auf arteriosklerotische Veränderungen in den Blutgefäßen zurück.

Unter einer Demenz versteht man den chronisch-fortschreitenden Verlust höherer Hirnfunktionen, meist beginnend mit Erinnerungs- und Sprachstörungen. Im Verlauf der Alzheimer'schen Demenz kommt es zu einem bislang unaufhaltsamen Verlust an Hirnmasse und -volumen. Neben einer genetischen Veranlagung ist das Alter der wichtigste Risikofaktor: In der sechsten Lebensdekade ist sie noch selten, doch von den über 85-Jährigen ist bereits die Hälfte betroffen. Dement zu werden ist dennoch kein unausweichliches Schicksal, immerhin gibt es auch viele 90- und 100-Jährige, die keine Anzeichen zeigen. Und doch schwebt die Demenz wie ein Damoklesschwert über den alternden Gesellschaften, trägt doch der demografische Wandel ganz entscheidend zu ihrer Verbreitung bei.

Bislang gibt es keine Heilung, nur mehr oder weniger erfolglose Versuche, den Ausbruch zu verzögern und den Verlauf etwas aufzuhalten. Erschwerend kommt hinzu, dass immer mehr Menschen an starkem Übergewicht, an Licht- und Vitamin-D-Mangel, an Metabolischem Syndrom und damit an Insulinresistenz, an Typ-2-Diabetes und in der Folge all dessen an Herz- und Gefäßerkrankungen leiden. Alle diese Faktoren erhöhen das Demenzrisiko, ebenso Depressionen, die sich mittlerweile auch zur Volkskrankheit ausgewachsen haben.[17, 18] Aufgrund dieser Zusammenhänge suchen weltweit über 25.000 Wissenschaftler fieberhaft nach Möglichkeiten, das Hirn gesund und die Demenz fernzuhalten. Einige von ihnen beschäftigen sich auch mit der Ernährung. Doch leider sieht es so aus, als beginge man auf diesem spannenden Forschungsfeld die gleichen Fehler wie bei den Herz-Kreislauf-Erkrankungen und beim Typ-2-Diabetes.

* vas (lat.) = Gefäß

WELCHE ERNÄHRUNG SCHÜTZT DAS HIRN?

Wer eine fettarme, kohlenhydratreiche Kost für ideal zur Prävention von Übergewicht und der damit verbundenen Zivilisationsleiden hält, wird beim häufigen gemeinsamen Auftreten dieser Krankheiten mit einer Demenz ebenfalls mehr Kohlenhydrate und weniger Fett empfehlen. In den vorangegangenen Kapiteln konnten Sie bereits lesen, warum wir diesen Weg für einen Irrweg halten. Da viele Risikofaktoren für die genannten Krankheiten denen für die Altersdemenzen ähneln und da es offenbar gemeinsame Ursachen und genetische Veranlagungen gibt,[19] muss schon aus diesem Grund vor allzu kohlenhydratreichem, fettarmem Essen gewarnt werden.

Doch schauen wir uns an, was die Studien zu diesem Thema ergeben haben. Weitgehende Einigkeit herrscht beim Thema Fisch und Omega-3-Zufuhr: Hier fanden die meisten, wenn auch nicht alle Beobachtungsstudien ein vermindertes Demenzrisiko bei höherem Verzehr oder bei einem höheren Anteil von Omega-3-Fetten in verschiedenen Geweben.[20] Mindestens zwei Beobachtungsstudien fanden einen besseren Erhalt der geistigen Leistungen bei mediterranen Essmustern. Darunter wird gewöhnlich der reichliche Verzehr von Fisch, Gemüse und Nüssen sowie ein regelmäßiger Weingenuss verstanden. Auch regelmäßige körperliche Aktivität scheint vor Alzheimer zu schützen. Daran dürfte nicht nur eine verbesserte Insulinsensitivität beteiligt sein, sondern auch das Tageslicht, das für genügend Vitamin D sorgt. Geringe Vitamin-D-Spiegel gingen in einigen Querschnittstudien sowie in der ersten Längsschnittstudie bei gut 850 italienischen Senioren mit einem schnelleren Nachlassen der geistigen Fähigkeiten einher.[21]

Eine große Beobachtungsstudie untersuchte über 2.000 Senioren und Seniorinnen in Manhattan, von denen im Laufe von vier Jahren 253 an Alzheimer erkrankten.[22] Auch hier korrelierte ein bestimmtes Essmuster mit einem verminderten Alzheimerrisiko. Es war gekennzeichnet durch einen hohen Verzehr von Salatdressings, Nüssen, Fisch, Tomaten, Geflügel, Kohl und anderen Gemüsen sowie Obst. Wer sich so ernährte, verzehrte gleichzeitig weniger vollfette Milchprodukte, rotes Fleisch, Innereien und Butter. Sind gesättigte Fette also doch schlecht fürs Gehirn?

Einen solchen Schluss darf man aus dieser und ähnlichen Studien keinesfalls ziehen. Was auffällt, ist, dass das schützende Essmuster ziemlich genau den üblichen Empfehlungen für eine gesunde Kost entspricht. Es handelt sich bei Menschen, die so essen, folglich um Leute, die gesundheitsbewusst leben. Das ist löblich und scheint ja auch positive Effekte zu haben. Es sagt aber nichts darüber aus, ob Kokosfett, Butter, Sahne oder Fleisch per se ungünstig sind. Vielleicht wäre eine andere als die vorgefundene Lebensmittelkombination noch hilfreicher zum Schutz der grauen Zellen gewesen? Zudem unterschieden sich jene Manhattaner Rentner, die sich weniger an das gesunde Essmuster hielten, auch in anderen Eigenschaften von den Gesundheitsbewussten: Sie waren älter, weniger gebildet und rauchten häufiger. Gut möglich, dass auch dies ihr Demenzrisiko beeinflusst hat.

ZWEIFELHAFTE EPIDEMIOLOGIE

Dass gesättigte Fette immer wieder als problematisch für die Hirngesundheit genannt werden, verdanken wir Mäuseversuchen sowie einigen wenigen Beobachtungsstudien. Eine amerikanische Studie fand einen Zusammenhang mit gesättigten Fetten, jedoch nur in einer Untergruppe ihrer Teilnehmer. Eine hohe Zufuhr von trans-Fettsäuren (Margarine) ging dagegen bei allen Teilnehmern mit einem stärkeren Nachlassen der geistigen Fähigkeiten einher.[23] Eine finnische Studie erfragte die Essgewohnheiten von 60- bis 80-Jährigen, um unglaubliche 21 Jahre später nach einem Zusammenhang zwischen gesättigten Fetten und geistiger Fitness zu suchen. Zwar sind prospektive, also vorausschauende Studien grundsätzlich zu begrüßen. Doch wenn die Ernährungsgewohnheiten nur ein einziges Mal im Laufe von zwei Jahrzehnten erhoben werden, muss die Frage erlaubt sein, was solche Studienergebnisse wert sind.

Zwei holländische Studien werden stets als erste genannt, wenn die gesättigten Fette bezichtigt werden, das Nachlassen der geistigen Fähigkeiten zu fördern. Doch bei genauem Hinsehen fand weder die Zutphen-Studie noch die Rotterdam-Studie an über 5.000 älteren Menschen einen signifikanten Zusammenhang.[24] An ernst zu nehmenden Hinweisen aus der Epidemiologie bleiben letztlich die Empfehlungen, sich abwechslungs-, gemüse-, salat-, nuss-, obst- und fischreich zu ernähren, regelmäßig etwas Alkohol zu trinken, sich bis ins Alter angemessen zu bewegen, das Sonnenlicht maßvoll zu genießen, um genügend Vitamin D zu bilden, und weder zu dünn noch zu dick zu werden. Tatsächlich steigt das statistische Alzheimerrisiko nicht nur bei hohen, sondern auch bei niedrigen BMI-Werten.[25]

AUFFÄLLIGE PARALLELEN

Ist das alles? Nicht ganz. Es gibt eine Handvoll Forscher, die seit Jahren darauf hinweisen, dass nicht das Fett per se dem Hirn schadet, sondern eine allgemeine Überernährung bei zu wenigen Omega-3-Fetten und zu vielen Kohlenhydraten. Weil Insulinresistenz und Typ-2-Diabetes das Demenzrisiko erhöhen und sich die Risikofaktoren so sehr gleichen, sprechen manche Forscher bei Alzheimer sogar von Typ-3-Diabetes. Eine einleuchtende Erklärung, wie Kohlenhydrate das Alzheimerrisiko steigern können, findet sich beispielsweise bei Samuel Henderson.[26] Der Verhaltensgenetiker forscht an der Universität von Colorado und arbeitet für die Firma Accera Inc. an einem Medikament gegen die Demenz. Seine Argumentation geht so: Eine hohe Kohlenhydratzufuhr erfordert viel Insulin, was die Fettverbrennung in der Muskulatur hemmt und die Fetteinlagerung in die Depots fördert. Da Insulin sämtliche fettspaltenden Enzyme hemmt, bleiben auch die Blutfette nach dem Essen lange erhöht.

INSULIN UND APOE4

Den gleichen Effekt auf die Blutfette wie kohlenhydratreiches Essen und viel Insulin im Blut hat ein körpereigenes Eiweiß namens ApoE4. Es handelt sich um ein Transporteiweiß, das beim Menschen in drei Varianten vorkommt. Sie haben die Aufgabe, wasserunlösliche Stoffe wie Fette und Cholesterin durch die Blutbahn zu befördern und sie dort, wo sie gebraucht werden, abzuliefern. Die Variante ApoE4 gibt ihre Fracht jedoch ungern wieder ab. In der Folge bleibt ebenfalls zu viel Fett und Cholesterin im Blut, die Werte steigen an. Zwar sind ApoE4-Träger weniger insulinresistent als Personen mit anderen ApoE-Varianten. Durch die erhöhten Blutlipide leben sie dennoch riskant: ApoE4 ist ein bedeutender Risikofaktor für Herz-Kreislauf-Erkrankungen und ganz besonders für Alzheimer. Wer von jedem Elternteil eine ApoE4-Variante geerbt hat, erkrankt mit größerer Wahrscheinlichkeit und früher an Alzheimer als Träger nur eines ApoE4-Gens oder Menschen mit anderen ApoE-Formen.

ApoE GLOBAL GESEHEN

Wenn beim Menschen drei ApoE-Varianten vorkommen, von denen eine das Risiko für Herzinfarkt und Demenz erhöht, erhebt sich die Frage, warum es diese Variante noch immer gibt. Wieso hat die Evolution nicht dafür gesorgt, dass sie im Laufe der Zeit verschwindet? Eine mögliche Antwort auf diese Frage hat mit der Ernährung zu tun.

Überall dort, wo schon lange Ackerbau betrieben wird, etwa in der Türkei, in Spanien, Italien, Griechenland und bei den südamerikanischen Maya, sind die ApoE4-Träger unterrepräsentiert. Umgekehrt gibt es in Gesellschaften, die lange als Jäger und Sammler gelebt haben, wie bei den afrikanischen Pygmäen, bei den Inuit, Papuas und arabischen Nomaden, viele ApoE4-Träger. Eine mögliche Erklärung: Die getreide- und stärkereiche Kost der Ackerbauern führte in Kombination mit ApoE4 zu massiven gesundheitlichen Problemen wie frühzeitigen Herz-Kreislauf-Erkrankungen. So verschwand im Laufe der Jahrtausende unter Ackerbauern ein Großteil der ApoE4-Träger. Unter Jägern und Sammlern gab es diesen Selektionsdruck nicht, weil ApoE4 bei einer fett- und eiweißreichen Kost unproblematisch ist.[26]

ApoE4-Träger reagieren mitunter anders als andere Menschen auf Manipulationen des Fettstoffwechsels, sei es durch Medikamente oder Nährstoffsupplemente. Daher sollten Änderungen in der Lebensweise ebenso wie der Einsatz von Omega-3-Präparaten und Arzneien stets wohlüberlegt sein und in ihren Wirkungen kontrolliert werden.

FATALER ENERGIEMANGEL

Die verminderte Aktivität der fettspaltenden Enzyme, sei es durch viel Insulin oder durch ApoE4 ausgelöst, führt dazu, dass auch im Gehirn zu wenig Fettsäuren ankommen, vor allem zu wenig DHA. Auf diese Weise könnte eine kohlenhydratreiche Kost eine Unterversorgung mit DHA provozieren, selbst wenn genug davon gegessen wurde. Eine unzureichende Zufuhr würde die Situation verschlimmern.

Fehlt es an DHA, verändern sich die Membraneigenschaften der Hirnzellen. Die Signalweiterleitung lässt nach und die Arbeit der Membranproteine wird erschwert. Betroffen sind davon auch Glukosetransporter in den Zellmembranen, sodass die Zellen nicht mehr ausreichend mit Traubenzucker versorgt werden können.

Auch der Milchsäurenachschub durch die Astrozyten bricht ein, wenn ihnen die Glukose zur Milchsäurebildung fehlt. Und weil die Astrozyten auch weniger Fettsäuren angeliefert bekommen, sinkt die Ketonbildung ebenfalls. Sie erinnern sich: Ketone werden aus Fettsäuren gebildet und dienen Nervenzellen mindestens so gut wie Traubenzucker und Milchsäure als Energiequelle.

Damit ist die Energieversorgung der Nervenzellen empfindlich gestört und folglich müssen sie auch ihre Funktionen einschränken. Weil unser Gehirn aber ein sehr flexibles Organ ist und ungenügende Kapazitäten an anderer Stelle kompensieren kann, zeigen die Betroffenen jetzt noch keine auffälligen Symptome. Nach Samuel Hendersons Einschätzung hat die Alzheimerkrankheit aber schon begonnen.[26] Tatsächlich ist eines der allerersten Anzeichen für eine Alzheimer-Demenz eine deutlich messbare Verringerung des Glukoseverbrauchs in bestimmten Hirnregionen. Sie geht den ersten auffälligen Ausfallerscheinungen um Jahre, wenn nicht Jahrzehnte voraus.[27]

Kritisch wird es, wenn die Ausfälle betroffener Zellen nicht mehr kompensiert werden können. Durch den Abfall der Glukose sinkt nicht nur das Energielevel in den Zellen, sie verarmen auch an Zwischenprodukten, die sie zur Bildung von Cholesterin und Botenstoffen bräuchten. Normalerweise stellt das Gehirn all sein Cholesterin selbst her – bei dieser wichtigen Substanz verlässt es sich nicht auf den Nachschub aus der Körperperipherie. Durch die Beeinträchtigung der Cholesterinbildung werden die Zellmembranen weiter in Mitleidenschaft gezogen und die Funktionsausfälle der Neuronen so eklatant, dass klinische Demenzsymptome auftreten.

Der Abfall des Energielevels führt auch zu Fehlern bei der Eiweißsynthese und -spaltung, und der Transport von Botenstoffen innerhalb der Zelle klappt nicht mehr reibungslos. Wird das Membranprotein APP* an der falschen Stelle gespalten, entsteht ein Bruchstück mit Namen Amyloid-beta. Es reichert sich an und klumpt sich zu Plaques zusammen. Kommen die Transportvorgänge innerhalb der Zellen zum Erliegen, bilden sich faserartige Bündel und die Zellen gehen, beschleunigt durch oxidativen Stress, zugrunde. Sowohl die Plaques aus Amyloid-beta wie auch die Faserbündel, oxidativer Stress und Zellniedergang sind typische Zeichen der Alzheimer-Demenz.

---

* APP = Amyloid Precursor Protein, Amyloid-Vorläufer-Eiweiß, ein u.a. antioxidativ wirkendes Zellprotein

Amyloidplaques und Faserbündel wurden lange als Ursache der Krankheit angesehen. Es gibt jedoch Menschen mit Plaques im Gehirn, die keine Symptome zeigen, und umgekehrt führt die Auflösung der Plaques nicht zwingend zum Rückgang der Krankheit. Es sieht eher danach aus, als entstünden überschüssige Plaques und Faserbündel in der Folge einer unzureichenden Fett- und Energieversorgung des Gehirns. Der Energiemangel würde auch erklären, warum Demenzpatienten einen enormen Appetit auf Süßes entwickeln. Vermutlich versucht der Körper instinktiv, das Defizit mithilfe des am leichtesten verfügbaren Energielieferanten auszugleichen. Allerdings verschlechterten sich in einer Studie mit Alzheimerpatienten im Altersheim unter einer Kohlenhydratzulage zum Abendessen sowohl das Gedächtnis als auch die Bewegungsabläufe.[28] Wie wir gleich noch sehen werden, wäre mehr Fett eine bessere Alternative gewesen.

ZENTRALE INSULINRESISTENZ

Zuvor möchten wir noch einmal auf das Insulin zurückkommen. Im Gehirn finden sich ebenfalls reichlich Insulinrezeptoren, das heißt, dass es auch dort wirkt. Vom Gehirn aus bremst es die Glukoseneubildung in der Leber, es fördert die Fettbildung und reguliert den Stoffwechsel des Fettgewebes. Die Zuckeraufnahme in die Neuronen verläuft jedoch unabhängig vom Insulin. Dafür übt es viele andere Aufgaben aus: Es unterstützt Lernprozesse und ist für die Aufnahme und das Erinnern von Fakten und Ereignissen unabdingbar. Insulin ist in den Stoffwechsel des Botenstoffes Dopamin involviert, der unter anderem für das Gefühl der Belohnung zuständig ist. Hier findet sich also eine Schnittstelle zwischen »Food and Mood«, zwischen Essen und Stimmung.

In anderen Hirnregionen fungiert Insulin als Sättigungssignal, ähnlich wie das vom Fettgewebe gebildete Leptin. Beide Hormone gelangen über die Blut-Hirn-Schranke ins Gehirn, geben dort Auskunft über den Füllungszustand von Magen und Darm und der Fettdepots, bremsen die Nahrungsaufnahme und fördern den Energieverbrauch. Das ist zumindest der Normalzustand bei gesunden Menschen.

Ganz anders im Fall einer Insulinresistenz, dem Kardinalzeichen vieler moderner Zivilisationsleiden. Hier wirkt das Insulin nicht mehr richtig, die Rezeptoren oder die Signalweiterleitung sind defekt, möglicherweise weil es ihnen an Omega-3-Fettsäuren fehlt. Um die fehlende Wirkung zu kompensieren, wird immer mehr Insulin gebildet, die Pegel im Blut steigen an. Darunter (oder unter dem Omega-3-Mangel) leidet auch die Gefäßgesundheit, was dazu führt, dass immer weniger Insulin die Blut-Hirn-Schranke passieren kann. »Nach dem gegenwärtigen Stand der Erkenntnis«, so der Psychologe Manfred Hallschmid von der Abteilung für Neuroendokrinologie der Universität Lübeck, »lässt der Insulintransport ins Gehirn bei starkem Übergewicht, Typ-2-Diabetes und der Alzheimer-Demenz nach. Das Insulin, das durchkommt, wirkt außerdem nicht im selben Maße wie im gesunden Organismus, weil die Insulinsignalverarbeitung in den Hirnzellen gestört ist.«

Mit steigenden Insulinspiegeln im Blut gelangt also immer weniger Insulin ins Gehirn, wo es zudem nicht mehr richtig wirkt. Unter diesen Umständen sollte es nicht verwundern, wenn die Sättigung nicht mehr funktioniert und wenn es zu Beeinträchtigungen im Lern- und Erinnerungsvermögen kommt. Hallschmid und andere Forscher bezeichnen diesen Zustand als Insulinresistenz des Gehirns.[29] Im Unterschied zur Insulinresistenz des restlichen Körpers geht sie jedoch mit erniedrigten Insulinpegeln einher. Da Insulin auch für einen geregelten Abbau des APP-Proteins zuständig ist, häuft sich bei Störungen im Insulinstoffwechsel auch das für Alzheimer typische Amyloid-beta.

INHALIEREN ODER MEHR FETT?

Hallschmid und seine Kollegen sehen eine Möglichkeit, dieses Problem zu umgehen, in der Anwendung von inhalierbarem Insulin, das via Lunge ins Gehirn gelangt.[29] Dagegen schlägt Samuel Henderson schlicht vor, weniger hoch glykämische Kohlenhydrate und dafür mehr Eiweiß, Ballaststoffe und Fette zu essen.[26] Für ihn sind die durch eine zu hohe Kohlenhydratzufuhr ausgelösten Veränderungen im Fettstoffwechsel der schädlichste Einfluss der heute üblichen Kost. Er ist davon überzeugt, dass eine kohlenhydratreiche, fettarme Ernährung zu einer Alzheimerpandemie führen wird. Für ApoE4-Träger sei sie sogar wie eine Garantie, Alzheimer zu bekommen.[30]

Weniger als 30 Prozent der Kalorien in Form von Kohlenhydraten und zugleich mehr Omega-3- und andere Fette zu essen sei die einfachste Möglichkeit, sich vor Alzheimer zu schützen, ganz besonders für ApoE4-Träger. Noch wird Henderson auf wissenschaftlichen Tagungen für seine Einschätzung belächelt. Doch das könnte sich sehr bald ändern, denn es mehren sich die Hinweise, dass eine Ernährung mit mehr Fett und weniger Kohlenhydraten nicht nur präventiv, sondern auch therapeutisch nützlich sein könnte – und das nicht nur bei Alzheimer, sondern bei einer ganzen Reihe neurologischer Erkrankungen.[31–33, 52] Ein Schlüssel zum Verständnis sind die Ketone, jene alternativen Energiequellen für Nerven und Hirn.

KETOGENE ERNÄHRUNG: VIEL FETT FÜRS HIRN

Schauen wir dazu eine andere Hirnerkrankung an, die Epilepsie: Gegen das Krampfleiden gibt es mittlerweile eine Fülle wirksamer Medikamente. Allerdings nützen sie nur zwei von drei Patienten. Dem restlichen Drittel der 800.000 Betroffenen helfen die Arzneien nicht oder die Nebenwirkungen sind zu stark, bei Kindern sind sie oft auch nicht zumutbar. So erging es auch Charlie Abrahams, einem Anfang der 1990er-Jahre geborenen amerikanischen Jungen. Seit seinem ersten Lebensjahr litt er ständig an epileptischen Krampfanfällen. Weder eine Operation noch diverse Medikamente konnten ihm helfen. Auf ihrer verzweifelten Suche nach anderen Möglichkeiten stießen seine Eltern auf die ketogene Diät. Sie war bereits Anfang der 1920er-Jahre in den USA entwickelt worden, als es noch keine wirksamen Medikamente gegen epileptische Anfälle gab. Diese Diät basiert auf uralten Erfahrungen. So sollen an Epilepsie leidende Mönche bemerkt haben, dass es ihnen während der Fastenzeit deutlich besser geht.[34]

Beim Fasten, wenn nichts oder nur wenig gegessen wird, ernährt sich der Körper aus den eigenen Reserven: Er baut Fettpolster ab, damit Herz, Leber und Muskeln Fettsäuren zur Energieversorgung »verbrennen« können. Für Zellen, die keine Fettsäuren verwerten können, bilden die Leber und die Astrozyten im Gehirn aus den Fettsäuren Ketone. Sie können fast überall im Körper als Energiequelle genutzt werden. Für Neuronen sind die Ketone bei Engpässen in der Energieversorgung jedoch überlebenswichtig.

KETONE STATT KOHLDAMPF

Natürlich kann man weder kleine Kinder noch betagte Senioren fasten lassen. Doch auch ohne zu hungern lassen sich die Vorteile der Ketone nutzen: indem die Kohlenhydrate weitgehend aus der Nahrung eliminiert, die Proteine reduziert und dafür sehr viel Fett gegessen wird. Bei dieser Kost sinkt der Insulinspiegel ähnlich wie im Hungerzustand, sodass die Verwertung der Nahrungsfette zur Energieversorgung ungehindert ablaufen kann. Auch die Ketone werden jetzt aus Nahrungsfett gebildet. So lässt sich die Energieversorgung des Gehirns trotz normaler Kalorienzufuhr auf Ketone »umschalten«.

Als in den 1950er-Jahren die ersten wirksamen Medikamente gegen Epilepsie auf den Markt kamen, geriet die ketogene Diät rasch in Vergessenheit. Charlie Abrahams Vater ist es zu verdanken, dass sie wieder bekannt wurde. Denn Charlie, dem bislang kein Arzt und keine Arznei helfen konnten, wurde durch die ketogene Diät dauerhaft anfallsfrei. Dieses Glück haben nicht alle, die eine ketogene Diät ausprobieren, doch die Erfolgsquote kann sich sehen lassen: Etwa 50 bis 80 Prozent der Patienten erleben unter einer ketogenen Ernährung einen mindestens 50-prozentigen Rückgang ihrer Anfälle; etliche krampfen sogar überhaupt nicht mehr.[35] Mittlerweile ist die ketogene Diät (wieder) eine anerkannte Therapie für Epilepsiepatienten, bei denen Medikamente nicht helfen oder nicht eingesetzt werden können.

Warum das Gehirn weniger zu Anfällen neigt, wenn es mit Ketonen anstelle von Zucker »gefüttert« wird, weiß man bis heute nicht ganz genau. In Tier- und Laborstudien konnte jedoch gezeigt werden, dass Ketone* eine ganze Reihe günstiger Wirkungen ausüben: Sie stellen die Energieversorgung der empfindlichen Hirnzellen auch dann sicher, wenn wenig Zucker verfügbar ist. Das funktioniert sogar bei eingeschränkter Sauerstoffversorgung, etwa bei Durchblutungsstörungen. Die gleichmäßige Energieversorgung versetzt die Neuronen in die Lage, ihren Aufgaben besser gewachsen zu sein und sich vor schädlichen Einflüssen wie oxidativem Stress besser schützen zu können. Ketone scheinen gezielt die Mitochondrien zu schützen, jene Kraftwerke der Zellen, in denen die Energiegewinnung abläuft. Auch direkte antioxidative, schmerzlindernde und antientzündliche Wirkungen wurden in Tierversuchen beschrieben.[36]

Ketone können zudem wieder in Fettsäuren umgebaut werden, und sie dienen als Ausgangsmaterial für die Bildung des im Gehirn so dringend benötigten Cholesterins. Im Grunde ist man sich inzwischen einig, dass Ketone nicht nur besonders effiziente Energielieferanten sind, sondern auch neuroprotektiv wirken: Diese Fettabkömmlinge schützen unsere Nervenzellen.[37]

HOFFNUNGSSCHIMMER FÜRS HIRN

Inzwischen werden Ketone auch bei anderen Krankheiten erprobt, bei denen die Zuckerzufuhr zum Gehirn beeinträchtigt ist: Bei ererbten Defekten von Glukosetransportern, bei bestimmten Enzymmängeln oder bei Sauerstoffmangel etwa nach einem Schlaganfall dienen sie als Energiequelle. Ihre nervenschützenden Effekte probiert man bei neurodegenerativen Erkrankungen aus, von Morbus Parkinson über die amyotrophe Lateralsklerose, eine Art Muskelschwund, bis hin zur Alzheimer-Demenz. Bei Labormäusen konnte eindeutig gezeigt werden, dass fettreiches, extrem kohlenhydratarmes Futter den Stoffwechsel auf Fettverwertung umschaltet und in vielen Punkten ebenso günstig wirkt wie eine Kalorienbeschränkung.[38]

* vor allem Beta-Hydroxybuttersäure

Bei Alzheimermäusen konnte mit ketogenem Futter die Ablagerung der für diese Demenz typischen Plaques gesenkt werden.[39] Es gelang sogar schon, die kognitiven Fähigkeiten alter Ratten mit einer ketogenen Diät zu verbessern.[40]

Doch Mäuse und Ratten sind nun mal keine Menschen. Würde eine fettreiche Kost auch unserem Hirn nützen? Noch können wir nicht definitiv sagen, ob und welche Lebensmittel, Nährstoffe oder Kostformen den geistigen und körperlichen Verfall aufhalten können. Dazu liegen einfach noch zu wenige Studien am Menschen vor. Doch es gibt bereits ein paar Lichtblicke. So fand eine Interventionsstudie einen besseren Erhalt der kognitiven Fähigkeiten nach dreimonatigem Verzehr eines Nährstoffmixes,[41] der unter anderem Omega-3-Fette enthielt. Eine zweite Studie fand verbesserte Testergebnisse bei Alzheimerpatienten nach direkter Gabe von Ketonen.[42] Und eine dritte Studie berichtet über verbesserte Bewegungsabläufe bei Parkinsonpatienten, die eine ketogene Diät einhielten.[43]

Auch wenn die Datenlage insgesamt noch dünn ist, zeigen diese Beispiele und die Erfahrungen bei Epilepsie doch, dass die ketogene Diät eine große Chance bietet, unser Gehirn gesund zu halten und vor Schäden zu schützen. In ihrer klassischen Version stellt sie jedoch eine enorme Herausforderung dar, denn erstens handelt es sich um eine extreme Kost, die zweitens auch Nebenwirkungen entfalten kann. So wurden unter anderem Nierensteine, erhöhte Blutlipide und verzögertes Wachstum beschrieben. Bei der klassischen Variante sollen rund 90 Prozent der täglichen Kalorien aus Fett stammen. Eiweiße dürfen nur sieben bis acht und die Kohlenhydrate nur drei bis vier Prozent der Kalorien beisteuern.[34] Häufig werden zusätzlich die Kalorien- und Trinkmengen beschränkt und die Diät muss exakt berechnet werden – eine enorme Belastung für die Betroffenen und ihre Angehörigen. Doch zum Glück hat man begonnen, diese alten Dogmen zu hinterfragen.

GEHT´S AUCH WENIGER STRENG?

Elaine Wirrell von der Mayo Klinik in Rochester ging der Frage nach, ob die ketogene Diät tatsächlich so strikt sein muss. Sie fand heraus, dass in asiatischen Ländern weniger drakonische Diätvorschriften herrschen und die Patienten dennoch von der Ernährungsumstellung profitieren.[44] Auch aus der Harvard Medical School in Boston[45] und von der Johns Hopkins Universität in Baltimore[46] liegen erste Berichte über erfolgreiche Tests mit moderateren Kostformen vor: Man hatte den Patienten geraten, sich an eine modifizierte Form der Atkins-Diät zu halten.

So konnten sie nach Belieben trinken, Fett und Eiweiß essen, mussten weder fasten noch ihr Essen abwiegen. Die Kohlenhydrate blieben weiter beschränkt, es durften jedoch bis zu 60 Gramm täglich gegessen werden, vorzugsweise mit einem niedrigen Glykämischen Index, wie zum Beispiel Linsen oder auch mal eine Scheibe Vollkornbrot.

Auch mit dieser »liberalisierten« Diät stieg die Ketonbildung und ein großer Teil der Patienten wurde oder blieb anfallsfrei. Natürlich weicht auch diese Kost noch sehr vom üblichen Essen ab. Wir würden sie auch nicht zur allgemeinen Ernährung empfehlen. Dennoch zeigen diese Beispiele deutlich, dass weniger Kohlenhydrate, mehr Fett und Ketone dem Hirn offenbar gut tun können.

SCHLECHTE LAUNE DURCH FETTREICHE KOST?

»Fettarme Diät ist besser für die Laune« – so oder ähnlich lauteten die Schlagzeilen zu einer australischen Studie,[47] die eine fettarme mit einer extrem kohlenhydratarmen, fettreichen, ketogenen Kost verglichen hatte. Gesucht wurde nach Einflüssen auf die kognitiven Fähigkeiten und die Stimmung von 106 übergewichtigen Probanden. Sie sollten ein Jahr lang 1.500 Kilokalorien täglich essen, wobei die fettreiche Diät maximal 40 Gramm Kohlenhydrate täglich erlaubte. Das ist eine extreme Einschränkung, selbst bei der Atkins-Diät sind mehr Kohlenhydrate erlaubt.

Nach einem Jahr hatten beide Gruppen gleich viel abgenommen. Was die Schlagzeilen verschweigen: Es gab keinen Unterschied bei der Gedächtnisleistung und bei der Geschwindigkeit, mit der Testaufgaben bearbeitet wurden. Auch die Stimmung verbesserte sich zunächst in beiden Diätgruppen. In der Gruppe mit fettarmer Diät blieb dieser Effekt über das Studienjahr weitgehend erhalten. Die Stimmung in der Gruppe mit ketogener Kost sank allmählich wieder auf das Ausgangsniveau. Prompt meldete Focus online*: »Wer Pfunde, aber nicht die gute Laune verlieren will, sollte auf Fett verzichten.« Das ist typisch und ärgerlich, denn es wird wieder einmal ein Teil(!)ergebnis einer Studie mit einer extremen Kostform verallgemeinernd dargestellt. Dafür gibt es keinen Anlass.

* www.focus-online.de: Meldung vom 10.11.2009

Viele Menschen, die ihren Kohlenhydratverzehr zugunsten der Fette (und Proteine) moderat reduziert haben, berichten von weniger Süßhunger, besserer Laune und mehr Lebensfreude, auch langfristig.

Allerdings kann es durchaus passieren, dass eine abrupte Umstellung auf eine sehr kohlenhydratarme Kost zu depressiven Verstimmungen führt, insbesondere bei Menschen, die zuvor schon Depressionen hatten. Ob es sich hierbei um eine Art »Entzugssyndrom« handelt oder ob diese Menschen einfach mehr Kohlenhydrate für die Balance der Botenstoffe in ihrem Gehirn benötigen, lässt sich derzeit nicht sagen. Wer weniger Kohlenhydrate essen möchte, jedoch Probleme mit der Stimmung hat oder befürchtet, sollte sie daher schrittweise und nicht zu stark reduzieren – und natürlich auf seine Omega-3-Zufuhr achten.

Übrigens gibt es auch für Migränepatienten viele Hinweise darauf, dass weniger Kohlenhydrate und mehr Fett auf dem Teller zum Rückgang der Anfälle führen können.[48] Denn ähnlich wie bei Alzheimer kommt es auch vor einem Migräneanfall zu Engpässen in der Zucker- und damit Energieversorgung im Gehirn. Stehen den grauen Zellen anstelle einer stark schwankenden Zuckerzufuhr Ketonkörper zur Verfügung oder wird eine vorhandene Insulinresistenz durch eine kohlenhydratarme, fettbetonte Ernährung gemildert, glätten sich die Blutzuckerwogen und die Energieversorgung verläuft gleichmäßiger und verlässlicher. Wer sich kohlenhydratarm ernährt, trainiert sein Hirn zudem darauf, schneller auf Ketonverbrennung umzuschalten. Gehirne, die jahrzehntelang nur mit Zucker »liefen«, brauchen dafür länger.

BLITZ-KETOGENESE

Noch eine gute Nachricht zum Schluss dieses Kapitels: Um Hirn und Nervenzellen regelmäßig mit schützenden Ketonen zu versorgen, ist es für Gesunde nicht nötig, die Kohlenhydrate auf 60 Gramm täglich zu reduzieren. Es genügt, einen Teil der Kohlenhydrate durch mittelkettige Fette zu ersetzen. Mittelkettige Fette oder abgekürzt MCT* sind gesättigte Fette, leicht verdaulich und werden daher gerne bei Fettverdauungsstörungen eingesetzt. Von Natur aus reich an MCT sind Kokos- und Palmkernfett, im Milchfett finden sich auch ein paar Prozent.

* MCT = Middle Chain Triglycerides, dt. mittelkettige Triglyzeride, enthalten gesättigte Fettsäuren mit 6 bis maximal 12 Kohlenstoffatomen

Es gibt inzwischen sogenannte MCT-Öle im Handel, für die MCT-reiches Kokosfett mit Omega-3-reichem Rapsöl (das aber auch ein paar Omega-6-Fette enthält) gemischt wird. Das ist eine gute Kombination, wenn es um die Fettversorgung von Hirn und Nerven geht. Der Clou an den MCT ist jedoch, dass sie rasch in Ketone umgewandelt werden, auch wenn man keine ketogene Diät einhält.

Die amerikanische Ärztin Mary Newport beschrieb 2008 die positiven Wirkungen von MCT-reichem Kokosöl auf den Verlauf der Alzheimererkrankung ihres Mannes. Die tägliche Gabe von mindestens 35 Gramm, oft auch 70 Gramm nativem Kokosöl soll nicht nur zu einem messbaren Anstieg der Ketone im Blut geführt, sondern auch das Befinden und die kognitiven Fähigkeiten des Patienten erkennbar verbessert haben.[49] Ein einzelner Fall beweist natürlich nichts. Vor dem Hintergrund all der anderen wissenschaftlichen Mosaiksteinchen sollte er jedoch Anlass geben, das Thema (gesättigte) Fette und Hirngesundheit intensiver, objektiv und vorurteilsfrei zu erforschen.

Auch wenn noch weitere Studien nötig sind, spricht schon heute viel dafür, dass Hirn und Nerven nicht nur Omega-6- und Omega-3-Fettsäuren brauchen, sondern auch (bestimmte) gesättigte Fettsäuren. Wie lange wird es noch dauern, bis man uns zum Schutz vor Alzheimer und ähnlichen gesundheitlichen Katastrophen mehr Fett empfiehlt? Bis es so weit ist, können wir getrost ein bisschen »Butter bei die Fische« geben oder ein in Kokosöl gegartes Fischcurry genießen. Es liefert neben langkettigen Omega-3- und Omega-6-Fettsäuren auch MCT-Fette und Curcumin. Der gelbe Farbstoff des Kurkumas, das in keinem Curry fehlen darf, verfügt über eine ganze Reihe von Eigenschaften, die ihn ebenfalls als Antialzheimer- und Hirnschutzmittel interessant machen.[50, 51] Doch das ist eine andere Geschichte.

IM PORTRÄT: KOKOSÖL

Kokosfett litt aufgrund seiner vielen gesättigten Fettsäuren lange unter einem schlechten Image. Man fragt sich, wie es die Bewohner Südindiens, der Südseeinseln und anderer tropischer und subtropischer Gebiete über Tausende von Jahren schafften, in jeder ihrer Mahlzeiten Kokosöl, Kokosmilch oder Kokosfleisch zu verzehren und dennoch von den üblichen Zivilisationsleiden verschont zu bleiben? Durch die Kombination der nahrhaften Kokosnuss mit Fisch, Fleisch, Gemüse, Früchten und Reis waren die Bewohner der tropischen Paradiese gesund und wohlgenährt. Aufgrund seines geringen Gehaltes an ungesättigten Fettsäuren sollte Kokosöl jedoch nie das einzige Fett in der Küche sein, sondern durch Omega-6- und Omega-3-reiche Lebensmittel ergänzt werden.

Kokosnüsse liefern ein klares Öl mit einem typischen, milden Kokosgeschmack. Seine Vorzüge sind hierzulande kaum bekannt, vermutlich weil man Kokosfett nur als preiswertes Plattenfett zum Braten und Frittieren kennt. Für dessen Herstellung werden die reifen Nüsse während des gesamten Jahres geerntet. Die faserige Hülle wird entfernt, das Kokoswasser ablaufen gelassen. Anschließend wird das Fruchtfleisch getrocknet: Erfolgt das Trocknen unter freiem Himmel, können die großen Haufen am Straßenrand schimmeln und verunreinigt werden. Das Trocknen über Feuer geht zwar schneller, es kann jedoch zu unerwünscht hohen Schadstoffgehalten führen. Das so getrocknete Kokosnussfleisch heißt Kopra. Es wird gepresst und eventuell noch mit Benzin behandelt, um das restliche Öl zu gewinnen. Das aus Kopra gewonnene Kokosfett ist für den menschlichen Verzehr ungeeignet. Es muss erst noch raffiniert, desodoriert, gewaschen und gebleicht werden. Dann erhält man ein geschmacksneutrales, haltbares und hitzestabiles Produkt, das sich zum Braten und Frittieren eignet.

Delikater und naturbelassener ist das kalt gepresste Kokosöl, das auch als Virgin Coconut Oil bezeichnet wird. Idealerweise stammt es von ökologisch arbeitenden Betrieben, in denen die Bio-Nüsse von Hand geerntet und schonend getrocknet werden. Anschließend wird das Kokosfleisch zerkleinert und schonend kalt gepresst. Das so gewonnene, hochwertige Bio-Kokosöl braucht nur noch gefiltert und abgefüllt werden.

Was die Zusammensetzung angeht, so ist Kokosöl – neben dem Palmkernfett – Spitzenreiter bei den gesättigten Fettsäuren: Es besteht zu über 90 Prozent daraus und ist daher bei Zimmertemperatur cremig bis fest und lange haltbar. Ab etwa 25 °C schmilzt Kokosfett, in seiner warmen Heimat heißt es daher Kokosöl.

Die mengenmäßig bedeutendste gesättigte Fettsäure im Kokosöl ist die Laurinsäure. Sie kann das Cholesterin im Blut erhöhen, allerdings erhöht sie vor allem das »gute« HDL-Cholesterin – keine andere Fettsäure kann das so gut wie sie. Vom »bösen« LDL-Cholesterin wissen wir mittlerweile, dass wohl nur die kompakten, kleinen Partikel ein Risiko für Herz und Gefäße darstellen, dass große, fluffige dagegen ungefährlich sind. Was macht LDL-Partikel besonders fluffig? Richtig: gesättigte Fettsäuren, wie sie in Kokosöl reichlich vorkommen.

Laurinsäure findet sich auch in Muttermilch und das aus gutem Grund: Diese gesättigte Fettsäure wirkt antibakteriell und antiviral. Sie ist in der Lage, einige Bakterien abzutöten und bei anderen die Vermehrung empfindlich zu stören. Im Laborversuch reagierten auch Viren wie das Grippe-, Herpes-, Masern-, Hepatitis-C- und Eppstein-Barr-Virus empfindlich auf Laurinsäure. Eine andere gesättigte Fettsäure, die reichlich in Kokosöl vorkommt, ist die Caprinsäure. Sie griff im Laborversuch auch pilzliche Krankheitserreger an. Vor diesem Hintergrund erstaunt es nicht, dass Kokosöl in der Volksmedizin tropischer Länder als natürlicher Helfer gegen allerlei Krankheitserreger und Parasiten gilt.

Die gesättigten Fettsäuren im Kokosöl sind meist mittelkettig (MCT*) und liefern daher nicht wie langkettige Fettsäuren neun, sondern nur acht Kilokalorien pro Gramm. Sie sind leichter verdaulich als andere Fette und daher besser bekömmlich. Zudem werden die mittelkettigen Fettsäuren vom Körper nur in geringem Umfang in die Speckpölsterchen eingelagert. Er nutzt sie bevorzugt zur Ketonbildung und Energiegewinnung.

Kokosöl bringt von Natur aus eine Reihe günstiger Eigenschaften mit: So ist es aufgrund seines hohen Gehaltes an gesättigten Fettsäuren stabil und damit das hitzeunempfindlichste unter den naturbelassenen Pflanzenfetten und bis zu zwei Jahre haltbar. Während Pflanzenöle mit vielen ungesättigten Fettsäuren durch Hitze, Licht und Luft leicht geschädigt werden und zur Bildung freier Radikale neigen, bleibt Kokosöl auch bei hohen Temperaturen weitgehend unverändert und eignet sich daher gut zum Braten, Backen und Frittieren.

---

* MCT = Middle Chain Tryglyceride

Kokosöl, aber auch andere Produkte aus der Kokosnuss lösen nur selten Allergien aus. Kalt gepresstes Kokosöl ist daher eine gute Alternative für Menschen, die aufgrund einer Unverträglichkeit keine Milch, Sahne oder Butter verwenden können. Man kann Kokosfett aufs Brot streichen, es verfeinert Desserts, Gebäck und Saucen.

Last, but not least ist natives Kokosöl auch ein ideales Kosmetikum: Es dringt rasch in Haut und Haare ein, bleibt dort länger als wasserreiche Cremes und bindet die Feuchtigkeit. So kann Kokosöl die Haut anhaltend vor Feuchtigkeitsverlusten schützen. Aufgrund seiner pflegenden und schützenden Eigenschaften ist es ein begehrter Grundstoff für die (natur) kosmetische Industrie. Gegenstand aktueller Forschungsarbeiten sind seine antioxidativen, antiseptischen, desinfizierenden, konservierenden und gegen Akne gerichteten Effekte.

ZUSAMMENSETZUNG VON NATIVEM KOKOSÖL

gesättigte Fettsäuren	90–95%
davon Laurinsäure	ca. 50%
einfach ungesättigte Fettsäuren (v. a. Ölsäure)	4–8%
Linolsäure (Omega-6)	ca. 2%
Alpha-Linolensäure (Omega-3)	< 0,01%
Fettbegleitstoffe: Selen und andere Mineralstoffe, Aminosäuren, Phytosterine, Vitamine, Lactone, Sterole	0,5–1%

(Angaben gerundet, da die Zusammensetzung von Naturstoffen schwankt.)

Quellen:

- Bokisch, M: Nahrungsfette und -öle. Ulmer, Stuttgart 1993
- Königs, P: Kokosfett. VAK Verlags GmbH, Kirchzarten 2003
- Lipoeto, NI et al: Asia Pacific Journal of Nutrition 2004;13:377-384
- Mensink, RP et al: American Journal of Clinical Nutrition 2003;77:1146-1155

»To live off the fat of the land«

engl.: wie Gott in Frankreich oder wie die Made im Speck leben

»Fat Tuesday« oder »Mardi gras« bezeichnet den Faschingsdienstag. Traditionell wurden an diesem Tag vor der österlichen Fastenzeit die restlichen Fettvorräte aufgebraucht, damit sie während des 40-tägigen Fastens nicht verdarben.

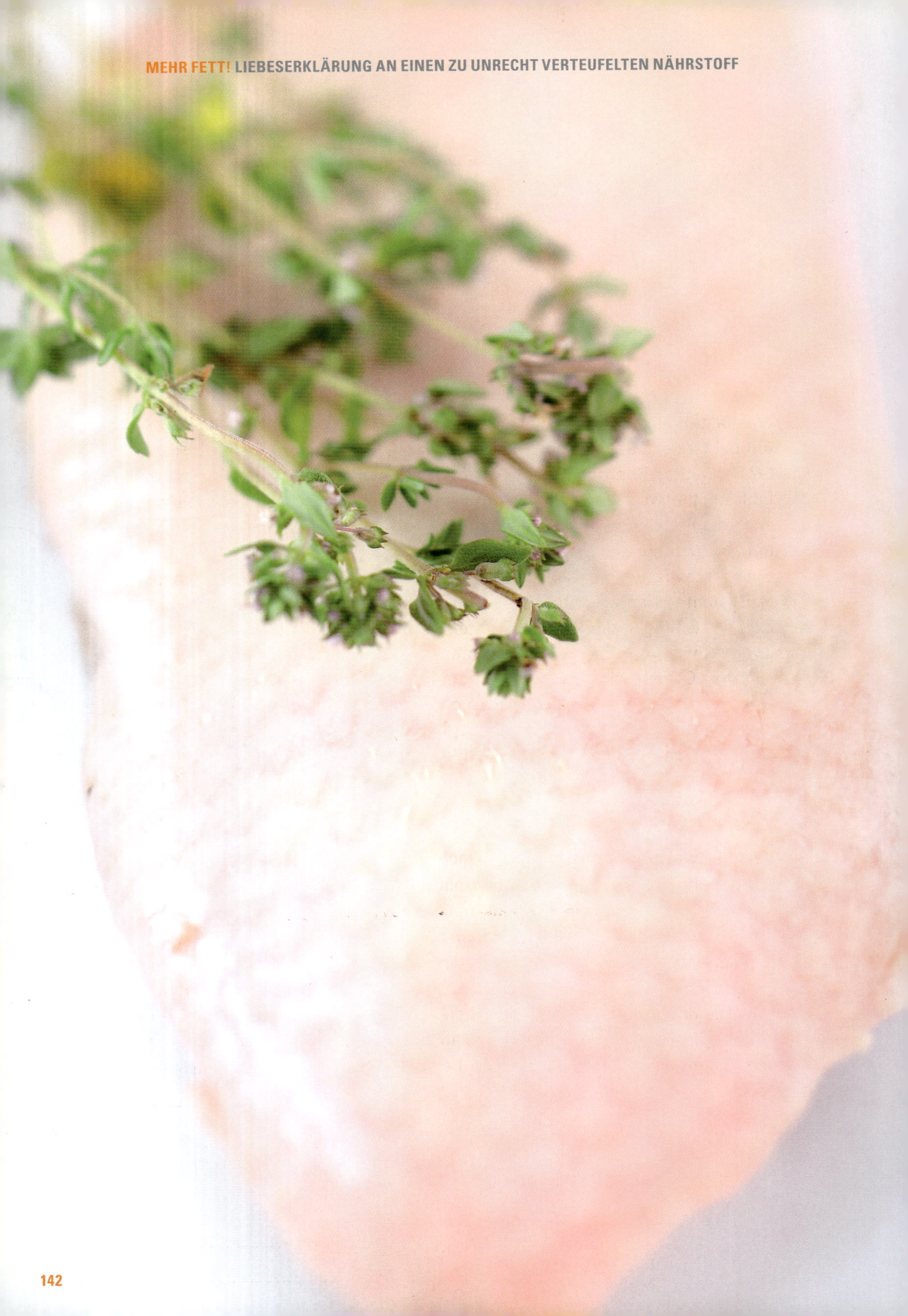

MEHR FETT FÜRS IMMUNSYSTEM!

Was fällt Ihnen zum Thema Ernährung und Immunsystem ein? Vitamine? Antioxidantien? Selen? Zink? Gemüse? Eiweiß? Aminosäuren? Zitrusfrüchte? Sekundäre Pflanzenstoffe? Probiotika? Alles schön und gut. Allerdings fehlt noch etwas Wesentliches in dieser Aufzählung: Tatsächlich spielen auch die Fette eine große Rolle im Immunsystem, sowohl die ungesättigten als auch die gesättigten. Da unser körpereigenes Abwehrsystem ein zwar fantastisches, jedoch auch hoch komplexes Terrain ist, in dem man sich leicht verlaufen und verheddern kann, wollen wir nur einen winzig kleinen Ausflug in dieses Gebiet unternehmen. Wir wollen nur so weit eindringen, wie nötig ist, um zu erkennen, dass diverse Fette und übrigens auch das Cholesterin ganz entscheidend für die Funktionsfähigkeit unserer Abwehrtruppen und für den Schutz vor Infektionen und anderen Krankheiten sind. Und auch wenn wir im übertragenen Sinn nur ein wenig über den Zaun lugen, wartet da so manche Überraschung.

DIE BALANCE FINDEN

Beispielsweise die, dass die mehrfach ungesättigten Omega-3-Fettsäuren in sehr hoher Dosis auch immunsuppressiv wirken können, sie können also das Immunsystem dämpfen.[1] Ein Grund dafür ist ihre entzündungshemmende Wirkung – wir haben es in diesem Buch vielfach erwähnt und als positiv hervorgehoben. Allerdings möchte man nicht generell alle Entzündungen im Körper vermeiden, sondern nur chronische und überschießende. Chronische Entzündungen spielen eine wichtige Rolle bei der Arteriosklerose und möglicherweise auch bei manchen Krebsarten. Überschießende Entzündungen machen beispielsweise Rheumapatienten zu schaffen.

Andererseits ist die Initiierung einer Entzündung eine ganz entscheidende »Waffe« unseres Immunsystems im Kampf gegen Krankheitserreger und Gifte: Durch den gezielten Ausstoß entzündungsfördernder Stoffe wird das Gewebe erwärmt und besser durchblutet, sodass Keime abgetötet und Gifte besser abtransportiert werden können. Die Entzündung lockt weitere Immunzellen an, wie Fresszellen, die Bakterien oder Viren in sich aufnehmen und zerstören.

Omega-3-Fettsäuren wirken nicht nur entzündungshemmend, sie können auch eine übermäßige Bildung von Signalstoffen in diversen Zellen des Immunsystems bremsen. Zum Beispiel senken sie die Bildung des Tumornekrosefaktors Alpha sowie aggressiver Radikale. Wer ein »überaktives« Immunsystem hat und folglich ein hohes Risiko für eine Autoimmunkrankheit, bei der das Immunsystem fälschlicherweise körpereigene Gewebe angreift, kann diesen Effekt nutzen: So sank das Risiko von Kindern, an Typ-1-Diabetes zu erkranken, mit steigender Omega-3-Zufuhr.[2]

Neben den genannten Effekten können Omega-3-Fettsäuren in sehr hoher Dosis auch die Teilungsrate weißer Blutkörperchen verringern und damit weitere Immunfunktionen ausbremsen. Sind diese Fette nun gefährlich, weil sie die Krankheitsabwehr behindern? Was nützt der Schutz von Herz und Gefäßen, wenn man sich dafür schwere Infektionen einfängt? Britische Forscher gingen diesen Fragen nach.[3]

EINE FRAGE DER DOSIS UND DER UMSTÄNDE

Sie weisen zunächst darauf hin, dass die genannten Immunsystem dämpfenden Wirkungen nur bei sehr hohen Zufuhrmengen zu erwarten sind, die nur mit Supplementen erreichbar wären. Doch was ist bei Omega-3-Mengen, wie sie üblicherweise mit der Nahrung aufgenommen werden? Zu dieser Frage trugen die Briten Interessantes und Beruhigendes zusammen: So fielen große individuelle Unterschiede in der Zusammensetzung der Zellmembranen von Immunzellen der 150 Studienteilnehmer auf. Wer mit seiner üblichen Nahrung viele mehrfach ungesättigte Fettsäuren aß, hatte auch mehr davon in den Zellmembranen der Immunzellen. Zum Verzehr gesättigter Fettsäuren fand sich kein Zusammenhang. Das bedeutet, dass auch die Immunzellen auf eine ausreichende Versorgung mit mehrfach ungesättigten Fettsäuren angewiesen sind. Ihre exakte Zusammensetzung scheinen sie jedoch nach Bedarf selbst zu steuern.[1, 4]

Je mehr von den mehrfach ungesättigten Fettsäuren in den Zellmembranen steckten, umso schlagkräftiger waren die Immunzellen. Je höher das Verhältnis von Omega-6- zu Omega-3-Fettsäuren, desto geringer die Aktivitäten der Immunzellen. Es macht für gesunde Menschen demnach keinen Sinn, möglichst viel Fisch oder Omega-3-Fettsäuren zu essen. Es müssen genügend Omega-3-Fettsäuren sein und sie müssen in einem vernünftigen Verhältnis zu den Omega-6-Fettsäuren stehen, um Ungleichgewichte zu verhindern.

Wer bereits an einer schweren entzündlichen Erkrankung oder einer Autoimmunkrankheit wie Rheuma und Typ-1-Diabetes leidet, kann nicht nur von den entzündungshemmenden, sondern auch von den Immunsystem dämpfenden Wirkungen der Omega-3-Fette profitieren. Dazu sind große Mengen von mehreren Gramm DHA und EPA nötig, die nur mit sehr fettreicher Kost oder mit Supplementen erreichbar sind. Wer übliche Mengen Fisch, Hanf- oder Leinöl zu sich nimmt, braucht dagegen nicht zu fürchten, sein Immunsystem unnötig zu dämpfen: In der erwähnten britischen Studie zeigten die Immunzellen bei nahrungsüblichen Omega-3-Mengen keine unerwünschten Beeinträchtigungen.[3]

EMANZIPIERTE GEWEBE

Immunzellen sind also gleichfalls davon abhängig, dass ihnen genügend hoch ungesättigte Fettsäuren angeboten werden. Für den Nachschub sorgen kleine Fettdepots, die sich in der Nähe von Lymphknoten und im Bauchfett befinden, wo sich stets viele Abwehrzellen aufhalten. Diese kleinen Fettdepots sammeln gezielt verschiedene Fettsäuren, um die Immunzellen mit Energielieferanten zu versorgen und um ihnen die für ihre jeweiligen Abwehrstrategien benötigten spezifischen Fettsäuren bereitzustellen. Damit sind die Immunzellen unabhängig von den weiter entfernten großen Fettdepots, vom aktuellen Ernährungszustand und von der Zusammensetzung der letzten Mahlzeiten. Das ist eine äußerst kluge Regelung. Denn wer beispielsweise an einer schweren Infektion leidet und Fieber hat, dem vergeht der Appetit, obwohl sein Abwehrsystem gerade Höchstleistungen vollbringen muss und das Fieber ebenfalls viel Energie verbraucht. Die dezentrale Versorgung der Immunzellen überbrückt diesen Notfall und ermöglicht, dass Fieber und Abwehr gleichzeitig ablaufen können, ohne dass die Gewebe um Energieträger konkurrieren müssen.[5]

Caroline Pond, eine in den USA tätige Biologin, die sich seit Jahrzehnten mit den Besonderheiten der verschiedenen Fettdepots im Körper beschäftigt, vermutet auch, dass chronische Entzündungen oder Toxinbelastungen wie das Rauchen zu einem allmählichen Anwachsen der Fettdepots im Bauchraum führen, jenen Depots, die besonders gesundheitsschädlich sind. Sie müssen also nicht unbedingt angefuttert, sondern könnten auch infolge chronischer Anforderungen ans Immunsystem entstanden sein.[5]

Das alles ist hoch spannend, doch wollen wir hier nicht tiefer einsteigen. Stattdessen möchten wir Sie auf einen anderen Zusammenhang zwischen Fett und Immunsystem aufmerksam machen. Dazu müssen wir die Blutfette und das Cholesterin etwas genauer unter die Lupe nehmen.

POTENTE TRANSPORTEURE

Mit unserem »wässrigen« Blut könnten Fette, fettlösliche Vitamine, Cholesterin und alles andere Wasserunlösliche nicht ordentlich im Körper verteilt werden, gäbe es nicht spezielle Transporteure dafür. Um Fettlösliches im Blut transportfähig zu machen, nutzt der Körper verschiedene Eiweiße, die sich gut mit dem Blut verteilen lassen. Vereinfacht gesagt umhüllen diese Eiweiße die fettige Fracht. Dabei entstehen komplexe kugelige Gebilde, deren Äußeres durch die Eiweiße wasserlöslich wird. Die wasserabweisenden Fette sind im Inneren verborgen. Da Eiweiße in der Fachsprache Proteine heißen und Fette sowie fettähnliche Substanzen als Lipide bezeichnet werden, nennt man die Fett-Eiweiß-Transporteure Lipoproteine.

Lipoproteine transportieren also Fette, Cholesterin, die Vitamine E und A sowie andere fettlösliche Substanzen durch das Blut in alle Körperregionen. Je nach Zusammensetzung variieren sie in ihrer Größe und Dichte. Wie schon in den vorigen Kapiteln erwähnt, heißen Partikel mit geringer Dichte LDL, die Abkürzung fürs englische low density lipoprotein. Sie transportieren vor allem das angeblich »böse« Cholesterin und weniger Fett. Partikel hoher Dichte heißen HDL, vom englischen high density lipoprotein abgeleitet. Sie transportieren ebenfalls Cholesterin, nur heißt es diesmal aus unerfindlichen Gründen »gutes« Cholesterin. Um Fette zu transportieren, bildet die Leber VLDL, Lipoproteine mit sehr geringer Dichte (very low density lipoprotein). Sie sehen, wir befinden uns mitten im Cholesterinstoffwechsel. Doch was hat das mit dem Immunsystem zu tun?

WICHTIGE TEILE DES IMMUNSYSTEMS

Eine aktuelle Übersichtsarbeit aus China bringt es schon im Titel auf den Punkt: »Lipoproteine sind wichtige Bestandteile des Immunsystems.«[6] Tatsächlich weiß man seit vielen Jahren, dass Lipoproteine weit mehr können als Fette und Cholesterin zu transportieren. Egal, ob VLDL, LDL oder HDL, in einer Reihe von Studien konnten die Lipoproteine Infektionen mit Bakterien, Viren und Parasiten verhindern oder doch deren Folgen abschwächen. Zudem sind sie in der Lage, bakterielle Gifte und Bestandteile verschiedener Viren zu binden und zu neutralisieren. Selbst die besonders »bösen« oxidierten LDL können die Gewebe vor den Auswirkungen bestimmter Erreger oder ihrer Gifte schützen. Der Autor der genannten Übersichtsarbeit plädiert daher dafür, die Lipoproteine als Teil des angeborenen unspezifischen Immunsystems anzuerkennen und ihre immunologischen Funktionen besser zu erforschen.[6]

Mehr Forschung ist auch dringend nötig, denn die meisten Erkenntnisse stammen aus Labor- und Tierversuchen. So konnte das LDL im Reagenzglas ein Gift des Bakteriums Staphylococcus aureus binden und fast vollständig inaktivieren. Infizierte Ratten starben eher, wenn ihr Cholesterinspiegel niedrig war, ein Effekt, der sich durch Injektion von humanem LDL aufheben ließ. Sie haben richtig gelesen: Spritzt man infizierten Tieren mit niedrigem Cholesterinspiegel cholesterinreiche Lipoproteine, überleben sie die Infektion eher.

Beim Menschen sind diese Zusammenhänge zwar bruchstückhaft, jedoch noch nicht systematisch untersucht. Beispielsweise ist bekannt, dass bei einer Blutvergiftung die Bildung von VLDL in der Leber massiv ansteigt und ihr Abbau gleichzeitig verzögert wird.[7] VLDL können bakterielle Toxine binden.

WENIGER INFEKTIONEN BEI HOHEM CHOLESTERIN

Der schwedische Wissenschaftler Uffe Ravnskov trug eine ganze Reihe von Beobachtungen zusammen, die dafür sprechen, dass die Lipoproteine auch ein wichtiger Teil unseres Immunsystems sind.[8] So hatten Männer mit hohen Cholesterinspiegeln im Vergleich zu Männern mit niedrigem Cholesterin mehr und aktivere Immunzellen. In einer Meta-Analyse von 19 Studien stieg die Sterblichkeit an Magen-Darm- und Atemwegserkrankungen, die häufig infektiösen Ursprungs sind, mit sinkendem Cholesterinspiegel. In zwei großen Beobachtungsstudien kam es bei Teilnehmern mit niedrigen Cholesterinspiegeln zu mehr Krankenhauseinweisungen aufgrund von Lungenentzündungen, Grippe und anderen Infektionen.

Auch bei Patienten, die sich nach einer Operation eine Infektion zuzogen, erwiesen sich höhere Cholesterinspiegel als günstiger für die Prognose. Ein weiteres Argument für einen Schutz durch Lipoproteine sind die häufigen und schweren Infektionen bei Kindern, die es trotz einer angeborenen Störung der Cholesterinsynthese* geschafft haben, zur Welt zu kommen. Gab man ihnen viel Cholesterin zu essen, besserten sich auch die Infektionen. Diese und viele weitere Details führten Ravnskov zu dem Schluss, dass Fett und Cholesterin auch gut für unser Immunsystem sind.[9]

MEHR CHOLESTERIN FÜR EIN LANGES LEBEN

Ältere Menschen leben länger, wenn sie mehr Cholesterin im Blut haben. Umgekehrt steigt die Sterblichkeit bei sehr niedrigen Cholesterinspiegeln. Die Ergebnisse der berühmten amerikanischen Framingham-Studie weisen ebenfalls in diese Richtung: Jene Teilnehmer, bei denen der Cholesterinspiegel über die Jahre am deutlichsten gesunken war, starben früher. Es gibt inzwischen auch eine Reihe von Studien, in denen der angeblich so vorteilhafte niedrige Cholesterinspiegel mit erhöhten Krebsraten einherging. Unfälle, Selbstmorde und andere Todesursachen nehmen statistisch bei niedrigen Cholesterinspiegeln ebenfalls zu, was angesichts der Bedeutung von Cholesterin für die Zellmembranen des Körpers nicht verwundert.[10]

Diese Zusammenhänge werden gerne heruntergespielt. Doch inzwischen liegen zwei Meta-Analysen von Interventionsstudien vor, die zeigen, dass das Risiko, an Krebs zu erkranken, mit sinkendem Cholesterinspiegel steigt. Dies betrifft sowohl das angeblich »böse« LDL- als auch das »gute« HDL-Cholesterin.[11, 12]

Niedrige Cholesterinwerte sind offenbar ein Risikofaktor für Krebs. Daher sollten sie mindestens mit der gleichen Akribie untersucht werden wie hohe Cholesterinwerte im Zusammenhang mit Koronaren Herzkrankheiten. Und: Wann wird man endlich damit aufhören, die anzustrebenden Zielwerte für das Gesamt- und das LDL-Cholesterin immer weiter nach unten

---

* Beim Smith-Lemli-Opitz-Syndrom ist die Cholesterinsynthese aufgrund genetischer Fehler stark beeinträchtigt. Viele der betroffenen Kinder kommen tot zur Welt oder sterben früh, die wenigen Überlebenden leiden häufig unter schweren Infektionen.

zu schieben? Damit werden immer mehr Menschen per Definition krank und behandlungsbedürftig gemacht. Hängt dieser Eifer vielleicht damit zusammen, dass viele Autoren der einschlägigen Leitlinien mit der Pharmaindustrie kooperieren?

Wenn hohe Cholesterinwerte auch günstige Effekte haben können und wenn Lipoproteine Teil unseres Abwehrsystems sind, erhebt sich die Frage, welche ungünstigen Effekte eine Ernährung mit wenig (gesättigten) Fetten hat, die sowohl das LDL- als auch das HDL-Cholesterin senkt. Noch einmal zur Erinnerung: Es sind vor allem die (gesättigten) Fette auf unseren Tellern, die das LDL- und das HDL-Cholesterin erhöhen oder stabil halten. Wer kohlenhydratreduziert und fettbetont isst, steigert das HDL- und stabilisiert das LDL-Cholesterin. Die fehlende Senkung des LDL-Cholesterins wird vielfach als Nachteil der Low-Carb Kostformen angesehen. Sollte sich jedoch bewahrheiten, dass die LDL Teil unseres Abwehrsystems sind, wäre die Stabilisierung der LDL-Konzentration unter kohlenhydratreduzierter, fettbetonter Kost möglicherweise vorteilhaft.

Hier klaffen noch erhebliche Erkenntnislücken, die es zu schließen gilt. Zumal auch bei der Entstehung von Krebs und Arteriosklerose Infektionen als Mit-Ursache diskutiert werden. Der Schwede Ravnskov zeigte kürzlich auf, dass sich viele Fragen und Ungereimtheiten rund um das »böse« LDL-Cholesterin bei Herz-Kreislauf-Erkrankungen klären lassen, wenn man es nicht als Ursache der Gefäßschäden, sondern als Teil der Infektionsabwehr einstuft.[13] Allerdings müssen in diesem Zusammenhang womöglich auch hohe Triglyzeridwerte anders als bisher beurteilt werden. Sie sehen, das Thema Fett bleibt spannend.

IM PORTRÄT: GEFLÜGELFETT

Gewöhnlich wird Geflügel empfohlen, weil es so mager ist. Meist folgt dann noch die Empfehlung, die Haut zu entfernen. Denn bei Geflügel ist das Fleisch nicht marmoriert, das Fett befindet sich vielmehr in und unter der Haut sowie in der Leibeshöhle. Nur zu besonderen Gelegenheiten kommen die etwas fetteren Geflügelgerichte auf den Tisch: eine kross gebratene Entenbrust oder eine goldbraune Gänsekeule. Aber warum soll man die Haut vom Geflügel entfernen? Weil dort tierische Fette lauern? Weil tierische Fette der Legende nach gesättigt und daher »böse« sind? Was für ein Unsinn!

Natürlich sind Hühner-, Gänse- und Entenfett tierische Fette. Entgegen hartnäckiger Gerüchte bestehen sie jedoch zu rund 70 Prozent aus ungesättigten Fettsäuren. Deswegen ist Gänseschmalz weicher als Schweine- oder gar Butterschmalz.

Untersuchungen der Forschungsanstalt für Fleischforschung in Kulmbach ergaben, dass Geflügelfleisch und Geflügelfett ein recht ausgewogenes Fettsäuremuster aufweisen. Bei den ungesättigten Fettsäuren überwiegt – wie bei den meisten tierischen Fetten – die Ölsäure. Auch der Gehalt an Linolsäure kann sich mit 10 bis gut 20 Prozent durchaus sehen lassen. Er ist jedoch niedrig genug, damit das Fett über Monate haltbar und gut erhitzbar ist. Da sie ähnliche Eigenschaften wie Schweineschmalz aufweisen, haben Enten- und Hühnerfett in der jüdischen Küche, die aus religiösen Gründen kein Schweinefett verwendet, eine lange Tradition.

Darf das Geflügel im Freien leben, Würmer, Käfer, Schnecken und Kräuter fressen oder wird es entsprechend gefüttert, so liefert sein Fett auch nennenswerte Mengen an Omega-3-Fettsäuren. Die Haltungsform und die Fütterung machen sich also auch hier im Nährwert bemerkbar.

Wie andere tierische Fette enthält auch Geflügelfett einige Prozent der einfach ungesättigten Palmitoleinsäure. Diese Omega-9-Fettsäure kommt nur in wenigen Pflanzenölen, wie etwa in Macadamianussöl vor. Sie ist zudem ein wesentlicher Bestandteil des natürlichen Schutzfilms der menschlichen Haut und verfügt über antimikrobielle Eigenschaften. So konnte in Laborversuchen gezeigt werden, dass sie unter anderem gut gegen Karies- und Hautbakterien wirkt.

Aus all dem folgt, dass nur ein Drittel der Fettsäuren gesättigt ist. In diesem Punkt entspricht Geflügelfett sogar exakt den DGE-Empfehlungen für eine ausgewogene Fettzufuhr. Es gibt also keinen vernünftigen Grund, auf knusprig gebratene Gänse- oder Hähnchenhaut, auf eine krosse Entenbrust oder auf etwas Gänseschmalz im Rotkohl zu verzichten.

ZUSAMMENSETZUNG VON GEFLÜGELFETT

gesättigte Fettsäuren	28–33%
einfach ungesättigte Fettsäuren (v.a. Ölsäure)	42–57%
Palmitoleinsäure	3–8%
Linolsäure (Omega-6)	11–23%
Omega-3-Fettsäuren (v.a. Alpha-Linolensäure, etwas EPA und DHA)	1–2%
Fettbegleitstoffe: zum Beispiel Vitamin E, Cholesterin	< 0,1%

(Angaben gerundet, da die Zusammensetzung von Naturstoffen schwankt.)

Quellen:
- Enig, M: Know your fats. Bethesda Press, Silver Spring 2001
- Huang, CB et al: Archives of Oral Biology 2010;55:555-560
- http://www.olionatura.de/_oele/fettsaeuren.php?id=5
- McLagan, J: Fat. Ten Speed Press, Berkeley 2008
- Wille, JJ, Kydonieus, A: Skin Pharmacology and Applied Skin Physiology 2003;16:176-187

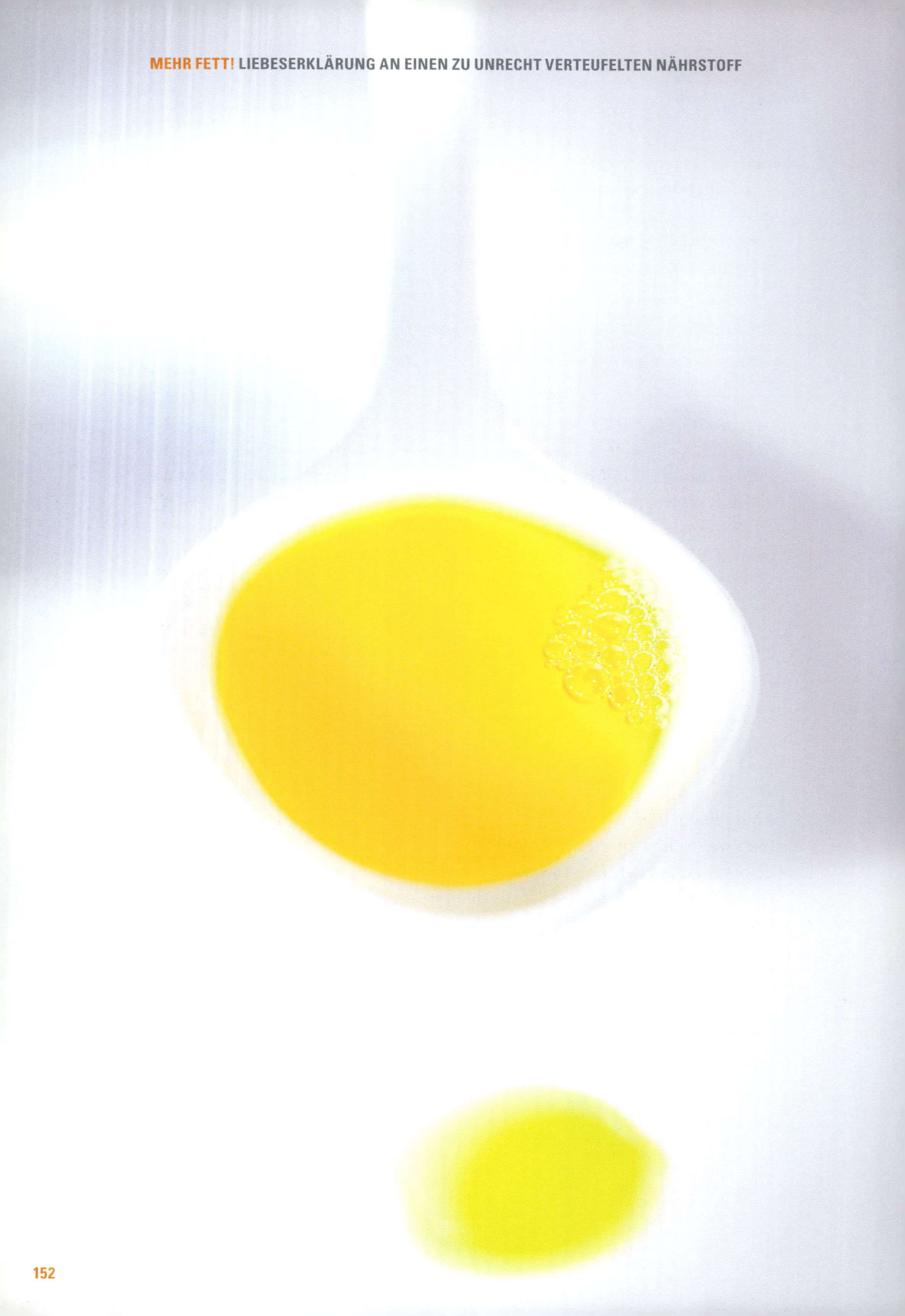

MEHR FETT GEGEN KREBS!

»Das ist unglaublich, ich hätte vor einem Jahr nicht gedacht, dass ich Sie noch einmal wiedersehe.« Als die Radiologin die Ultraschallbilder ihrer Patientin Frau K. aus Münster betrachtet, kann sie kaum glauben, was sie sieht. Besser gesagt, was sie nicht mehr sieht: die zahllosen, bis zu acht Zentimeter großen Lebermetastasen, von denen jetzt nur noch ein paar Vernarbungen zeugen. Auch der Hals der Patientin sieht wieder normal aus, weil die große, äußerst schmerzhafte Metastase, die ihn noch vor Monaten verunzierte, ebenfalls verschwunden ist. Die Radiologin hatte einen solchen Verlauf für unmöglich gehalten und freut sich jetzt umso mehr mit ihrer Patientin. Später schrieb sie dann die von Frau K. lange ersehnten Worte »komplette Remission« in die Akten.

Das Glück, das Frau K. darüber empfindet, lässt sich erst richtig nachvollziehen, wenn man ihren Leidensweg kennt. 1975 schlug der Krebs zum ersten Mal zu. Nach Operation und Bestrahlung der Brust sagte man ihr, sie könne weiterleben wie bisher. Bis in die 1990er-Jahre ging es ihr auch gut. Irgendwann dann wieder dieses ungute Gefühl: Es stimmt etwas nicht. Die Mammografien sind unauffällig, ein Ultraschall nicht nötig, so die behandelnden Ärzte. Jahre später, 1996, besteht Frau K. auf einer Ultraschalluntersuchung. Sie hat sich – leider – nicht geirrt: Auch die zweite Brust ist betroffen. Jetzt wird schnell operiert, es folgt eine harte Chemotherapie, Frau K. fühlt sich entsetzlich. Eine ganzheitlich-immunbiologische Behandlung in der Hufeland-Klinik Bad Mergentheim baut sie wieder auf. Nun stellt sie auch erstmals ihre Ernährung um, isst vollwertig, überwiegend vegetarisch, meidet vor allem Zucker.

Sechs weitere Jahre gehen ins Land, in denen es ihr ganz gut geht. 2002 dann ein Rückfall in der ersten Brust. Erneute Operation und eine Hormontherapie, gefolgt von einem weiteren Aufenthalt in der Hufeland-Klinik bringen Frau K. wieder auf die Beine. Allerdings plagen sie bald schwere Herzrhythmusstörungen, möglicherweise eine Spätfolge der ersten Chemotherapie. Doch der größte Schock folgt im September 2008. Eine Blutuntersuchung zeigt erhöhte Tumormarkerwerte, und die Radiologin findet Metastasen in den Knochen, vor allem jedoch in der gesamten Leber. »Jetzt ist es aus«, denkt Frau K. Doch sie gibt nicht auf, sondern sucht gemeinsam mit ihrem Mann nach Therapiemöglichkeiten. Entscheidet sich schließlich für eine Chemoembolisation der Metastasen, bei der ein Medikamentenmix über die Leberarterien eingebracht wird. Mit Professor Thomas Vogl von der Uniklinik Frankfurt findet sie einen Arzt, der bereit ist, diese Behandlung trotz der Größe ihrer Tochtergeschwulste durchzuführen. Dazu kommt noch eine Hyperthermie, bei der das Tumorgewebe lokal überhitzt wird. Die parallel dazu verordnete orale Chemotherapie verträgt sie gar nicht und bricht sie ab.

Frau K. ist ohne Energie und verzweifelt. Ihr Mann recherchiert derweil nach zusätzlichen Optionen und stößt auf den Krebsbiologen Dr. Johannes Coy, der eine Ernährungsform zur Unterstützung der Therapie von Krebspatienten entwickelt hat. Herr K. geht zum Vortrag und kommt begeistert nach Hause: »Das ist das richtige Zusatzkonzept für Dich«, sagt er seiner Frau. Doch die ist gezeichnet von der Krankheit, müde und energielos von den Therapien und wenig motiviert, eine größere Ernährungsumstellung anzugehen. Immerhin reduziert sie nun nicht nur den Zucker, sondern die Kohlenhydrate insgesamt.

Am Gründonnerstag 2009 fährt Frau K. mit ihrem Mann zu Dr. Coy. »Der hat mir alles genau erklärt«, so die heute 65-Jährige, »und er hat mich nicht gedrängt, sondern gesagt, ich solle schrittweise vorgehen. Er hat mir auch ein paar Tricks verraten, wie ich Kohlenhydrate einsparen kann und was außerdem noch wichtig ist.« Seither benutzt sie die Ölmischungen und die Sauermilchprodukte, die Coy speziell für Krebspatienten entwickelt hat, und hält sich an seine Ernährungsratschläge. Im Oktober 2009 sind die Metastasen in der Leber und am Hals weg. »Und ich hatte wieder Energie und Lebensqualität«, berichtet Frau K. Sie müsse ihre Kräfte noch einteilen, könne aber wieder in Haus und Garten arbeiten. Auch ihrem Herzen gehe es besser.

Was hat ihr geholfen? Denken Sie bitte nicht, es sei allein die Ernährung gewesen! Das wäre falsch, denn Frau K. hat sich ja diversen klassischen und komplementären Therapien unterzogen. Sie selbst sagt: »Die Ernährungsumstellung hat dafür gesorgt, dass die Therapien wirken konnten.« Damit trifft sie den Nagel auf den Kopf! Denn es gibt bis heute keine Ernährungsform oder Diät, die Krebs heilen könnte. Wer das behauptet, gilt nach wie vor und zu Recht als Scharlatan.

Doch wenn Ärzte und Ernährungsberater reflexartig müde abwinken, wenn sie von ihren Patienten gefragt werden, was sie essen sollen, um ihre Krebstherapie zu unterstützen, dann begehen sie unserer Auffassung nach einen gravierenden Fehler. Es gibt zwar noch keine großen Studien mit zahlreichen Patienten. Doch sowohl klinische Erfahrungen als auch eine Reihe von Labor- und Tierversuchen sprechen dafür, Krebspatienten unter anderem mehr Eiweiß, vor allem aber mehr Fett zu empfehlen.

MINDESTENS 50 PROZENT FETT

So rät Professor Eggert Holm[1] den Patienten bereits seit Jahren, täglich mindestens 1,4 Gramm Eiweiß pro Kilo Körpergewicht zu essen. Zudem sollen mindestens (!) 50 Prozent ihrer täglichen Kalorien aus Fett stammen. Eggert Holm ist nicht irgendwer, sondern Professor für Innere Medizin, der bis zu seinem Ruhestand am Klinikum Mannheim Krebspatienten behandelt und viele Jahre zur Ernährung von Tumorpatienten geforscht hat. Seinem 2007 erschienenen Fachbuch »Stoffwechsel und Ernährung bei Tumorkrankheiten« kann man entnehmen, dass er ein vorsichtiger Mann ist, keiner, der irgendeiner Heilslehre oder Wunderdiät anhängt.

Die Empfehlung an Krebskranke, besonders viel Fett zu essen, widerspricht den Empfehlungen der DGE und des World Cancer Research Funds, der für Patienten wie Gesunde eine kohlenhydratreiche, fettarme Kost propagiert, »es sei denn, es hat eine anderweitige Beratung durch eine qualifizierte Fachkraft stattgefunden«.[2] Das kann man den Betroffenen nur wünschen. Denn erstens muss die Ernährungsberatung gerade bei Krebs die individuellen Besonderheiten, die Therapien und Wünsche der Patienten berücksichtigen. Und zweitens ist nicht nachvollziehbar, warum man ausgerechnet Krebspatienten eine kohlenhydratreiche, fettarme Kost anraten sollte. Warum das so ist? Es hängt mit dem besonderen Stoffwechsel von Krebszellen zusammen.

KREBSZELLEN LIEBEN ZUCKER

Schon in den 20er-Jahren des letzten Jahrhunderts fand der spätere Nobelpreisträger Otto Warburg heraus, dass Krebszellen ihre Energie überwiegend aus der Vergärung von Traubenzucker gewinnen. Gesunde Zellen gewinnen ihre Energie gewöhnlich aus der Oxidation, der »Verbrennung« von Traubenzucker oder Fettsäuren. Dafür brauchen sie Sauerstoff, denn so, wie eine Kerze ohne Luftzufuhr nicht brennen kann, kann auch die »Verbrennung« von Fettsäuren und Traubenzucker nur dann ablaufen, wenn genügend Sauerstoff vorhanden ist. Kommen wir beim Sprint auf dem Sportplatz oder zum Bus außer Atem, sodass nicht genügend Sauerstoff zu den Beinmuskeln gelangt, kann kein Traubenzucker und kein Fett »verbrannt« werden. Der Körper schaltet kurzfristig auf die Vergärung von Traubenzucker zu Milchsäure um. Die Vergärung liefert zwar weniger Energie, dafür kommt sie ohne Sauerstoff aus. Sie springt ausschließlich bei Sauerstoffmangel an, und wenn wir wieder bei Puste sind und wieder Sauerstoff in die Zellen gelangt, wird sie umgehend wieder abgeschaltet (Pasteur-Effekt).

Der nach Otto Warburg benannte Warburg-Effekt beschreibt eine andere Art der Gärung: Hier wird zwar auch Traubenzucker zu Milchsäure vergoren. Krebszellen tun dies jedoch nicht nur bei Sauerstoffmangel, sondern auch dann, wenn genug Sauerstoff vorhanden ist. Das ist ein wesentlicher Unterschied. Weil sie zwar keinen Sauerstoff braucht, jedoch auch in seiner Anwesenheit abläuft, nannte Otto Warburg diese Vergärung aerobe Glykolyse.* Krebszellen bevorzugen diese Form der Gärung, obwohl dabei viel weniger Energie frei wird als bei der Oxidation. Um ihren Energiebedarf dennoch zu decken, vergären sie extrem viel Traubenzucker. Messungen ergaben, dass vergärende Krebszellen etwa 20- bis 30-mal so viel Zucker als »Treibstoff« vergären wie andere Körperzellen.

AEROBE GLYKOLYSE AUCH IN GESUNDEN ZELLEN

Es gibt auch gesunde Zellen, die in Anwesenheit von Sauerstoff Zucker vergären, zum Beispiel Nervenzellen, die Sehzellen im Auge, Zellen in den Wänden unserer Blutgefäße sowie Keimzellen. Sie tun dies, um sich vor freien Radikalen zu schützen. Radikale sind aggressive Moleküle, die auch bei der sauerstoffabhängigen Oxidation in den Kraftwerken der Zelle, den Mitochondrien, entstehen. Da zu viele Radikale Zellmembranen und Gene schädigen können, nutzen besonders empfindliche

* aerob = in Anwesenheit von Sauerstoff , Glykolyse = Abbau von Traubenzucker (Glukose)

Zellen gerne die aerobe Glykolyse*: Sie ist nicht auf Sauerstoff angewiesen und produziert daher auch keine Radikale. Die Zuckervergärung schützt diese Zellen und ihr Erbmaterial also vor dem Angriff freier Radikale. Sie ist nicht per se schädlich, sondern nützlich! Aber sie kann eben auch Krebszellen schützen, in denen die Gärung zudem extrem erhöht sein kann.[3]

Und dann wird es problematisch. Denn viele Therapien beruhen auf dem Prinzip, die Krebszellen durch eine massive Radikalbildung zu zerstören. Ist die Krebszelle vor Radikalen geschützt, wirkt die Therapie nicht mehr richtig. Es könnte sogar noch schlimmer kommen: Werden durch eine Chemotherapie oder Bestrahlung die empfindlichen Krebszellen abgetötet und die durch ihren Gärungsstoffwechsel resistent gewordenen bleiben übrig, können sie sich ungehindert vermehren. Eine zweite oder dritte Therapie ist dann weniger wirksam, der Kampf gegen den Krebs droht verloren zu gehen.

VOM TUMOR ZUM KREBS

Wird Zucker vergoren, entsteht Milchsäure. Sie gelangt via Blut zur Leber, die sie wieder in Traubenzucker umbaut. Auch dies ist ein normaler Prozess, der im gesunden Körper immer wieder in geringem Umfang abläuft. Da Krebszellen jedoch 20- bis 30-mal so viel Traubenzucker vergären wie gesunde Zellen, fällt auch extrem viel Milchsäure an. Und das ist fatal. Denn die Milchsäure macht das Gewebe »mürbe« und durchlässiger, was dazu führt, dass sich leichter Krebszellen vom Tumor absetzen und Tochtergeschwulste bilden können.

Tatsächlich verlaufen Krebserkrankungen umso aggressiver, je mehr Zucker vergoren wird. Tumore, die noch Zucker und Fett »verbrennen« können, wachsen zwar lokal und können andere Gewebe verdrängen. Sie wachsen jedoch nicht in andere Gewebe hinein (werden nicht invasiv) und neigen nicht zur Metastasenbildung. Solche Tumore sind gut behandelbar, sie sprechen auf Therapien gut an. An ihnen stirbt man in der Regel nicht. Invasiv wachsende und metastasierende Krebse sind jedoch lebensgefährlich und sehr viel schwerer zu behandeln. Man könnte auch sagen: Durch eine ausgeprägte Zuckervergärung wird aus relativ ungefährlichen Tumoren ein bösartiger Krebs.

---

* Sie verstoffwechseln die Glukose im Pentose-Phosphat-Weg, wobei auch Bausteine für neue Erbsubstanz entstehen.

DER ZUCKER-SÄURE-TEUFELSKREIS

Dazu trägt auch die massenhaft anfallende Milchsäure bei, denn sie macht das Umfeld der Krebsgeschwulst sauer. Ein saures Milieu bremst die Killerzellen unseres Immunsystems; ein wichtiger Teil der körpereigenen Abwehrkräfte ist so außer Gefecht gesetzt. Der dritte fatale Effekt ist, dass die großen Milchsäuremengen in die Leber fluten, die sie wieder in Zucker umwandeln muss, der via Blut wieder zum Tumor gelangt. Diese Umwandlung ist aufwendig und kostet viel Energie.

Die dazu nötigen Kalorien »organisiert« der bösartige Tumor aus dem Fettgewebe und der Muskulatur: Dazu gibt er Signalstoffe ins Blut, die Fettdepots schmelzen lassen und (in geringerem Umfang) auch Muskeln abbauen. Wie Sie im Kapitel über Hirn und Nerven schon gelesen haben, kann Muskeleiweiß verzuckert werden, ebenso das Glyzerin, das beim Fettabbau anfällt. So gewinnt der Krebs weiteren Zucker für seine Energieversorgung. Die Leber braucht die Fettsäuren für ihren erhöhten Kalorienbedarf, um die Milchsäure wieder in Zucker zu verwandeln. Zudem ist oder wird der Körper oft schon zu Beginn einer Krebserkrankung insulinresistent. Dies hindert die gesunden Zellen daran, Zucker als Treibstoff zu nutzen – ein weiterer Standortvorteil für den Krebs.

DIE SCHWÄCHEN DES SCHUTZSCHILDES

Doch es gibt auch eine Achillesferse! Die enorme Zuckerabhängigkeit aggressiver Krebszellen stellt zugleich eine Schwachstelle dar. Denn die für die »Verbrennung« von Zucker, Fetten und Ketonen nötigen Zellkraftwerke, die Mitochondrien, funktionieren in stark vergärenden Krebszellen nicht mehr oder nicht mehr ausreichend. Folglich können Krebszellen ihren Energiebedarf auch nicht mehr durch Oxidation decken. Sie müssen vergären und werden abhängig vom Zucker. Dies ist gleichermaßen ihr Schutzschild wie ihr Handicap, denn für gesunde Zellen sind Fettsäuren oder Ketone ausgezeichnete Treibstoffe.

Eggert Holm konnte anhand von Messungen eindeutig zeigen, dass Krebszellen zwar große Mengen Traubenzucker einbehalten, jedoch nur wenige Eiweißbausteine (vor allem Glutamin) und keine nennenswerten Mengen an Fetten und Ketonen.[1] Dies ist die Basis seiner Ernährungsempfehlungen: Gebt den Patienten vor allem Fett und auch mehr Eiweiß, weil der Krebs damit nicht viel anfangen kann. Dafür erfreut es die gesunden Zellen, die problemlos Fettsäuren oder Ketone zur Energiegewinnung nutzen.

Zudem werden für die Sauerstoffversorgung der Zellen Omega-3-Fettsäuren benötigt, eine Erkenntnis, die wir der bekanntesten deutschen Fettforscherin des letzten Jahrhunderts, Dr. Johanna Budwig, verdanken. Sie entwickelte schon in den 50er-Jahren eine Öl-Eiweiß-Kost, unter anderem für Krebskranke.[4]

Eiweiß unterstützt das Immunsystem, fördert die Wundheilung und schont die Muskulatur. Kohlenhydrate kommen jedoch vorrangig dem Tumorwachstum zugute. Weil der Körper schon früh insulinresistent wird und die Zuckerverwertung gesunder Zellen beeinträchtigt ist, rät Holm dazu, die Ernährung rechtzeitig umzustellen.[1] Es sei nicht gut, auf Gewichtsverluste oder erste Anzeichen einer Auszehrung zu warten, die sich nur schwer wieder auffangen lässt. Einfach mehr zu essen kann den körperlichen Verfall meist nicht aufhalten. Denn es sind nicht nur Appetitlosigkeit, Übelkeit, Schluck- oder Schmeckstörungen, die während einer Krebstherapie auftreten können und zur Gewichtsabnahme führen. Dazu kommen die schon genannten Signalstoffe bösartiger Tumoren, die die Patienten zusätzlich abmagern lassen. So entsteht eine lebensgefährliche Situation, immerhin stirbt etwa jeder fünfte Patient nicht an seiner Krebsgeschwulst, sondern an Auszehrung.

KREBSZELLEN (WIEDER) ANGREIFBAR MACHEN

Wie für Eggert Holm und eine Reihe anderer Krebsforscher bieten auch für den Biologen Johannes Coy die Besonderheiten im Stoffwechsel von Krebszellen einen äußerst wichtigen Angriffspunkt.[5] Der Entdecker eines entscheidenden Gens* für den Gärungsstoffwechsel aggressiver Krebszellen empfiehlt ebenfalls eine fettreiche, eiweißbetonte, kohlenhydratarme Ernährung, die zudem reich an natürlichen Antikrebswirkstoffen aus pflanzlichen Lebensmitteln ist: Sie soll die gesunden Zellen optimal ernähren, jedoch die aggressiven Krebszellen in ihrem Wachstum behindern, unter anderem, indem sie den Zucker verknappt.

Fehlt der Zucker für die Gärung und wird die Gärung zusätzlich durch sekundäre Pflanzenstoffe gehemmt, müssen die Krebszellen, sofern sie dazu noch in der Lage sind, ihre Mitochondrien wieder einschalten und zur »Verbrennung« von Fett oder Ketonen zurückkehren. Das tötet sie zwar nicht ab, sie können sogar wieder wachsen. Doch es macht sie auch wieder empfindlich für das körpereigene Immunsystem und für die Therapien, die auf funktionsfähige Mitochondrien angewiesen sind.

---

* Das Gen kodiert für das Enzym TKTL1, ein Transketolase-ähnliches Gen, das für den Gärungsstoffwechsel in Krebszellen entscheidend ist.

DAS DRAMA SICHTBAR MACHEN

Das Ausmaß der Vergärung lässt sich durch bildgebende Verfahren oder eine Untersuchung des Tumorgewebes inzwischen darstellen. So setzt die Positron-Emissions-Tomografie (PET) radioaktiv markierten Zucker ein, der sich in bösartigen Tumoren und Metastasen anreichert. Da er nicht verstoffwechselt wird, lassen sich auf diese Weise Tumoren und Metastasen mit erhöhtem Zuckerstoffwechsel sichtbar machen. Es handelt sich um ein weltweit anerkanntes Verfahren mit großer diagnostischer Bedeutung. Auch deshalb steht die Bedeutung des Zuckers für das Krebswachstum außer Frage.

Zwar vergären nicht alle Tumorzellen und kein Tumor besteht zu 100 Prozent aus vergärenden Zellen. Doch konnte gezeigt werden, dass die Bösartigkeit eines Krebses mit dem Ausmaß der Vergärung steigt. Zugleich nimmt die Resistenz gegenüber Bestrahlung und Medikamenten zu. Umgekehrt ergaben Versuche mit Krebszellen, dass die Empfindlichkeit gegenüber den Medikamenten Taxol und Imatinib wieder hergestellt werden kann, indem man die Enzyme der Zuckervergärung blockiert.[6, 7] Wird die Vergärung gehemmt, werden Krebszellen auch wieder empfindlich für eine Strahlentherapie.[8–10]

Im Laborexperiment, also an Zellkulturen, ist auch etwas anderes schon gelungen: Aggressive Krebszellen, die ihre Mitochondrien nicht mehr einschalten konnten, starben durch Zuckerentzug ab.[11, 12] Dass dies prinzipiell auch im lebenden Organismus möglich ist, zeigte eine Studie mit menschlichen Tumoren in Mäusen, die an der Universität Würzburg durchgeführt wurde, wo man dank des Engagements von Professor Ulrike Kämmerer Krebspatienten ebenfalls zu einer ketogenen, fett- und eiweißreichen Ernährung rät.[13] Bei den Würzburger Mäusen hemmte die zuckerarme, sehr fettreiche Kost nicht nur das Wachstum der Tumore für eine gewisse Zeit. Im Inneren der Geschwulste starben auch vermehrt Krebszellen ab. Eine erste Pilotstudie zur Verträglichkeit dieser Form der Ernährung bei Patienten mit gefährlichen Hirntumoren (Glioblastome) ist inzwischen abgeschlossen.[14] Wir brauchen jetzt dringend weitere Studien mit Patienten.

Denn was in Zellen und Mäusen funktioniert, muss beim Menschen noch lange nicht klappen. Die Erfahrungsberichte einzelner Patienten, wie der eingangs beschriebene Fall von Frau K., lassen uns jedoch vorsichtig optimistisch sein.

EIN ALLGEMEINES PHÄNOMEN

Derzeit arbeiten mehrere Forschergruppen im In- und Ausland an diesem spannenden Thema. Mit jedem neuen Detail lassen sich die Zusammenhänge besser verstehen, und vielleicht gibt es bald auch bessere Medikamente gegen den Krebs. Bis es so weit ist, bietet die Ernährung eine Chance, in das fatale Geschehen einzugreifen. Zumal es Krebserkrankungen gibt, bei denen sich die Prognose trotz intensiver Forschung bis heute nicht wesentlich verbessert hat, wie zum Beispiel bösartige Hirntumore. Hierzu liegen erste Fallberichte vor, in denen eine Ernährungsumstellung positive Effekte erzielte.[15–17]

Doch was Wissenschaftler von Otto Warburg bis zu dem Amerikaner Thomas Seyfried vom Boston College besonders fasziniert, ist die Tatsache, dass wir es bei der Zuckervergärung bösartiger Tumoren mit einem allgemeinen Phänomen zu tun haben: Es betrifft praktisch alle bisher untersuchten Krebsarten. Der Biologieprofessor Thomas Seyfried ist – wie übrigens viele »alternative« Krebsforscher vor ihm – überzeugt davon, dass Krebs eine Stoffwechselerkrankung darstellt.[18]

Tatsächlich hat die in der Medizin vorherrschende Sichtweise, dass Krebs eine rein genetische, durch Mutationen ausgelöste Krankheit sei, Risse bekommen. Unstrittig weisen Krebszellen eine Reihe von Mutationen auf. Sie können den Beginn der Krankheit markieren und ihr Fortschreiten vorantreiben. Die Mutationsrate der meisten Gene ist nach Seyfrieds Einschätzung jedoch so gering, dass Veränderungen im Erbgut in den meisten Fällen nicht als Ursache spontan auftretender Krebserkrankungen infrage kommen. Es muss also noch andere Ursachen geben.

SIND DEFEKTE MITOCHONDRIEN DER ANFANG ALLEN ÜBELS?

Zur Krebsentstehung und zu seinem Verlauf gibt es bis heute mehr offene Fragen als klare Antworten. Bekannt ist etwa, dass viele Substanzen, von Zigarettenrauch über UV-Strahlung bis hin zu Giften und Viren, Krebs verursachen können. Doch sie tun dies nicht alle, indem sie Mutationen verursachen. Sie zeigen eine andere Gemeinsamkeit: Sie alle schädigen die Funktion der Mitochondrien und behindern so die Energiegewinnung durch »Verbrennung«. Wir wissen noch nicht, was wann die Gärungsenzyme aktiviert. Im Umschalten der Zellen auf Zuckervergärung sieht Seyfried jedoch einen ganz entscheidenden Punkt: »Während es keine allen Krebsarten gemeinsame Genmutationen gibt, betreiben so gut wie alle Krebsgeschwulste Vergärung. Die aerobe Glykolyse aufgrund der geschädigten Mitochondrienfunktion ist das am häufigsten vorkommende, gemeinsame Phänomen in Krebszellen.«[18] Alle anderen Kennzeichen bösartiger Zellen, wie ungehindertes Wachstum, Neubildung von Blutgefäßen, Ausschalten des programmierten Zelltodes und Mutationen verschiedener Gene lassen sich seiner Meinung nach auf eine gestörte Mitochondrienfunktion zurückführen.

Beispielsweise sei die Stabilität des Erbmaterials im Zellkern auf gut funktionierende Mitochondrien angewiesen. Bei gestörter Energiezufuhr kommt es im Kern zu jenen Mutationen, die weitere Zellschäden und das Fortschreiten des Krebses fördern können. Ganz entscheidend für die Funktion der Mitochondrien ist übrigens ein besonderes Fett, das Cardiolipin. Es trägt als einziges Fett vier langkettige Fettsäuren und wird fast ausschließlich in Mitochondrien gebildet. Ist es defekt, klappt die Energieversorgung durch Oxidation nicht mehr und die Zelle geht entweder ein oder schaltet auf aerobe Glykolyse um. Umgekehrt sind funktionsfähige Mitochondrien in der Lage, den Warburg-Effekt abzuschalten und dafür zu sorgen, dass die Zellen ihre Energie wieder durch »Verbrennen« gewinnen.[18]

HUNGERN GEGEN DEN KREBS?

Zur praktischen Umsetzung seiner Erkenntnisse plädiert Thomas Seyfried dafür, bei optimaler Vitamin- und Mineralstoffzufuhr extrem wenig Kalorien zu essen. Tatsächlich ergaben Tierversuche, dass sich das Wachstum und Fortschreiten bösartiger Tumore in vielen Fällen durch Hungern bremsen lässt. Fallberichte von Patienten mit bösartigen Hirntumoren klingen ebenfalls vielversprechend.[16, 17] Allerdings muss die Vitamin- und Mineralstoffversorgung optimal sein, denn ein Mangel an Mikronährstoffen fördert die Krebskrankheit. Rechnet man die Ergebnisse der Tierversuche um, bedeutet das eine Magerkost mit nur 500 bis 600 Kilokalorien täglich plus Nährstoffsupplemente. »Angesichts dieser Tatsachen«, so Seyfried, »bleibt abzuwarten, ob Mitglieder unserer Spezies gewillt oder motiviert genug sind, diesen zum Schutz vor Krebs nötigen Lebensstil anzunehmen.«[18]

Sie können sich wieder entspannen! Ein derart strenges Regime ist nach Ansicht anderer Wissenschaftler unnötig. Wir halten es auch für unrealistisch. Die meisten Menschen würden es nicht durchhalten, selbst wenn sie wollten. Was uns Seyfrieds strenge Empfehlungen relativ gelassen hinnehmen lässt, ist Folgendes: Man geht davon aus, dass kalorienarme Diäten mit ausreichender Mikronährstoffmenge die Krebsentstehung hemmen, indem sie die Zucker- und Insulinmenge im Blut vermindern.

Zugleich gelangen mehr Fettsäuren ins Blut und es werden Ketone gebildet. Ketone sind nicht nur gute Energielieferanten für gesunde Zellen, sie wirken zudem entzündungshemmend und schützen die Mitochondrien vor freien Radikalen. Weniger Insulin heißt für die Krebszellen weniger Wachstumsreize, und weniger Zucker verknappt ihren Lieblingstreibstoff. Sie müssen auf »Verbrennung« von Fettsäuren oder Ketonen umschalten – oder sie bekommen ein ernstes Problem.

BUNTE ÖL-EIWEISS-KOST

Wie Sie bereits aus den vorangegangenen Kapiteln wissen, muss man jedoch keineswegs hungern, um seine Blutzucker- und Insulinwerte niedrig zu halten und die Ketonbildung anzukurbeln: Man erreicht den gleichen Effekt bei sehr viel mehr Genuss und Lebensfreude durch eine deutliche Reduktion der Kohlenhydrate, vor allem jener, die den Blutzucker rasch erhöhen. Zugleich füttert man seine gesunden Zellen mit allerlei ungehärteten Fetten und hochwertigen Ölen. Dazu ausreichend Eiweiß in Form von Fleisch, Fisch, Eiern und, sofern sie vertragen werden, Milchprodukten. Reichlich Gemüse und Salate, Nüsse, Obst, Kräuter und Gewürze liefern Mikronährstoffe, Ballaststoffe und sekundäre Pflanzenstoffe, von denen etliche über krebshemmende Eigenschaften verfügen.

Johannes Coy weist in diesem Zusammenhang auf die besonders starke Antikrebswirkung der Vitamin-E-Variante Gamma-Tocotrienol hin.[19] Sie kommt in Spuren in vielen Pflanzenölen vor, hohe Gehalte finden sich in nativem Palmöl. Auch für milchsauer vergorene Gemüse, Säfte und Milchprodukte sowie grünen Tee gibt es Hinweise, dass sie die Ernährung gegen den Krebs unterstützen können.

WIE VIELE KOHLENHYDRATE?

Zu dieser Frage gibt es unterschiedliche Auffassungen. Der eingangs erwähnte Professor Holm ist am großzügigsten.[1] Berücksichtigt man seine Eiweiß- und Fettempfehlungen, bleiben knapp 30 Prozent der Kalorien für Kohlenhydrate. Das entspricht bei einem Tagesbedarf von 2.200 Kilokalorien etwa 660 Kohlenhydratkalorien oder 165 Gramm Kohlenhydrate täglich.

Johannes Coy empfiehlt, ein Gramm Kohlenhydrate pro Kilo Körpergewicht und Tag nicht zu überschreiten, also beispielsweise 60 Gramm bei einem Gewicht von 60 Kilo.[5] Werden mehr als ein Gramm Kohlenhydrate pro Kilo Körpergewicht gegessen, sollten sie durch körperliche Aktivität rasch wieder verbraucht werden. Zudem rät Coy dazu, die Kohlenhydrate stets mit hochwertigen Fetten, Ballaststoffen oder Eiweiß zu kombinieren, weil dies den Blutzuckeranstieg abmildert und länger sättigt.

Auch Professor Ulrike Kämmerer von der Frauenklinik der Universität Würzburg setzt sich seit Jahren für eine fett- und eiweißreiche Ernährung bei Krebserkrankungen ein und war an mehreren Studien beteiligt. Ihrem Engagement ist es zu verdanken, dass es im Internet umfangreiche Informationen sowie praktische Tipps zur ketogenen Kost gibt.[20] Kämmerer empfiehlt, die Kohlenhydrate auf höchstens 50 Gramm täglich zu beschränken, um die Ketonbildung maximal zu fördern.

Selbstverständlich muss eine geplante Ernährungsumstellung individuelle Unverträglichkeiten und die Nebenwirkungen der Therapie berücksichtigen. Zudem sollte schrittweise vorgegangen und die Wirksamkeit beobachtet werden.

WELCHE FETTE?

Die genannten Protagonisten einer fett- und eiweißreichen Ernährung empfehlen, jene Fette zu bevorzugen, die das Krebswachstum hemmen können. Dazu zählen vor allem die Omega-3-Fettsäuren, daneben jedoch auch die gesättigten MCT-Fette, die Sie bereits aus dem Kapitel über Hirn und Nerven kennen. Andere gesättigte Fettsäuren gehören ebenfalls dazu.[1]

Ja, Sie haben richtig gelesen: Fette können das Krebswachstum hemmen, und es werden neben Omega-3-Fettsäuren (Fischfett, Lein-, Hanf- und Rapsöl) und den im Handel erhältlichen MCT-Fetten für Krebspatienten explizit auch Lebensmittel mit vielen gesättigten Fettsäuren empfohlen: Butter und Butterschmalz, Sahne und Kokosfett.

OMEGA-3- UND OMEGA-6-FETTE: EIN BALANCEAKT

Dass Omega-3-Fettsäuren dem Krebs das Leben schwer machen können, ist relativ gut untersucht: Da wäre einmal ihre entzündungshemmende Wirkung. Weil chronische Entzündungen das Krebswachstum fördern, ist alles, was die Entzündung hemmt, auch hilfreich gegen den Krebs. Omega-3-Fettsäuren wirken selbst entzündungshemmend, und sie hemmen darüber hinaus die Bildung entzündungsfördernder Signalstoffe aus Arachidonsäure. Diese Omega-6-Fettsäure kennen Sie bereits, und Sie wissen auch schon, dass sie unentbehrlich für die Zellmembranen und die Gefäßgesundheit ist. Arachidonsäure ist also nicht per se gesundheitsschädlich, sondern nützlich und notwendig. In einigen Reagenzglasversuchen konnte freie Arachidonsäure sogar das Wachstum von Krebszellen hemmen. Allerdings kann sie auch in eine Vielzahl von Signalstoffen umgebaut werden, von denen etliche das Krebswachstum fördern. Omega-3-Fettsäuren hemmen diese Vorgänge.[1, 21] Deswegen ist es auch hier wieder wichtig, auf ein ausgewogenes Verhältnis von Omega-3- und Omega-6-Fettsäuren zu achten.

Omega-3-Fettsäuren sind hoch aktive Moleküle. Sie hemmen die Neubildung feinster Blutgefäße, die Tumoren zum Wachsen benötigen. Sie helfen, die Blutzuckerspiegel flach zu halten, fördern die Insulinsensitivität und die Ketonbildung und können einige Immunreaktionen intensivieren. Omega-3-Fettsäuren sind in der Lage, die Bildung aggressiver Radikale sowohl zu hemmen als auch zu fördern. Je nachdem, wann und wo dies stattfindet, kann beides krebshemmend wirken. Zudem scheint es so zu sein, dass gesunde Zellen geschont werden.[22] Unterm Strich wirken Omega-3-Fettsäuren also auf vielen Ebenen dem Krebs entgegen, wobei in den meisten Studien die hoch ungesättigten tierischen Varianten EPA und DHA zum Einsatz kamen.

Eine weitere wichtige Wirkung der Omega-3-Fettsäuren ist ihr Anti-Kachexie-Effekt: Sie mildern die bei fortgeschrittenen Krebserkrankungen typische Auszehrung, fördern den Appetit, bremsen den Verlust an Muskelmasse und Fettgewebe und verhelfen den abgemagerten Patienten manchmal auch zu einer kleinen Gewichtszunahme.[1]

In einer Studie lebten die Patienten nach hoch dosierter Gabe von Fischöl sogar länger.[1, 23] Trotz all dieser positiven Beobachtungen müssen wir jedoch darauf hinweisen, dass es noch nicht genügend Studien am Menschen gibt, die eindeutige Dosisempfehlungen zuließen. Man kann nur eine ausreichende Zufuhr und ein in etwa ausgewogenes Verhältnis der mehrfach ungesättigten Fettsäuren empfehlen. Um nicht zu viel Omega-6-Fettsäuren aufzunehmen, sollten Omega-3-reiche Lebensmittel wie Fettfische, Fleisch und Eier von Weidetieren sowie Lein-, Hanf- oder Rapsöl bevorzugt werden.

ÖL- UND LINOLSÄURE – ALLES ANDERE ALS EINDEUTIG

Olivenöl enthält wenig Omega-6-Fette, dafür viel Ölsäure. Deren Rolle im Krebsgeschehen ist nicht eindeutig geklärt. Zwar wird dem Olivenöl eine krebsvorbeugende Wirkung nachgesagt, klar bewiesen ist sie aber nicht. In Tier- und Laborversuchen wirkte sich Ölsäure überwiegend, jedoch nicht immer, krebshemmend aus. Gegen übliche Mengen Olivenöl in der Kost von Krebspatienten spricht jedoch nichts, zumal Olivenöl nicht nur aus Ölsäure besteht. Es enthält auch eine Vielzahl sekundärer Pflanzenstoffe, die sich ebenfalls segensreich auswirken könnten. Ein kalt gepresstes Öl auf einen einzelnen Bestandteil zu reduzieren, ist daher zu kurz gegriffen.

Sonnenblumen-, Maiskeim- und Sojaöl enthalten sehr viel Omega-6-Fette, ebenso Kürbiskern-, Distel- und Weizenkeimöl. Sie sollten nur sparsam verwendet werden, zumal die darin dominierende Linolsäure ein zweischneidiges Schwert ist: Einerseits wird sie zu Gamma-Linolensäure umgebaut, eine Omega-6-Fettsäure, die sich in Tier- und Laborversuchen als krebshemmend erwies und aus der entzündungshemmende Signalstoffe gebildet werden können.[24] Andererseits kann Linolsäure aber auch via Arachidonsäure in entzündungsfördernde und immunhemmende Signalstoffe umgebaut werden. Entscheidend ist vermutlich das individuelle Milieu der Zellen: So sind in Krebszellen vor allem jene Enzyme aktiv, die zu entzündungsfördernden Stoffen führen.

Da Linolsäure in Tier- und Laborversuchen unter bestimmten Umständen das Krebswachstum förderte, empfiehlt Eggert Holm Zurückhaltung bei den entsprechenden Ölen.[1] Allerdings muss auch klar gesagt werden, dass die Daten aus Studien am Menschen keine eindeutigen Effekte erkennen ließen. Es ist daher auch nicht nötig, sich vor Sonnenblumen- oder Maiskeimöl zu fürchten. Sie sollten jedoch nicht die einzigen Fette in der Küche sein, sondern durch Omega-3-reichere Varianten ergänzt werden.

GESÄTTIGTE FETTSÄUREN: VERKANNTE HILFEN

Kommen wir zu jenen Fetten, die gemeinhin als nicht gesundheitsförderlich gelten: den gesättigten Fettsäuren, die es in den Varianten kurz-, mittel- und langkettig gibt. Die kurzkettigen gesättigten Fettsäuren, allen voran das Butyrat (Buttersäure), kommen im Milchfett und daher auch in Butter und Sahne vor. Eine weitere wichtige Quelle ist die große »Wohngemeinschaft« in unseren Eingeweiden: Unsere Darmbakterien stellen aus pflanzlichen Ballaststoffen Butyrat her. Es schützt und nährt die Zellen der Darmschleimhaut und konnte zumindest in Laborexperimenten die Krebsentwicklung hemmen. Ist es nicht schön: Wir essen unverdauliche Ballaststoffe und unsere Mitbewohner im Darm machen daraus nahrhafte und schützende Fette. Wenn das kein gutes Beispiel für eine gelungene Symbiose ist.

Die mittelkettigen gesättigten Fettsäuren, MCT, haben wir Ihnen schon vorgestellt. Sowohl gemischte MCT-Öle als auch Kokos- und Palmkernfett, die von Natur aus reich an mittelkettigen Fettsäuren sind, kurbeln die Ketonbildung an. Dies trägt zur Verbesserung des Ernährungszustands der Patienten bei und schützt die Mitochondrien. Aus Tierversuchen gibt es zudem Hinweise auf tumorhemmende Effekte durch mittelkettige gesättigte Fettsäuren.[18] Deswegen räumt man auch ihnen in der Ernährung von Krebspatienten einen besonderen Platz ein.

Blieben noch die langkettigen gesättigten Fettsäuren, vor allem die Palmitin- und die Stearinsäure. Sie konnten in Zellkulturen das Wachstum bösartiger Zellen hemmen, vermutlich, weil sie in der Lage sind, verschiedene Enzyme der Zuckervergärung lahm zu legen. So bremsen sie die Treibstoffversorgung der Krebszellen aus. Übrigens ist dies mindestens seit den 1960er-Jahren bekannt.[25] Allgemein durchgesetzt hat sich das Wissen um die positiven Effekte dieser Fettsäuren aber nicht. Und so bemängelt Eggert Holm, dass seine Idee, langkettige gesättigte Fettsäuren gegen bösartige Tumoren einzusetzen, »selbst von der experimentellen Medizin bislang nur begrenzt aufgegriffen worden« ist.[1]

Eine fett- und eiweißreiche Ernährung zieht sich wie ein roter Faden durch die Geschichte der (alternativen) Krebsforschung. Doch welche Zukunft wird sie haben? Der Amerikaner Thomas Seyfried ist skeptisch, hält die Umsetzung aufgrund der noch immer »vorherrschenden Ideologien in diesem Feld« für schwierig. Dennoch hofft er, dass »ein paar aufgeklärte Ärzte« die alternativen Diätstrategien zum Wohl der Patienten aufgreifen, erforschen und weiterentwickeln werden.[18] Das hoffen wir auch!

INTERVIEW MIT DR. MED. ARMIN GRUNEWALD, OLDENBURG

Herr Dr. Grunewald, beruht die fett- und eiweißreiche Kost, die von immer mehr Ärzten und Wissenschaftlern für Krebspatienten empfohlen wird, nicht wesentlich auf der Öl-Eiweiß-Kost Ihrer Tante, der Apothekerin, Chemikerin und Heilpraktikerin Dr. Johanna Budwig?

Dr. Johanna Budwig war nicht nur die bekannteste Fettforscherin ihrer Zeit – wir verdanken ihr unter anderem die ersten Analysemethoden zur Trennung verschiedener Fettsäuren. Sie war eine kluge Visionärin und setzte ihre wissenschaftlichen Erkenntnisse auch gerne in die Praxis um. Vor mehr als einem halben Jahrhundert erkannte sie in der Überversorgung mit Zucker und schlechten Fetten bei gleichzeitigem Mangel an Omega-3-Fetten eine wesentliche Ursache vieler Erkrankungen. Sie empfahl den Menschen dringend, raffinierte Zucker und Mehle, trans-Fettsäuren sowie Pestizide, Farb- und Konservierungsstoffe zu meiden. Vor allem ihre steten Warnungen vor den trans-Fettsäuren brachten ihr reichlich Ärger mit der damals aufstrebenden Margarine-Industrie ein.

Statt solcher Kunstprodukte sollte viel frisches Obst und Gemüse, dazu auch Kartoffeln, Nüsse, Milchprodukte, vor allem aber ausreichend hochwertiges Leinöl gegessen werden. Sie erkannte früh, wie außerordentlich wichtig die von ihr entdeckten Omega-3-Fettsäuren für die Gesundheit und das Wohlbefinden sind und empfahl, das Leinöl mit Quark zu mischen. Das wertvolle Öl wird durch die Verbindung mit Eiweiß für den Körper besser verfügbar.

Ihre zu Weltruhm gelangte Öl-Eiweiß-Kost war für die schwer Kranken eine vegetarische Kost. Nicht weil sie den Verzehr von Fleisch aus moralischen Gründen ablehnte, sondern weil sie schon damals erkannte, dass die Massentierhaltung und die artfremde Fütterung überwiegend mit Mais die Qualität des Fleisches und der tierischen Fette beeinträchtigt. Für Gesunde konnte die Kost ergänzt werden, etwa durch Olivenöl, Fisch und Wildfleisch.

Sie führen die Forschungen Ihrer Tante seit einigen Jahren fort. Welche neuen Erkenntnisse für die Ernährung haben sich inzwischen ergeben?

Heute erkennen wir, wie weitsichtig die Erkenntnisse von Johanna Budwig waren, denn die moderne Forschung bestätigt sie eins ums andere Mal. So zeigt sich immer deutlicher, dass eine eiweißbetonte Ernährung, die arm an hoch glykämischen Kohlenhydraten und reich an (pflanzlichen) Omega-3-Fettsäuren ist, bei vielen der heute bedeutsamen Krankheiten segensreich wirkt: bei Bluthochdruck, beim Metabolischen Syndrom, bei Diabetikern, Koronarpatienten und Rheumatikern. Depressive und Kinder mit Lernproblemen sprechen nach meinen Erfahrungen ebenfalls sehr gut darauf an.

Auch beim Krebs hat die Omega-3-reiche Öl-Eiweiß-Kost ihren Stellenwert, in der Prophylaxe wie in der Nachsorge. Ob wir die Lebenserwartung der Krebspatienten bedeutend verlängern können, weiß ich nicht, denn hierzu gibt es bislang nur Fallberichte, keine umfassenden Statistiken. Was ich jedoch bei all' meinen Patienten sehe, ist eine bemerkenswerte Verbesserung der Lebensqualität und des Wohlbefindens.

Darüber hinaus gibt es viele neue Erkenntnisse über Fette, sei es die Erforschung der Fett-Eiweiß-Interaktionen in den Mitochondrien- und Zellkernmembranen oder der Einfluss der Fette auf die Aktivität der Gene und der elektromagnetischen Felder im Körper. Wir beginnen eigentlich gerade erst, die vielfältigen Aufgaben der Fette zu verstehen.

Sie empfehlen ein besonders hochwertiges Leinöl. Was macht es so besonders?

Unser Leinöl ist eine Mischung aus vielen verschiedenen, speziell ausgewählten Saaten, die mit wenig Druck und unter Licht- und Luftabschluss gepresst werden. Dieses Öl besteht rund zur Hälfte aus Alpha-Linolensäure. Sie können es pur oder in Mischung mit anderen hochwertigen Ölen verwenden. Damit die Omegabalance stimmt, sollten Sie am Ende der Woche vom Leinöl ebenso viel verbraucht haben wie von allen anderen Ölen, die in Ihrer Küche stehen.

Wäre es nicht effektiver, fette Fische oder Fischöl zu essen?

Zunächst einmal: Nur Linolsäure und Alpha-Linolensäure sind für den Menschen essenziell, das heißt so wichtig wie Vitamine. Wir brauchen sie zum Leben und müssen sie essen, weil wir sie nicht selbst herstellen können. Die besten Quellen sind Pflanzenöle, Nüsse und Saaten. Die beste Quelle für pflanzliches Omega-3 ist Leinöl, es enthält gut 50 Prozent Alpha-Linolensäure. Zum Vergleich: Raps- und Walnussöl liefern um die zehn Prozent davon.

Alpha-Linolensäure wird vom Körper also gebraucht, ein Teil davon wird in hoch ungesättigte Fettsäuren umgewandelt. Im Durchschnitt steigen die EPA-Mengen im Blut um 15 bis 20 Prozent, wenn täglich ein Esslöffel Leinöl gegessen wird. Allerdings gibt es auch hier individuelle Unterschiede.

Die Empfehlung von Fisch und Fischöl fällt mir zunehmend schwerer. Selbstverständlich sind deren Fettsäuren sehr nützlich für den Körper, doch die ökologische Katastrophe, die sich in den Ozeanen und in den Fischfarmen abspielt, finde ich unerträglich. Wildlachs, der in seinem Leben noch gegen den Strom schwimmen und muskulös werden durfte, wird bald unbezahlbar sein. Daher werden Algen als Omega-3-Produzenten künftig an Bedeutung gewinnen.

Was die Fischöle angeht, so wirft ihre Herstellung viele Fragen auf: Von welchen Fischen werden sie wie gewonnen? Wie hoch wurden die empfindlichen Öle erhitzt? Mit welchen chemischen Methoden wurden die Omega-3-Fettsäuren abgetrennt? Wie viele Schadstoffe und trans-Fette sind enthalten? Aus diesen Gründen bevorzuge ich Leinöl und empfehle Fischöle nur in begründeten Einzelfällen.

Wie können Patienten feststellen, ob sie ein Fettsäure-Ungleichgewicht im Körper haben?

Wir können inzwischen diverse gesättigte und ungesättigte Fettsäuren im Blut und in einigen anderen Geweben messen. Die daraus gewonnenen Indizes erlauben eine gute Beurteilung des Versorgungszustandes der Menschen und die Verlaufskontrolle nach einer Ernährungsumstellung oder Supplementierung. Dabei ist jedoch nicht nur das Verhältnis aller Omega-3- und Omega-6-Fette von Interesse, sondern auch das Verhältnis von Linolsäure zu Alpha-Linolensäure, das die ernährungsbedingten Ungleichgewichte anzeigt sowie das Verhältnis von Arachidonsäure zu EPA, das über das Entzündungsgeschehen Auskunft gibt. Bei vielen Patienten liegt es über 20 zu 1 und damit viel zu hoch. Diese Messungen sind keine Kassenleistungen, die Kosten sind mit derzeit rund 70 Euro jedoch erschwinglich.

IM PORTRÄT: LEINÖL

Die Lein- oder Flachspflanze (Linum usitatissimum) ist wie Hanf, Sesam und Olive eine sehr alte Kulturpflanze. Schon vor 10.000 Jahren begleitete sie die Menschen. Im Gegensatz zu den anderen Ölsaaten gedeiht der Flachs fast überall, außer in Äquatornähe, und er ist äußerst vielseitig zu verwenden. Traditionell spielte er auch in unserem Kulturkreis eine große Rolle, wenngleich vieles wieder in Vergessenheit geriet. Wie wichtig diese Pflanze einmal war, verrät unsere Alltagssprache. Denn egal, ob wir albern herumflachsen, gerade den Faden verloren haben, eine Fahrt ins Blaue planen, uns verhaspeln, jemanden durchhecheln oder ob etwas schäbig aussieht – alle diese Begriffe entstammen der einst sehr aufwendigen Verarbeitung des Flachses zu wertvollem Leinen.

Hoch geschätzt wird der Lein seit Jahrtausenden auch wegen seiner essbaren Samen: Sie versorgen den Körper mit physiologisch aktiven Pflanzenhormonen (Phytoöstrogenen) und Ballaststoffen. Die Phytoöstrogene werden als Krebsschutzstoffe untersucht, sie sind sozusagen das europäische Pendant zu den in Asien häufiger verzehrten Isoflavonoiden aus fermentierten Sojaprodukten.

Leinsaat ist lange haltbar, obwohl sie ein hoch empfindliches Öl beherbergt. Rund 40 Prozent der Samen bestehen aus diesem hochwertigen Öl, das seit Generationen nicht nur zu Speisezwecken, sondern auch in der Naturheilkunde genutzt wird. Früher hatte fast jedes Dorf seine Ölmühle. Regelmäßig zogen die Händler durch die Straßen, um frisches, kalt geschlagenes Leinöl zu verkaufen. Da es ein besonders hitze- und lichtempfindliches Öl ist, verlor es im Zuge der Industrialisierung jedoch an Bedeutung: Für die großtechnische Herstellung ist Leinöl viel zu leicht verderblich, für den Handel über weite Strecken nicht haltbar genug.

Leinöl zeichnet sich durch einen extrem hohen Gehalt an Alpha-Linolensäure aus und wird darin nur geringfügig vom Perillaöl aus den Samen des chinesischen Perillakrauts (Perilla frutescens) übertroffen. Mehr als 50 Prozent der Fettsäuren dieser Öle entfallen auf die Omega-3-Fettsäure. Daher sind sie für alle, die Fisch ablehnen oder vegetarisch leben, von besonderer Bedeutung. Zudem ist Alpha-Linolensäure, wie auch die Linolsäure, essenziell, das heißt lebens- und zufuhrnotwendig wie Vitamine.

Da Leinöl relativ wenig Linolsäure enthält, eine Omega-6-Fettsäure, ist es sehr gut geeignet, das Verhältnis von Omega-6- zu Omega-3-Fettsäuren in unserer Kost zu verbessern. Alpha-Linolensäure aus Leinöl wird in die Zellmembranen eingebaut. Und sie wird, wenn auch in geringem Ausmaß, in die längerkettigen Omega-3-Fettsäuren EPA und DHA umgewandelt. Leinöl beeinflusst die Fließeigenschaften des Blutes günstig, senkt den Cholesterinspiegel, hemmt eine übermäßige Blutgerinnung sowie die Bildung von entzündungsfördernden Signalstoffen und trägt so vermutlich zum Schutz von Herz und Gefäßen bei.

In Schlesien und rund um Berlin gehörte Leinöl mit Pellkartoffeln und Quark zur Hausmannskost. Interessanterweise sorgt die Mischung des Öls mit Magerquark für eine intensive Emulgierung des Fettes, sodass es besonders gut verdaut und vom Körper genutzt werden kann. Dieser Effekt wurde von der Fettforscherin Johanna Budwig erkannt.

Aufgrund seines intensiven Geschmacks ist Leinöl vielleicht nicht jedermanns Sache, es lässt sich jedoch gut mit anderen Ölen mischen. Weil es hoch empfindlich ist, sollte nur Leinöl in Bio-Qualität in kleinen, dunklen Flaschen gekauft werden. Beste Qualitäten wurden unter Luftabschluss gepresst.

Zum Erhitzen ist Leinöl nicht geeignet, und zur Aufbewahrung gehört es luftdicht verschlossen in den Kühlschrank. Auch unter diesen Bedingungen hält es sich maximal zwei Monate, eingefroren bei -25 °C ein halbes Jahr. Sobald es fischig, kratzig oder ranzig riecht, sollte es nicht mehr gegessen werden. Es eignet sich dann nur noch zur Behandlung von Holzmöbeln: An der Luft verharzt Leinöl schnell, es bildet einen dünnen, rissfreien Schutzfilm aus, die sogenannte Leinöl-Firnis.

ZUSAMMENSETZUNG VON NATIVEM LEINÖL

gesättigte Fettsäuren	10–12%
Ölsäure	10–25%
Linolsäure (Omega-6)	12–24%
Alpha-Linolensäure (Omega-3)	50–60%
Fettbegleitstoffe zum Beispiel flüchtige Verbindungen, Vitamine der E-Gruppe, B-Vitamine, Schleimstoffe, Sterole	ca. 2%

(Angaben gerundet, da die Zusammensetzung von Naturstoffen schwankt.)

Quellen:

- Baylin, A et al: Circulation 2003;107:1586-1591
- Campos, H et al: Circulation 2008;118:339-345
- Djoussé, L et al: Circulation 2005;111:2921-2926
- Krist, S et al (Hrsg): Lexikon der pflanzlichen Fette und Öle. Springer Verlag, 2008
- Grimm, H-U: Leinöl macht glücklich. Dr. Watson Books 2006
- von Braunschweig, Ruth: Pflanzenöle. Qualität, Anwendung und Wirkung. Stadelmann Verlag 2008
- Zhao, G et al: American Journal of Clinical Nutrition 2007;85:385-391

EXKURS: FETT IN DER KREBSPRÄVENTION

»Bestätigt: Fettreiche Ernährung erhöht Brustkrebsrisiko«, so lautete der Titel einer Meldung in der Fachzeitschrift Ernährung & Medizin, die sicher von vielen Ernährungsberatern gelesen wird.* Im Artikel wird so getan, als sei der alte Streit um den Einfluss des Fettverzehrs auf das Brustkrebsrisiko nun beendet. Die Empfehlung zur Krebsprävention am Ende der Meldung lautet denn auch »fettarm!«. Hintergrund des Ganzen ist eine Kurzmeldung der Potsdamer EPIC-Studie**, an der gut 15.000 Frauen teilnahmen. Nach sechs Jahren waren 137 dieser Frauen an Brustkrebs erkrankt. Anhand der zu Beginn der Studie ausgefüllten Fragebögen ließ sich ein Ernährungsmuster identifizieren, das mit einem verdoppelten relativen Risiko, an Brustkrebs zu erkranken, einherging: Es war gekennzeichnet durch einen hohen Konsum von Margarine, Butter und anderen tierischen Fetten, Fisch sowie Wurstwaren bei gleichzeitig niedrigem Verzehr von Brot und Fruchtsäften.[26]

Dass damit die Fette als Verursacher von Brustkrebs dingfest gemacht sein sollen, ist lächerlich. Ein Blick in die Studie zeigt, dass das genannte Essmuster auch mit der höchsten Kalorienzufuhr einherging und dass häufiger geraucht wurde. Zudem fand sich hier auch der höchste Alkoholkonsum. Das alles sind Risikofaktoren für Brustkrebs. Die Autoren weisen zudem selbst darauf hin, dass die Studiendauer mit sechs Jahren relativ kurz war, um eindeutige Aussagen zu treffen und dass nur einmal zu Beginn der Studie nach den Essgewohnheiten gefragt wurde. Wir würden diese Studienkurzmitteilung daher als interessante Notiz in einer kaum noch überschaubaren Flut an Daten zum Thema Krebs und Ernährung betrachten, keinesfalls jedoch als abschließende Bestätigung der Fettfrage, wie es die oben zitierte Meldung suggeriert.

Die ist ärgerlich, eben weil viele Ernährungsberater sich über derartige Medien auf dem Laufenden halten. Fakt ist, dass die Mehrzahl der prospektiven Studien, viele Reviews und die meisten Meta-Analysen die Fette weitestgehend freisprechen, nicht nur in Sachen Brustkrebs.

* DIfE/HK: Ernährung & Medizin 2009;24:159-160

** European Prospective Investigation into Cancer and Nutrition = Europäische Prospektive (vorausschauende) Untersuchung des Zusammenhangs zwischen Krebs und Ernährung

Dies hatte zur Folge, dass auch die Deutsche Gesellschaft für Ernährung und der World Cancer Research Fund, zwei Organisationen, die nun wirklich nicht im Verdacht stehen, besonders lipophil zu sein, feststellen mussten: Es gibt weder eine überzeugende noch eine wahrscheinliche Evidenz für ein erhöhtes Risiko bei den wichtigsten Krebsarten. Das gilt sowohl für die gesamte Fettzufuhr als auch für einzelne Fettsäuren.[2, 27] Die später erschienenen Studien ändern dieses Urteil nicht, eine aktuelle Meta-Analyse sprach kürzlich noch einmal explizit die tierischen Fette in Sachen Brustkrebs frei.[28] Für den Einfluss von trans-Fettsäuren auf das Krebsrisiko liegen leider noch nicht genügend Daten vor.

Bei solchen Beurteilungen geht es darum, ob Fett einen von der Energiezufuhr unabhängigen Effekt hat, ob also das Fett neben seiner Fähigkeit, Kalorien zu liefern, das Krebsrisiko erhöht oder senkt. Dafür gibt es wie gesagt keine überzeugenden Hinweise. Dass eine kalorische Überernährung und vor allem ein bauchbetontes Übergewicht das Krebsrisiko erhöhen, ist davon unberührt. Zur Überernährung tragen jedoch nicht nur Fett, sondern auch Kohlenhydrate, Alkohol und Eiweiß bei. Und was das bauchbetonte Übergewicht und die damit meist verbundene Insulinresistenz angeht, gehören eher die Kohlenhydrate, der Bewegungs- und Lichtmangel sowie der Stress der Menschen auf den Prüfstand. Inzwischen mehren sich die Hinweise, dass Typ-2-Diabetiker und Menschen mit einem Metabolischen Syndrom ein erhöhtes Krebsrisiko haben, auch wenn es Unterschiede nach Alter, Geschlecht und Krebsart gibt.[29, 30]

Die Weltgesundheitsorganisation[31] und der World Cancer Research Fund[2] kommen zu dem Schluss, dass es zur Verhütung der heute häufigsten Krebserkrankungen wichtig ist, nicht zu rauchen, nicht zu viel Alkohol zu trinken und im Erwachsenenalter nicht zu dick zu werden. Dazu ist es nach heutigem Kenntnisstand wichtig, sich ausreichend zu bewegen und die Energiedichte seiner Speisen und (vor allem) Getränke im Auge zu behalten. Ob man eine angemessene Energiedichte mit mehr oder weniger Fett erreicht, ist jedem selbst überlassen, schließlich sind nicht nur die Geschmäcker, sondern auch die Körper der Menschen verschieden.

Dennoch würden wir in vielen Fällen für mehr Fett plädieren: Mehr Fett (und Eiweiß) anstelle von Kohlenhydraten, dazu reichlich frisches Gemüse und Obst, Nüsse und hochwertige Öle sowie ein ausgewogenes Verhältnis von Omega-6- und Omega-3-Fettsäuren ist die Ernährungsform mit den besten Resultaten in der Behandlung des Metabolischen Syndroms, bei bauchbetontem Übergewicht und Typ-2-Diabetes. Sie versorgt den Körper mit ausreichend einfach ungesättigten und Omega-3-Fetten und verringert den Insulinbedarf. Französische Wissenschaftler fanden ein verringertes Brustkrebsrisiko, wenn im Fettgewebe gleichzeitig viel einfach ungesättigte Fettsäuren sowie ein niedriges Omega-6- zu Omega-3-Verhältnis zu finden waren.[32] Das Verhältnis der Fettsäuren im Fettgewebe oder in den roten Blutkörperchen gibt viel genauer Auskunft über den langfristigen Versorgungsstatus als die notorisch fehlerbehafteten Befragungen zum Ernährungsverhalten.

Hohe Insulinspiegel fördern nicht nur das Anschwellen der Fettdepots, sondern auch das Wachstum vieler Krebsarten. Sie lassen sich am besten durch eine Einschränkung hoch glykämischer Kohlenhydrate, durch mehr Fett und körperliche Bewegung senken. Besonders günstig ist, wenn man sich draußen im Sonnenlicht bewegt. Dann steigt nicht nur die Stimmung, der Körper kann auch mehr Vitamin D bilden. Das fettlösliche Vitamin wird gerade intensiv erforscht, weil in vielen Beobachtungsstudien jene Menschen seltener an Krebs erkrankten, die mehr Vitamin D im Blut hatten.[33] Bevor Sie sich also den Klecks Crème fraîche in Ihrer Suppe verkneifen, genießen Sie ihn lieber und gönnen Sie sich nach dem Mittagessen ein wenig Bewegung. Vielleicht sind Sie ja in der glücklichen Lage, einen Hund zu besitzen – dann müssen Sie raus. Womit wir beim Thema des nächsten Kapitels wären.

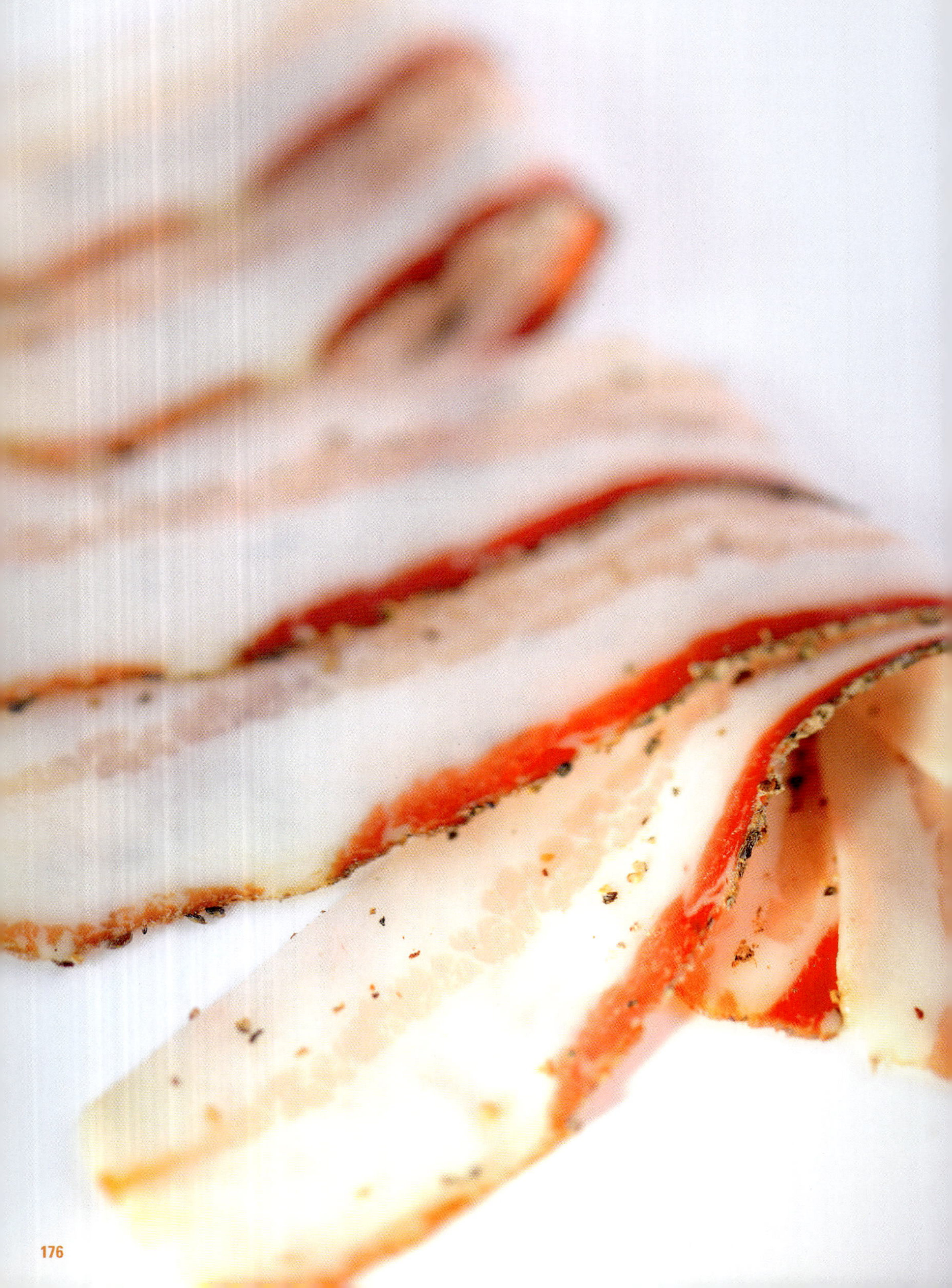

MEHR FETT FÜR FURY, FIFI UND FELIX!

Ortstermin im Internet: Der Dackel auf dem linken Bild kann einem wirklich leid tun, wiegt er doch über zehn Kilo. Sein Bauch schleift fast auf dem Boden, und man fragt sich, wie lange die kurzen Beinchen dieses Gewicht noch tragen können. Erleichtert blicken wir auf das rechte Bild: Der (hoffentlich) selbe Dachshund hat mit vier Kilo knapp die Hälfte seines Gewichts verloren und sieht jetzt so aus, wie man sich einen gesunden Hund vorstellt.

Wir befinden uns auf der website einer Gewichts-Management-Klinik für Haustiere*, die in Zusammenarbeit mit dem Tierfutterhersteller Royal Canin unter dem Dach der Universität von Liverpool eingerichtet wurde. Nicht nur die Vorher-Nachher-Bilder erinnern gespenstisch an die Gewichtsprobleme, die uns Menschen plagen. Auch der eindringliche Appell gleich neben den Bildern könnte in einer x-beliebigen humanmedizinischen Zeitschrift stehen: Übergewicht sei weit verbreitet und dürfe keineswegs unterschätzt werden. Es sei vielmehr eine ernst zu nehmende Krankheit, die zu Diabetes, Herzkrankheiten, Krebs und Gelenkproblemen führe, um nur einige der wichtigsten Folgeschäden zu nennen.

Ganz offensichtlich gehen wir (auch) mit der Gesundheit unserer angeblich so geliebten vierbeinigen Begleiter fahrlässig um. Denn würden Ernährung und Bewegung »stimmen«, müssten kein Dackel und kein Kater 10 oder 15 Kilo mit sich herumschleppen. Und es gäbe nicht die Notwendigkeit, wie in der Liverpooler Tierklinik, spezielle Abteilungen zu unterhalten, wo übergewichtige Hunde und Katzen abspecken und allerlei Zivilisationskrankheiten behandeln lassen müssen.

* http://www.pet-slimmers.com

GARFIELD-SYNDROM

An Kundschaft mangelt es nicht, immerhin sind schätzungsweise 34 Prozent der britischen Haustiere zu fett. Auch deutsche und amerikanische Tierärzte beklagen, dass ein zunehmender Anteil der Hunde und Katzen übergewichtig ist.* Bedauerlicherweise sehen dies die Besitzer meist ganz anders, wenn sie ihre Lieblinge betrachten. Daher sollen standardisierte Diagnoseanleitungen helfen, die Dinge klarer zu sehen: Wenn die Rippen nicht mehr tastbar sind, die Bauchlinie zum Becken hin nicht mehr ansteigt und wenn die Taille von oben betrachtet nur noch erahnt werden kann, reift vielleicht die Einsicht, dass Fifi oder Mietzi viel zu fett sind.

Es lässt sich nicht leugnen: Hund und Katz, die beliebtesten Haustiere auch in Deutschland, leiden an denselben Malaisen wie ihre Besitzer: Übergewicht, Insulinresistenz, Fettstoffwechselstörungen, Diabetes, Krebs, ja sogar die psychischen Auffälligkeiten nehmen unter unseren vierbeinigen Hausgenossen bedenklich zu. Auch die Liste der Ursachen kommt uns bekannt vor: Neben einer genetischen Veranlagung – vor allem Retriever, manche Spaniel- und Terrierarten neigen zu Gefräßigkeit und Übergewicht – seien vor allem zu wenig Bewegung, zu viele Leckerchen und überhaupt eine falsche, »zu fettreiche« Ernährung schuld. Dazu kommt, dass Fertigfutter einfach so gut schmeckt, dass die Fütterungsempfehlungen auf den Verpackungen schon mal zu großzügig ausfallen und dass Herrchen und Frauchen jede Kontaktaufnahme ihres Haustiers als Aufforderung zur Fütterung verstehen und ihr auch allzu gerne nachkommen.

Dieser Aspekt darf nicht unterschätzt werden. Es ist unfassbar, mit welcher Inbrunst manche Zeitgenossen ihre Tiere mit überflüssiger Nahrung vollstopfen und sich nicht klar machen, dass sie ihnen damit schaden. Hier ein Leckerchen, dort etwas vom Tisch, und ach, meine Katze ist ja so wählerisch, sie frisst nur dieses Futter und jenes Menü, und wenn sie so schön schnurrt, dann möchte ich sie auch ein wenig »verwöhnen«. Was dem Katzenbesitzer das Schnurren seines Stubentigers, ist für Hundebesitzer der flehende Blick ihres Vierbeiners. Der kann wirklich herzerweichend sein, ein gelungenes Beispiel für erfolgreiche Ko-Evolution. Ach ja, wir vergaßen: Nur Hunde haben Besitzer, Katzen haben Personal! Und das serviert gerne und reichlich.

---

* www.animal-health-online.de: Meldungen vom 3.8.2007 und 23.1.2008

Aber es nützt nichts, ein verfettetes Tier ist ein armes Tier, es wird ein krankes Tier, und es ist ein nicht artgerecht gehaltenes Tier. Paragraf 2 des Tierschutzgesetzes* legt fest: »Wer ein Tier hält, betreut oder zu betreuen hat«, muss es »seiner Art und seinen Bedürfnissen entsprechend angemessen ernähren, pflegen und verhaltensgerecht unterbringen, darf die Möglichkeit des Tieres zu artgemäßer Bewegung nicht so einschränken, dass ihm Schmerzen oder vermeidbare Leiden oder Schäden zugefügt werden« und muss über die »für eine angemessene Ernährung, Pflege und verhaltensgerechte Unterbringung des Tieres erforderlichen Kenntnisse und Fähigkeiten verfügen.« Angesichts der Millionen zu fetter Haustiere sollten die Tierschutzbehörden wohl endlich den Hunde- und Katzenführerschein einführen.

AUCH FURY IST ZU FETT

Die Tiere können nichts für ihr Übergewicht. Wenn sie den ganzen Tag in einer Wohnung verbringen müssen und keiner länger mit ihnen spielt oder ausgiebig mit ihnen Gassi geht, was bleibt ihnen, außer zu fressen? Zumal es anstelle von Bewegung und Zuwendung meist reichlich Futter gibt. Auch manches Reitpferd wird heute keine Stunde mehr bewegt, nicht pro Tag, sondern pro Woche. Die Besitzer haben (oder nehmen sich) zu wenig Zeit und reiten nur am Wochenende mal aus. Die ganze Woche über steht das Ross im Stall, auf etwa zwölf Quadratmetern, bestenfalls darf es mal einige Minuten in der Reithalle herumsausen. Und das tut man einem Tier an, das sich von Natur aus fast den ganzen Tag über in Bewegung befindet.

Wenn so ein Ross Glück hat, wird es auf einer Weide geparkt oder darf wenigstens in einem Offenstall auf dem Paddock, einer Art Terrasse, vor seiner Box stehen. Doch auch hier fehlt es oft an Bewegung oder das Futter ist zu reichhaltig. Und so wundert es nicht, dass Tierärzte nicht nur über verfettete Hunde und Katzen klagen, sondern zunehmend auch über zu dicke Pferde und Ponys. In Großbritannien wurden bei stichprobenartigen Wiegungen gar acht von zehn Tieren als übergewichtig eingestuft.** Selbst im Leistungssport sind etliche Rösser zu schwer, doch vor allem Hobby- und Freizeitpferde leiden zunehmend an Übergewicht. Die Folgen: Insulinresistenz, chronische Entzündungen, Bluthochdruck und zu hohe Triglyzeride.

* http://www.gesetze-im-internet.de/bundesrecht/tierschg/gesamt.pdf

** www.animal-health-online.de: Meldung vom 27.8.2008

Das kommt Ihnen sicher bekannt vor. Tatsächlich gibt es inzwischen auch das »Equine Metabolische Syndrom«, das Metabolische Syndrom der Pferdeartigen.[1] Neben Herz und Lunge der Tiere leiden auch Knochen und Muskeln, es drohen Magengeschwüre und Hufrehe, eine äußerst schmerzhafte, entzündliche Erkrankung der Hufe, die zu Lahmheit führt. Besonders gefährdet sind die leichtfuttrigen Rassen wie Ponys, Haflinger und Norweger Pferde, die mit relativ mageren Weiden auskämen. Für sie sind die heute üblichen fetten Weiden schon zu viel. Vom zusätzlich verabreichten stärkereichen Kraftfutter und den vielen zuckerhaltigen Leckerlis ganz zu schweigen.

FETTE WIESEN?

Die Begriffe fette und magere Weide sind insofern irreführend, als Gras nur wenige Prozent Fett enthält. Gräser liefern in erster Linie Kohlenhydrate und Ballaststoffe, daneben auch Eiweiß, Vitamine und Mineralien. Mit einer »mageren« Weide ist gemeint, dass ihr Bewuchs relativ wenig Energie liefert, sodass Tiere, die auf ihr grasen, nicht fett werden können. Neben allerlei Kräutern wachsen Wiesenfuchsschwanz und Lieschgras auf solchen mageren Weiden.[2] Leider werden sie immer seltener.

Auf einer »fetten« Weide wächst viel Weidelgras und Wiesenschwingel. Diese Gräser wurden speziell gezüchtet, um Hochleistungskühen genügend Energie zu liefern, damit sie 30 oder mehr Kilo Milch am Tag produzieren können. Für gezwungenermaßen bewegungsarm lebende Ponys und Pferde sind sie zu reichhaltig, sie bekommen einen dicken Weidebauch davon. Die Gräser »fetter« Weiden bilden sehr viel Zucker sowie Fruktane, zugleich sind sie arm an Faser- oder Ballaststoffen.[2] Fruktane sind stärkeähnliche Kohlenhydrate aus Trauben- und Fruchtzucker, die nicht im Magen, sondern von der Darmflora der Pferde aufgespalten werden. Dabei entstehen große Mengen Zucker, die die Darmflora belasten, sowie Gase, die zu Koliken führen können. Die Zucker werden in Fettsäuren umgewandelt, die dem Pferd rasch Energie liefern, die es gar nicht braucht. Bis zu 50 Prozent der Trockenmasse energiereicher Gräser kann auf Fruktane entfallen. 2,5 Kilo Fruktane genügten in Fütterungsversuchen, um bei einem 400 Kilo schweren Pferd Hufrehe auszulösen.[3]

Die hohen Zuckergehalte der Hochleistungsgräser machen die »fetten« Weiden nicht nur energiereich, sondern auch süß. Das schmeckt den Pferden, manche sind ganz wild darauf. Bekommen die Tiere zusätzlich noch Getreide, verschärft sich die Situation. Die überschüssigen Kalorien landen auf den Rippen, die reichlich aufgenommene Stärke aus dem Getreide schadet der Darmflora und übersäuert die Tiere. Der auf den »fetten« Weiden reichlich aufgenommene Zucker lässt den Blutzuckerspiegel der Pferde rasch ansteigen.[2] Es wird mehr Insulin benötigt, und mit der Zeit kommt es zur Insulinresistenz mit all ihren negativen Folgen.

Dicke Ponys und Pferde mit Insulinresistenz müssen abspecken und brauchen mehr Bewegung. Die Huftier-Diät sieht vor, weniger Kalorien und mehr Rohfasern zu verfüttern, also Heu und Stroh, sowie weniger oder kein Getreide. Die Weidezeit muss beschränkt werden, idealerweise bietet man den Tieren eine »magere« Weide an. So bekommt das Ross mehr Rohfaser, weniger Kalorien, vor allem jedoch weniger Zucker und Stärke.

MEHR FETT FÜRS PFERD

Unter Rohfaser versteht man Ballaststoffe wie Zellulose, die vom Pferd nicht selbst verdaut, sondern von der Darmflora zu freien Fettsäuren fermentiert werden. Im Gegensatz zu den schnell verwertbaren Fruktanen geschieht dies jedoch allmählich und es überfordert die Darmflora nicht. So ernährt sich das Pferd auch in der Natur: Es frisst »magere« Gräser, deren unverdauliche Rohfasern von seiner Darmflora in kurzkettige, gesättigte Fettsäuren umgewandelt werden, die das Tier nähren. Pferde fressen also ballaststoffreiche Kohlenhydrate, leben jedoch in erster Linie von den gesättigten Fetten, die ihre Darmbakterien daraus herstellen.[4]

Das erklärt, warum Pferde mit Fett- und Rohfaserzulagen besser zurechtkommen als mit stärke- und zuckerreichem Futter. Eine Studie mit Vollblut-Wallachen fand nach rohfaser- und fettreichen Futterrationen eine verbesserte Insulinwirkung im Vergleich zu zucker- und stärkereichen Rationen.[5] Auch für Pferde im Leistungssport wird zunehmend empfohlen, den Glykämischen Index der Futterrationen zu senken, also weniger Zucker und Stärke zu füttern. Mit Fett- und Faserzulagen in Form von pflanzlichen Ölen, Kleien, Leinsaat oder Rübenfasern konnte nicht nur der Fettstoffwechsel und die Insulinempfindlichkeit der Tiere verbessert werden. Die erzielten Leistungen fielen ebenfalls besser aus als unter einer klassischen, stärkereichen Getreidefütterung*.

---

* Wenn Getreide gefüttert wird, dann am besten der relativ fettreiche und relativ stärkearme Hafer.

In freier Wildbahn nehmen Pferde auch Gras- und Kräutersamen auf, die sie mit Omega-3-Fettsäuren versorgen. Zulagen von Raps-, Lein- und Borretschsamenöl, die reichlich pflanzliche Omega-3-Fettsäuren liefern, wirken daher auch bei Pferden günstig: Sie mindern Entzündungen und verbessern die Fließeigenschaften des Blutes.[6] So kommt den intern produzierten und den extern aufgenommenen Fetten auch bei einem klassischen Grasfresser wie dem Pferd eine positive gesundheitliche Bedeutung zu.

SÄUGETIERE STEHEN AUF EIWEISS UND FETT

Schaut man sich in der Natur um, so findet man unter den Säugetieren zwei Ernährungsprinzipien: den Pflanzen- und den Fleischfresser. Es gibt Extreme, wie die auf tierische Kost zwingend angewiesenen Löwen und Eisbären und auf der anderen Seite die rein pflanzlich lebenden Pandas. Die meisten Tierarten bewegen sich jedoch zwischen diesen beiden Extremen und können sich gemischt ernähren. Dazu gehören neben Braun- und Schwarzbären auch Hunde und der Mensch. Doch egal, zu welcher Gruppe ein Lebewesen gehört, es sagt nichts darüber aus, von welchen Nährstoffen sein Körper hauptsächlich lebt. Die Idee, dass Pflanzenfresser sich in erster Linie von mageren Kohlenhydraten und Fleischfresser von magerem Eiweiß ernähren, klingt einleuchtend, ist aber falsch.

Zum einen präferieren auch strikte Fleischfresser durchaus fettere Beutestücke, sodass etwa ein Drittel ihrer Kalorien aus Eiweiß und gut zwei Drittel aus Fett stammen.[7] Und zum anderen leben nicht nur Pferde, sondern auch so unterschiedliche Pflanzenfresser wie Kühe und Gorillas in erster Linie von Eiweiß und Fett. Sie vertilgen zwar große Mengen magerer pflanzlicher Kost, seien es Gräser oder Früchte und Blätter. Doch gelangen deren Kohlenhydrate nur zu einem kleinen Teil direkt ins Blut. Das meiste wird zusammen mit den großen Mengen unverdaulicher Ballaststoffe zunächst einmal fermentiert. Dazu nutzen Gorillas ihren Dickdarm und die Kuh einen ihrer vier Mägen, den Pansen. Die dort bei Wiederkäuern in unvorstellbaren Massen ansässigen Bakterien erledigen die Arbeit, sie werden später verschluckt und ebenfalls verdaut. Aus den Ballaststoffen bilden die Bakterien kurzkettige gesättigte Fettsäuren, sie selbst liefern bei ihrer Verdauung vor allem Eiweiß.

Es sind diese Fette und Eiweiße der Bakterien, die die Kuh resorbiert und von denen sie vorrangig lebt.

Obwohl sie viele Kohlenhydrate frisst, lässt sie die intern lieber zu Fett verarbeiten. Bei Bedarf produziert sie aus Propionsäure, einer Fettsäure, die ebenfalls durch die bakterielle Gärung im Pansen entsteht, neue Kohlenhydrate. Sowohl bei Kühen als auch bei Gorillas entfallen aufgrund der bakteriellen Tätigkeiten rund 70 Prozent der resorbierten Kalorien auf Fett.[4, 8]

Übrigens liefert auch die Kost traditionell lebender Jägervölker die meisten Kalorien in Form von Fett.[9] Der Mensch kann zwar sich und seine Haus- und Nutztiere kohlenhydratreich ernähren und viele, vor allem die körperlich Aktiven, vertragen das auch. Zudem hat es der Ackerbau erst ermöglicht, dass so viele Menschen und Tiere auf diesem Planeten leben können. Von Natur aus kommt jedoch auch unser Verdauungssystem sehr gut mit einer eiweiß- und fettbetonten Kost zurecht. Und: Jäger haben mehr Freizeit, denn ihre Nahrung erfordert weniger Verdauungsarbeit und hält länger satt.

LIGHTPRODUKTE: FÜR DIE KATZ

In der Diätbehandlung übergewichtiger Hunde und Katzen begegnet einem fast überall das gleiche Denken wie in der menschlichen Diätszene. Ist die größte Hürde genommen und die Besitzer haben eingesehen, dass ihr Tier zu fett ist, kaufen sie meist ein Diätfutter. Das ist bequem und auch nahe liegend, weil die Lightfuttermittel bei ausgewogener Vitamin- und Mineralstoffzufuhr weniger Kalorien liefern und daher die Futtermenge nicht reduziert werden muss. Allerdings sind viele dieser Lightfutter fettarm und kohlenhydratreich. So wirbt die Marke Purina Beneful* damit, dass ihre Vollnahrung »Wohlfühlgewicht« nicht nur »leckeres Huhn« (mindestens ein Prozent frisches Huhn laut Deklaration) enthalte, sondern auch 30 Prozent weniger Fett als das normale Beneful-Futter.

Wie sehr sich die Denkmuster doch ähneln: Sind Hund oder Katze zu fett, bekommen sie Lightfutter. Und weil Fett so viele Kalorien hat (und weil Kohlenhydrate die billigsten Zutaten sind) enthalten Dackel- und Katerabspeckfutter vor allem eins: Kohlenhydrate.

* www.beneful.de/Vollnahrung/Wohlfuehlgewicht.aspx

Dazu so viel Eiweiß wie nötig, blähende Ballaststoffe aus Soja oder Vollkorngetreide und vor allem wenig Fett. Auch die Probleme mit solchen Diäten ähneln den menschlichen Erfahrungen. Mit den fettarmen, kohlenhydratreichen Diäten werden die Vierbeiner meist nicht satt. Sie betteln beständig um mehr Futter und beginnen, alles Essbare in ihrer Nähe zu stehlen. Das Abnehmen wird für alle zur Tortur.

VIEL EIWEISS UND TIERISCHE FETTE FÜR GARFIELD & CO.

Hunde und Katzen sind von Natur aus Karnivoren, Fleischfresser, die wenig Kohlenhydrate und Ballaststoffe, dafür jedoch viel Protein und Fett zu sich nehmen. Katzen sind sogar obligate Fleischfresser, das heißt sie sind von Natur aus nicht auf pflanzliche Nahrung und Kohlenhydrate eingestellt. Sie können weder pflanzliches Karotin in Vitamin A umwandeln, noch sind sie in der Lage, die von ihnen benötigte Arachidonsäure aus pflanzlicher Linolsäure herzustellen. Sie brauchen tierische Kost, um ihren Vitamin- und Fettbedarf zu decken.

Kohlenhydrate sind zur Ernährung von Katzen überflüssig. Sie befinden sich permanent im Zustand der Glukoneogenese, stellen den wenigen Zucker, den ihr Körper braucht, also selbst her, sofern sie genügend Eiweiß und Fett zur Verfügung haben.[10] Dennoch enthält übliches Katzenfutter Kohlenhydrate, sie können bis zu 50 Prozent der Trockenmasse ausmachen. Bei Diätfutter ist der Anteil oft besonders hoch. Dass dies nicht optimal für einen Fleischfresser mit Dauer-Glukoneogenese ist, liegt auf der Hand. Bekamen Katzen mit Typ-2-Diabetes ein kohlenhydratarmes, jedoch protein- und fettreiches Futter, so brauchten sie weniger oder gar kein Insulin mehr.[11]

FLEXIBLER: DER HUND

Beim Hund ist die Sache nicht ganz so drastisch, denn er hat sich in den geschätzten 100.000 Jahren, in denen er schon mit dem Menschen zusammenlebt, auch ein Stück weit an dessen Nahrung(sreste) angepasst.[12] Das funktionierte, weil Hunde von Natur aus keine obligaten Fleischfresser sind, sondern auch geringe Mengen pflanzlicher Nahrung benötigen und vertragen. So weiß man von Wölfen, dass sie außer ihrer Jagdbeute auch Früchte, Beeren und Gräser fressen.[13] Ein Getreidefeld hat man Wölfe jedoch noch nie abweiden sehen. Für die Verdauung von viel Stärke und Ballaststoffen ist auch ihr Verdauungstrakt nicht gemacht.

Dennoch beginnen auch die Zutatenlisten üblicher Hundefutter oft mit Getreide, nicht selten auch noch in der besonders unverträglichen Vollkornvariante. Was für Frauchen gut sein soll, kann doch dem Tier nicht schaden, oder? Häufig rangieren Mais- und Sojaprodukte weit oben auf den Zutatenlisten, während die Fleischanteile erstens schwer abzuschätzen und zweitens oft gering sind. Bis zu 70 Prozent der Trockenmasse kommerzieller Hundefutter können aus Kohlenhydraten, sprich Zucker und Stärke bestehen.[10]

Nur zur Erinnerung: Wir reden von einem Tier, das vom Wolf abstammt. Der frisst im Sommer und zur Not zwar auch ein wenig Pflanzliches, doch in erster Linie lebt er von Jagdbeute.[13] Im Yellowstone Nationalpark jagen die Wölfe mit Vorliebe Elche. Wenn alles gut geht, erlegen sie alle zwei bis drei Tage ein Kalb, eine ältere Kuh oder einen vom Winter geschwächten Bullen. Für Hundeartige ist es völlig normal, auch mal einen oder zwei Tage nicht zu fressen und sich dann wieder den Bauch vollzuschlagen. Die ersten, die an der Beute fressen dürfen, sind die Alphatiere, die Rudelführer. Sie öffnen die Bauchhöhle und picken sich die besten Stücke wie Herz, Leber, Lunge, Gedärm, Milz und Nieren heraus. Das liefert ihnen Vitamine, Mineralstoffe, viel Eiweiß, gesättigte und ungesättigte Fettsäuren sowie ein paar wenige Kohlenhydrate.

Sind die Alphatiere satt, ziehen sie sich zurück, und der Rest des Rudels macht sich über das her, was von den Innereien übrig bleibt sowie über das Muskelfleisch. Den Pansen der Wiederkäuer rühren die Wölfe übrigens nicht an. Später wird nach und nach der Rest der Beute gefressen, samt einiger Knochen, Knorpel und auch ein wenig vom Fell. Das sind die Ballaststoffe für den Wolf. Stammen die Ballaststoffe im Hundefutter aus Getreide- oder Sojaprodukten, machen sie den Tieren gehörig zu schaffen. Von den unglaublichen Blähungen, die sie verursachen, weiß mancher Hundebesitzer ein Lied zu singen.

MEHR FETT FÜR FIFI

Hunde, obwohl flexibler in ihren Nahrungsansprüchen, sind also von Natur aus ebenfalls an eine eiweiß- und fettreiche Ernährung angepasst. Sie können doppelt so viel Fett in ihren Muskeln verbrennen wie Menschen, sowohl in Ruhe als auch in Aktion. Schlittenhunde und andere Hundeathleten zeigen eine bessere Ausdauer, wenn das Fett mehr als 50 Prozent der Kalorien ihres Futters ausmacht. Der Rest darf getrost aus Eiweiß stammen.[14] Die heute als Familienhund so beliebten Retriever wurden ursprünglich als Arbeitshunde in Neufundland gezüchtet. Ihre Kost bestand aus Fisch, Fischabfällen sowie Robbenfleisch und -speck, sie waren damit gesund

und leistungsfähig. Und sogar Windhunde, die Sprinter unter den Hundesportlern, rennen schneller, wenn sie weniger Kohlenhydrate und dafür mehr Eiweiß und Fett im Futternapf haben.[15]

Auch für ein glänzendes Fell, für eine glatte, nicht schuppende Haut, samtige Pfoten und eine feuchte Nase brauchen Hunde ausreichend tierische Fette. Speziell für den älteren Hund gibt es mittlerweile sogar ein Futter, bei dem knapp ein Drittel der Fette auf mittelkettige Fettsäuren (MCT) entfällt. Sie kennen diese gesättigten Fette bereits. Sie werden rasch in Ketone umgewandelt, die dem Gehirn anstelle von Traubenzucker als Brennstoffe dienen. In kognitiven Tests schnitten Hunde, die das neue (leider aber noch kohlenhydratreiche) Futter bekamen, besser ab. Die Forscher schließen daraus, dass die Hirnfunktion älterer Hunde durch MCT-Fette verbessert werden kann.[16]

NICHT NUR MAGERES FLEISCH

Wer das Futter für seinen Vierbeiner selbst zusammenstellt, darf ihm also keineswegs nur mageres Fleisch geben. Hunde brauchen Fleisch und Fett, Knorpel, Knochen oder Eierschalen, ein wenig püriertes oder gedünstetes Gemüse und Obst, und wenn sie keinen Fisch mögen, Omega-3-haltige Pflanzenöle.[17] Und vielleicht ein wenig MCT-reiches Kokosöl für den älteren Hund. Und Katzen? Wie formulierte Hans-Ulrich Grimm in seinem Schwarzbuch Tierernährung[18] so treffend: Katzen würden Mäuse kaufen.

Es geht uns hier nicht darum, Fertigfutter generell schlecht zu machen. Es gibt durchaus gute Produkte, die sich durch hochwertige, tiergerechte Zutaten sowie einen niedrigen Kohlenhydrat- und einen hohen Eiweiß- und Fettanteil auszeichnen. Es ging uns darum zu zeigen, dass wir auch bei den uns anvertrauten Tieren daran denken sollten, dass Fett für sie ein wichtiger und bedeutender Nährstoff ist. Sei es, dass sie ihn fressen müssen oder dass er in ihren Eingeweiden durch Bakterientätigkeit entsteht. Es geht den Tieren vielfach wie uns: Bekommen sie zu wenig Fett, werden sie krank oder nörgelig. Oder fett. So findet sich in einem Handbuch für Farmer* aus dem Jahr 1908 der bemerkenswerte Hinweis, Mais oder andere Getreideprodukte seien in Kombination mit Mager(!)milch einfach ideal, um Schweine fett zu mästen.

---

* http://ht.ly/2cutB (The Farmers Cyclopedia of Livestock, S. 545)

Ein indisches Wort
für Fett heißt »Snehana«.
Es bedeutet auch
Zuwendung.

Wie warme Butter.
So angenehm und
schmeichelhaft.

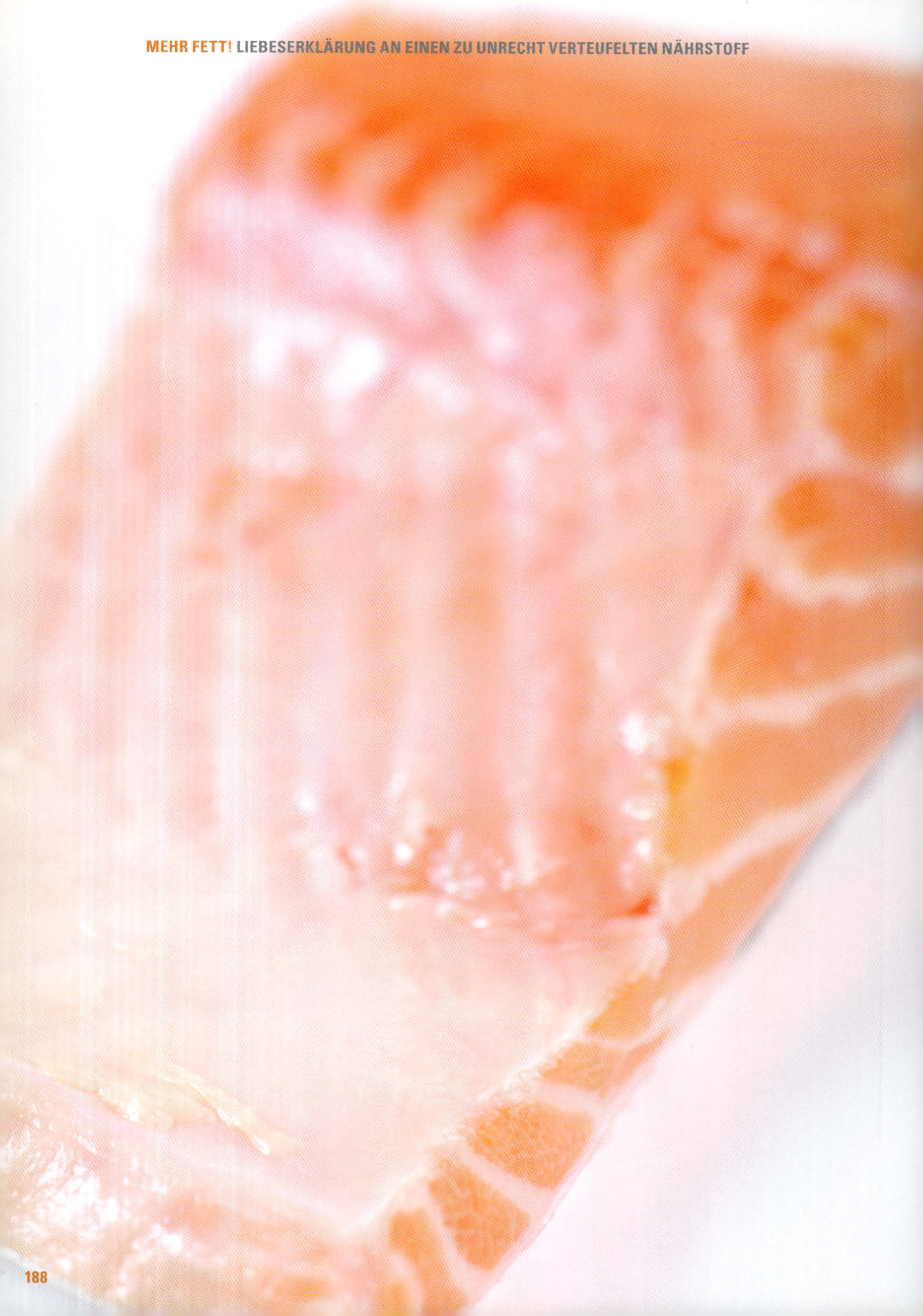

FETTE EMPFEHLUNGEN

Lässt man die Menschen in Ruhe, dann pendelt sich ihr Fettkonsum bei gut 40 Prozent der Kalorien ein. So war es jedenfalls in Deutschland und auch in den USA, bevor man mit den »Aufklärungskampagnen« gegen das Fett begann. Was daran so schlimm gewesen sein soll, ist im Rückblick nicht erkennbar.

Viel entscheidender als der Fettanteil ist, dass die Ernährung zum jeweiligen Menschen passt: Dass sie schmeckt, dass man sich angenehm sättigt und lange satt bleibt, dass man (mühelos) sein Gewicht halten kann, keine Heißhungeranfälle bekommt und sich mit seinem Essen wohlfühlt.

Für gesunde, normalgewichtige und bewegungsaktive Menschen sollte sich die Ernährungsberatung unserer Meinung nach mit Empfehlungen zurückhalten, zumindest so lange, bis es handfesten Daten für nachgewiesene Vorteile der geforderten Umstellungen gibt. Bei Übergewicht und Stoffwechselstörungen braucht es eine Diät, die sich am aktuellen Kenntnisstand orientiert und an die individuellen Bedürfnisse angepasst ist.

Können wir aufgrund der aktuellen Datenlage konkrete, eindeutige Empfehlungen zum Fettkonsum geben? Unsere Antwortet lautet: NEIN! Zu vielschichtig greifen Fette in alle Lebensfunktionen ein. Mal werden für bestimmte Aufgaben eher gesättigte Fettsäuren vom Körper benötigt, mal mehr einfach ungesättigte und dann wieder mehrfach ungesättigte. Dabei sind Omega-6-Fettsäuren für gewisse Funktionen genauso unerlässlich wie Omega-3-Fettsäuren für andere. Da der Körper die benötigten gesättigten Fettsäuren selbst herstellen kann, ist die Zufuhr übers Essen hier nicht so wichtig wie bei den essenziellen Fettsäuren, die er nicht selbst bilden kann.

Die DGE empfiehlt, 0,5 Prozent der täglichen Kalorien in Form von Alpha-Linolensäure (Omega-3) und 2,5 Prozent in Form von Linolsäure (Omega-6) zu essen.* Bei 2.200 Kilokalorien wären das 1,2 Gramm Alpha-Linolensäure und 6,1 Gramm Linolsäure täglich – bei üblicher Kost kein Problem. Doch bei der angeratenen Omega-3-Zufuhr handelt es sich lediglich um einen Schätzwert. Man weiß also noch nicht, welche Mengen optimal sind, wer eher die tierischen Omega-3-Fette (EPA, DPA, DHA) braucht und wer mit den pflanzlichen Vorstufen auskommt.

Sehr viele Forschungsergebnisse sprechen dafür, dass Menschen umso mehr von den mehrfach ungesättigten Fetten profitieren, je weniger sie bislang davon gegessen haben. Auch deutet vieles darauf hin, dass in unserer heutigen Ernährungsweise die Omega-3-Fettsäuren viel zu kurz kommen und höhere Anteile im Verhältnis zu den Omega-6-Fettsäuren wichtige Körperfunktionen besser ablaufen ließen. Dennoch kann niemand heute mit Sicherheit angeben, in welchem Verhältnis man sie essen sollte, damit alle angestrebten Ziele optimal erreicht werden. Die Bedürfnisse sind individuell unterschiedlich und ändern sich auch noch in Abhängigkeit von anderen Nahrungsbestandteilen und der Lebenssituation.

Trotz der vielen offenen Fragen scheint eines jedoch klar: Es gibt keinen einzigen erkennbaren biologischen Vorteil einer fettarmen Ernährung! Andererseits lassen sich etliche Nachteile des fettarmen Essens belegen – wir haben es in den vorangegangen Kapiteln detailliert dargelegt.

Unendlich viele Studien sprechen inzwischen deutlich für weniger Kohlenhydrate und mehr Fett, als es heute empfohlen und konsumiert wird. Wenn wir also ein Resümee ziehen sollen, dann sieht es wie folgt aus:

- Fettsparen bringt keinen nachweisbaren Vorteil.
- Gesättigte Fettsäuren einzusparen bringt keinen nachweisbaren Vorteil.
- Vieles deutet darauf hin, dass ein höherer Konsum (höher als heute üblich) von einfach ungesättigten, von mehrfach ungesättigten Omega-3- und eventuell von Omega-6-Fettsäuren gesundheitsförderlich ist.
- Für die Mehrzahl der übergewichtigen und bewegungsarm lebenden Menschen ist eine zucker- und stärkereiche Ernährung gesundheitsschädlich. Die Datenlage dafür ist erdrückend.

---

* DGE et al (Hrsg): Referenzwerte für die Nährstoffzufuhr, Neuer Umschau Buchverlag, Neustadt 2008

- Zumindest für diese Bevölkerungsgruppe müssen die Inhalte der Ernährungsberatung geändert werden. Sie benötigen weniger Zucker und Stärke und mehr Fett als bislang empfohlen.
- Bei anderen Erkrankungen (zum Beispiel Krebs und neurologische Störungen) zeichnet sich ab, dass sehr fettreiche Kostformen zumindest begleitend zur Therapie vorteilhaft sein können. Hier muss dringend mehr geforscht werden.
- Es spricht nichts dagegen, ungehärtete Fette zu genießen, auch die tierischen, also neben den Pflanzenölen, Nüssen und fetten Fischen auch Milchfett, marmoriertes Fleisch, Schmalz, Kokos- oder Palmkernfett.
- So lange es keine harten Belege gibt, sollte es für gesunde Menschen keine restriktiven Empfehlungen geben.

Noch einmal, um Missverständnisse zu vermeiden: Es geht uns nicht darum, besonders viel Fett zu empfehlen. Es geht nicht um Völlerei oder darum, dass alles vor Fett trieft. Es geht darum, dass die herkömmlichen Empfehlungen unbegründet sind und dass beim Fett nicht gespart werden muss. Man kann sich auch mit einem Fettanteil von 40, 50 oder 60 Prozent kalorienadäquat und nährstoffreich ernähren – und vor allem sehr gut essen!

FETTARM UND MEHR FETT: ZWEI KOSTFORMEN IM VERGLEICH

Nur damit Sie eine Vorstellung davon bekommen, was es kulinarisch bedeutet, die Vorgaben der DGE einzuhalten …

Die folgenden Tabellen zeigen vier Beispiele: Je einen Tagesplan mit normaler und reduzierter Kalorienzufuhr, einmal nach den Empfehlungen der DGE konzipiert und einmal für eine kohlenhydratreduzierte, fett- und eiweißbetonte Ernährung.* Achten Sie einmal auf den Fettgehalt (in Gramm), den Fettanteil (in Energieprozent) und die Energiedichte (in Kilokalorien pro 100 Gramm Mahlzeit). Außerdem fanden wir interessant, mit welcher Kostform sich die DGE-Empfehlungen für die Vitamin- und Mineralstoffzufuhr besser erreichen lassen.

---

* Die Pläne wurden freundlicherweise von Dipl. oec. troph. Heike Lemberger, Hamburg, für uns entwickelt und mit der DGE-PC-professional-Software analysiert.

1. DGE-TAGESPLAN

Normalkost mit 2.200 kcal und 1.625 g Lebensmitteln

5 Mahlzeiten, Energiedichte: 135 kcal/100 g

Mahlzeit	Lebensmittel
Frühstück	▪ 2 Scheiben Vollkornbrot à 50 g
	▪ 15 g Margarine
	▪ 40 g Marmelade oder Honig
	▪ 1 Apfel à 125 g
Zwischenmahlzeit	▪ 3 Scheiben Knäckebrot
Mittagessen	**Reis-Gemüse-Pfanne aus**
	▪ 100 g Reis (300 g gegart)
	▪ 100 g Brokkoli
	▪ 100 g Möhren
	▪ 50 g Mais
	▪ 100 ml Tomaten-Kräuter-Sauce aus dem Glas
	▪ 1,5 EL Olivenöl
	▪ 1 Birne à 180 g
Zwischenmahlzeit	▪ 25 g Zartbitterschokolade
Abendessen	▪ 3 Scheiben Vollkornbrot à 50 g
	▪ 10 g Halbfettmargarine
	▪ 10 g Senf
	▪ 30 g Schnittkäse, 45 % Fett i. Tr.
	▪ 1 große Tomate à 100 g
	▪ Salz, Pfeffer
	▪ 2 Gewürzgurken
	▪ 20 g schwarze Oliven
	▪ 25 g Salzstangen

ENERGIE- UND NÄHRWERTE

Summe	2.199 kcal	323 g KH	54 g Eiweiß	75 g Fett
Prozent der Kalorien (Energieprozent)		60 En%	10 En%	30 En%

2. FETT-EIWEISS-BETONTER LOGI-TAGESPLAN

Normalkost mit 2.200 kcal und 2.130 g Lebensmitteln

4 Mahlzeiten, Energiedichte: 103 kcal/100 g

Mahlzeit	Lebensmittel
Frühstück	**Rührei aus**
	▪ 2 EL Rapsöl
	▪ 50 ml Vollmilch
	▪ 3 Eiern
	▪ 1 Zwiebel
	▪ 150 g Cherrytomaten
	▪ 2 Scheiben Toastbrot à 30 g
	▪ 10 g Butter
Mittagessen	**Hühnchen-Gemüse-Pfanne aus**
	▪ 200 g Hähnchenfleisch
	▪ 100 g Brokkoli
	▪ 100 g Möhren
	▪ 40 g Reis (120 g gegart)
	▪ 100 ml Tomaten-Kräuter-Sauce aus dem Glas
	▪ 1,5 EL Olivenöl
	Dessert aus
	▪ 100 g Quark, 40% Fett i. Tr.
	▪ ½ Birne à 90 g
Zwischenmahlzeit	▪ 25 g Cashewkerne
Abendessen	**Fruchtiger Salat aus**
	▪ 50 g Kopfsalat
	▪ 1 rote Paprika à 150 g
	▪ 100 g Champignons
	▪ 50 g Gurke
	▪ 30 g Schnittkäse, 45% Fett i. Tr.
	▪ 60 g Schinkenwürfeln
	▪ 10 g Parmesan
	▪ 20 g schwarzen Oliven
	▪ 1 kleiner Apfel à 150 g
	Essig-Olivenöl-Dressing aus
	▪ 1 EL Öl
	▪ 30 ml Essig
	1 Scheibe Baguette (30 g)

ENERGIE- UND NÄHRWERTE

Summe	2.192 kcal	136 g KH	137 g Eiweiß	122 g Fett
Prozent der Kalorien (Energieprozent)		25 En%	25 En%	50 En%

1. DGE-TAGESPLAN

Normalkost mit 2.200 kcal und 1.625 g Lebensmitteln

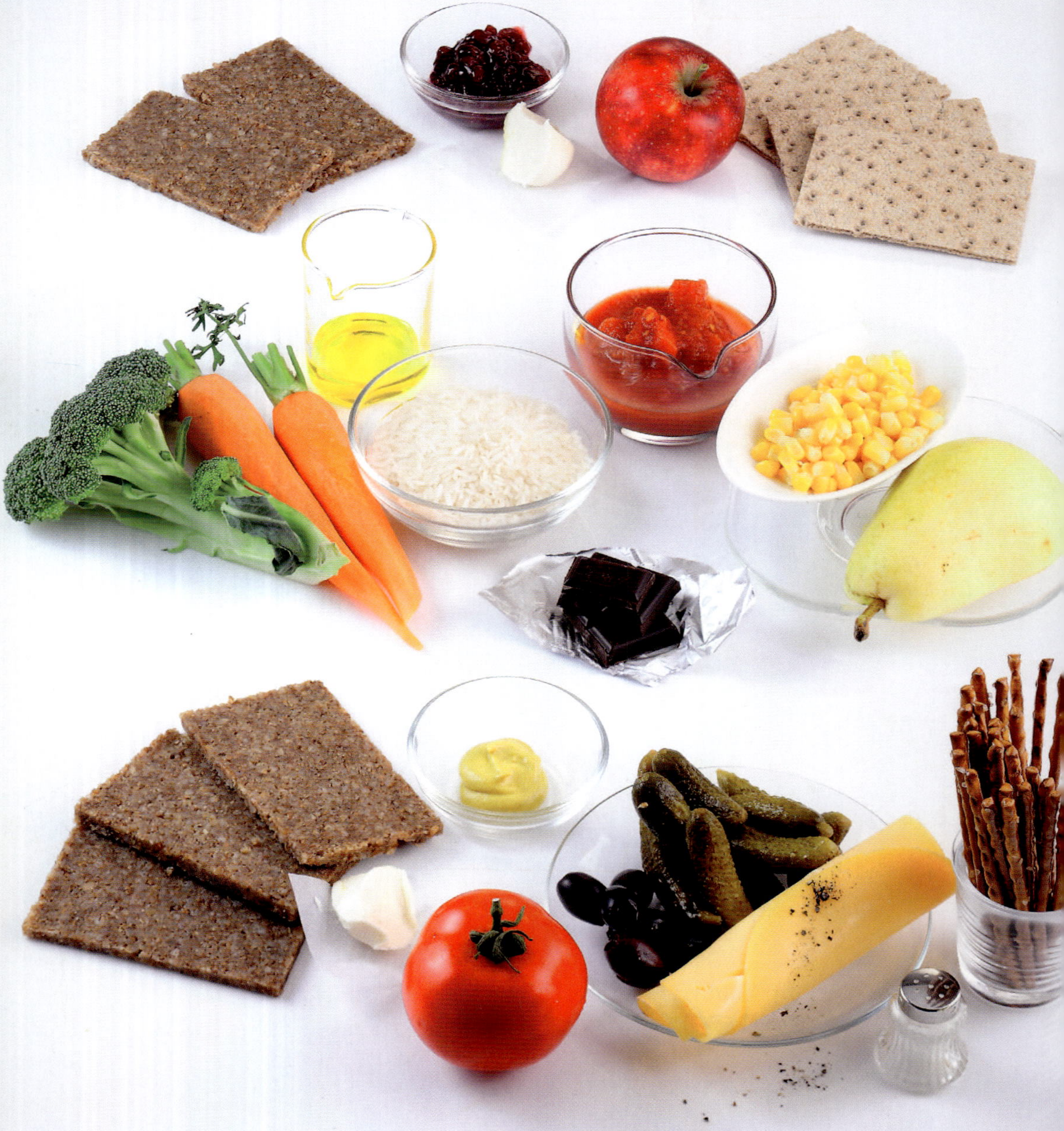

2. FETT-EIWEISS-BETONTER LOGI-TAGESPLAN

Normalkost mit 2.200 kcal und 2.130 g Lebensmitteln

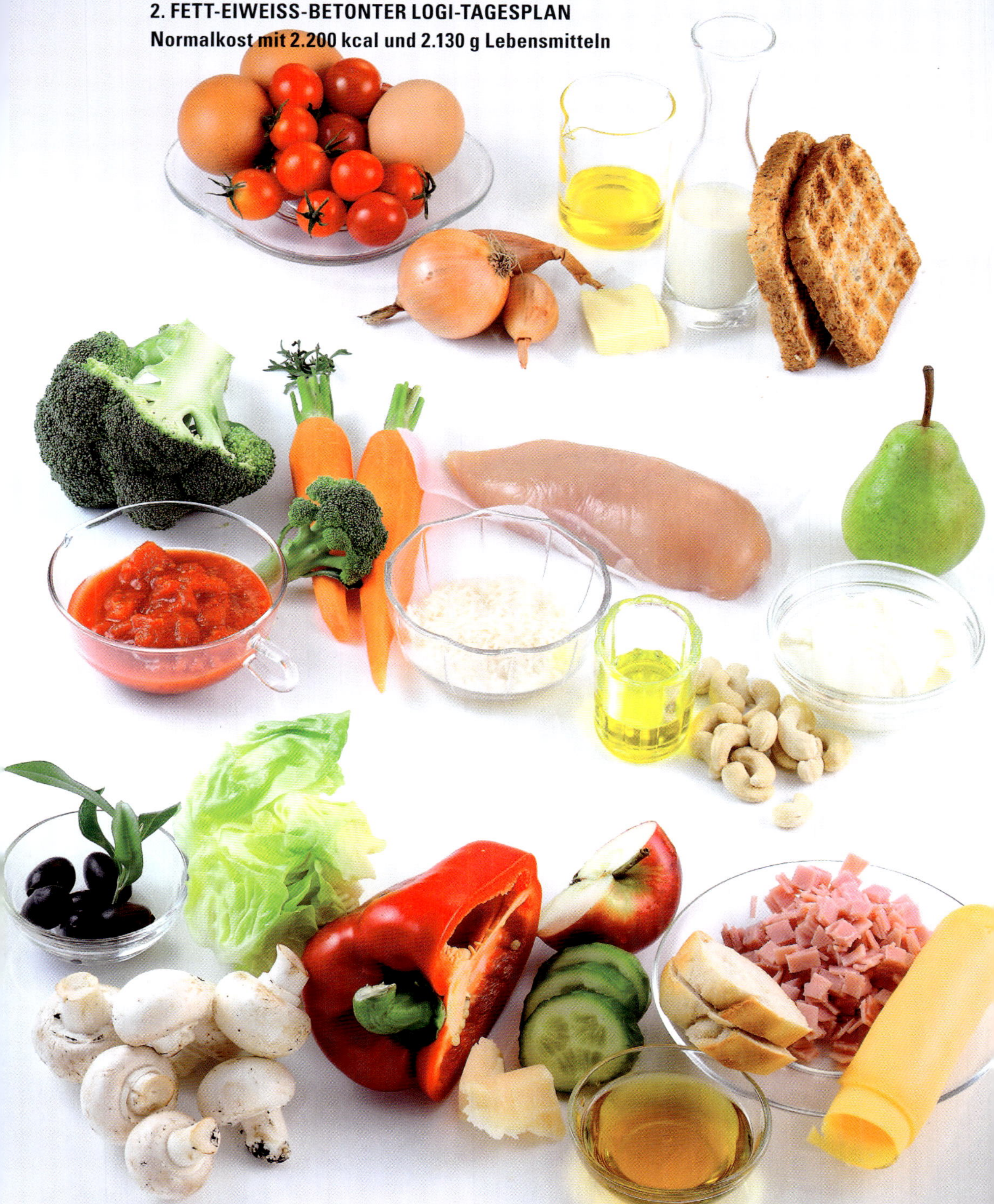

3. DGE-TAGESPLAN

Reduktionskost mit 1.600 kcal und 1.405 g Lebensmitteln

5 Mahlzeiten, Energiedichte: 115 kcal/100 g

Mahlzeit	Lebensmittel
Frühstück	▪ 2 Scheiben Vollkornbrot à 50 g
	▪ 10 g Margarine
	▪ 25 g Marmelade
	▪ 25 g Honig
Zwischenmahlzeit	▪ 1 Apfel à 150 g
Mittagessen	**Nudeln mit Tomatensauce und Salat aus**
	▪ 80 g Nudeln (ungegart)
	▪ 80 g Tomatensauce aus dem Glas
	▪ 50 g Kopfsalat
	▪ 1,5 EL Olivenöl fürs Dressing
	▪ 1 große Birne à 200 g
Zwischenmahlzeit	▪ 25 g Zartbitterschokolade
Abendessen	▪ 2 Scheiben Graubrot à 50 g
	▪ 10 g Margarine
	▪ 20 g Schnittkäse, 30 % Fett i. Tr.
	▪ 1 rote Paprika à 100 g

ENERGIE- UND NÄHRWERTE

Summe	1.601 kcal	235 g KH	41 g Eiweiß	54 g Fett
Prozent der Kalorien (Energieprozent)		59 En%	10 En%	30 En%

4. FETT-EIWEISS-BETONTER LOGI-TAGESPLAN

Reduktionskost mit 1.600 kcal und 1.460 g Lebensmitteln

3 Mahlzeiten, Energiedichte: 110 kcal/100 g

Mahlzeit	Lebensmittel
Frühstück	**Quarkspeise aus**
	▪ 120 g Sahnequark, 40 % Fett i. Tr.
	▪ 300 g Obst (zum Beispiel Apfel, Birne, Beeren)
	▪ 20 g geriebenen Nüssen
Mittagessen	▪ 160 g Kotelett
	▪ 250 g Sauerkraut
	▪ 2 EL Rapsöl
	▪ 200 g Pellkartoffeln
Abendessen	**Gemüse-Schinken-Pfanne aus**
	▪ 200 g Gemüsemischung
	▪ 100 g Champignons
	▪ 50 g Schinkenwürfeln
	▪ 10 g Parmesan
	▪ 30 g Butter-Mandel-Sauce
	2 Scheiben Dreikorntoast à 30 g

ENERGIE- UND NÄHRWERTE

Summe	1.605 kcal	101 g KH	97 g Eiweiß	88 g Fett
Prozent der Kalorien (Energieprozent)		25 En%	25 En%	49 En%

3. DGE-TAGESPLAN:
Reduktionskost mit 1.600 kcal und 1.405 g Lebensmitteln

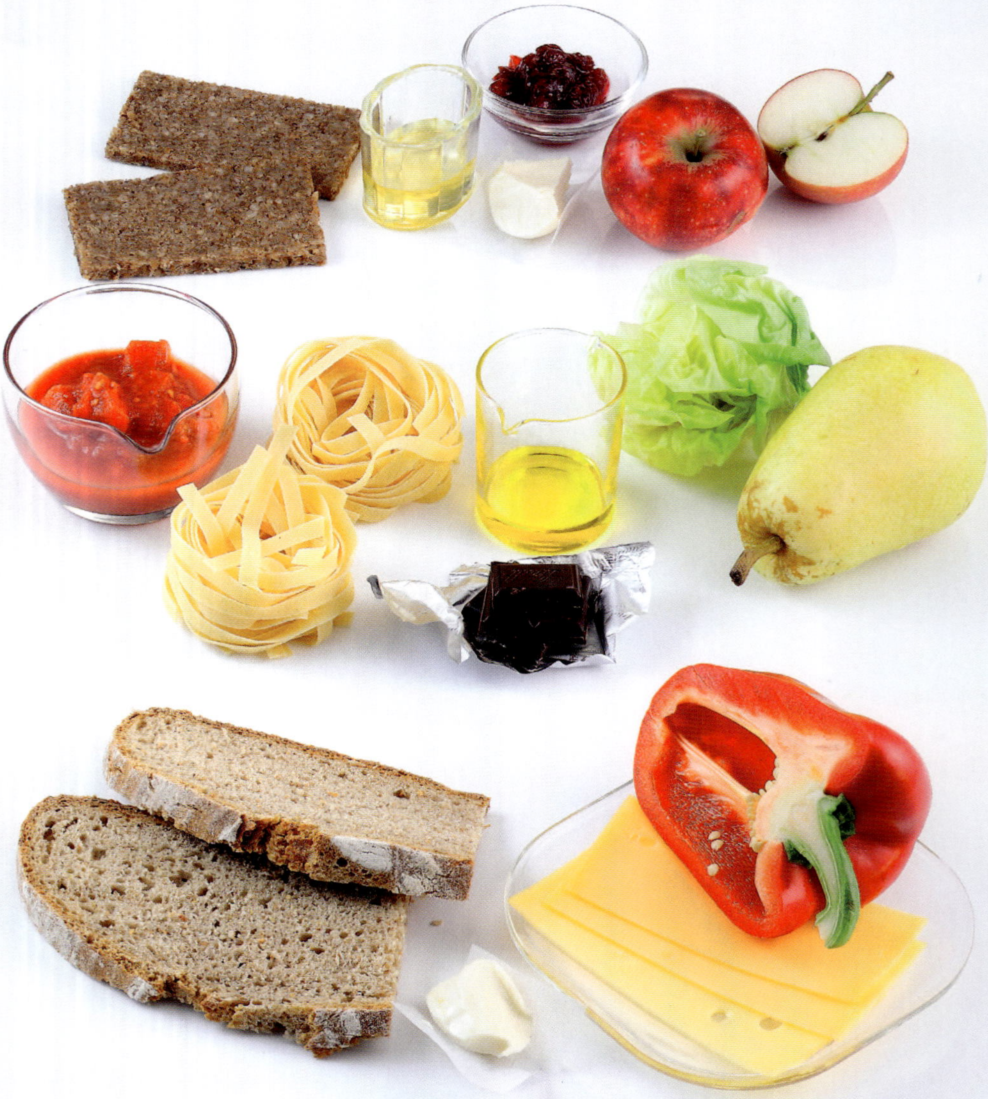

4. FETT-EIWEISS-BETONTER LOGI-TAGESPLAN

Reduktionskost mit 1.600 kcal und 1.460 g Lebensmitteln

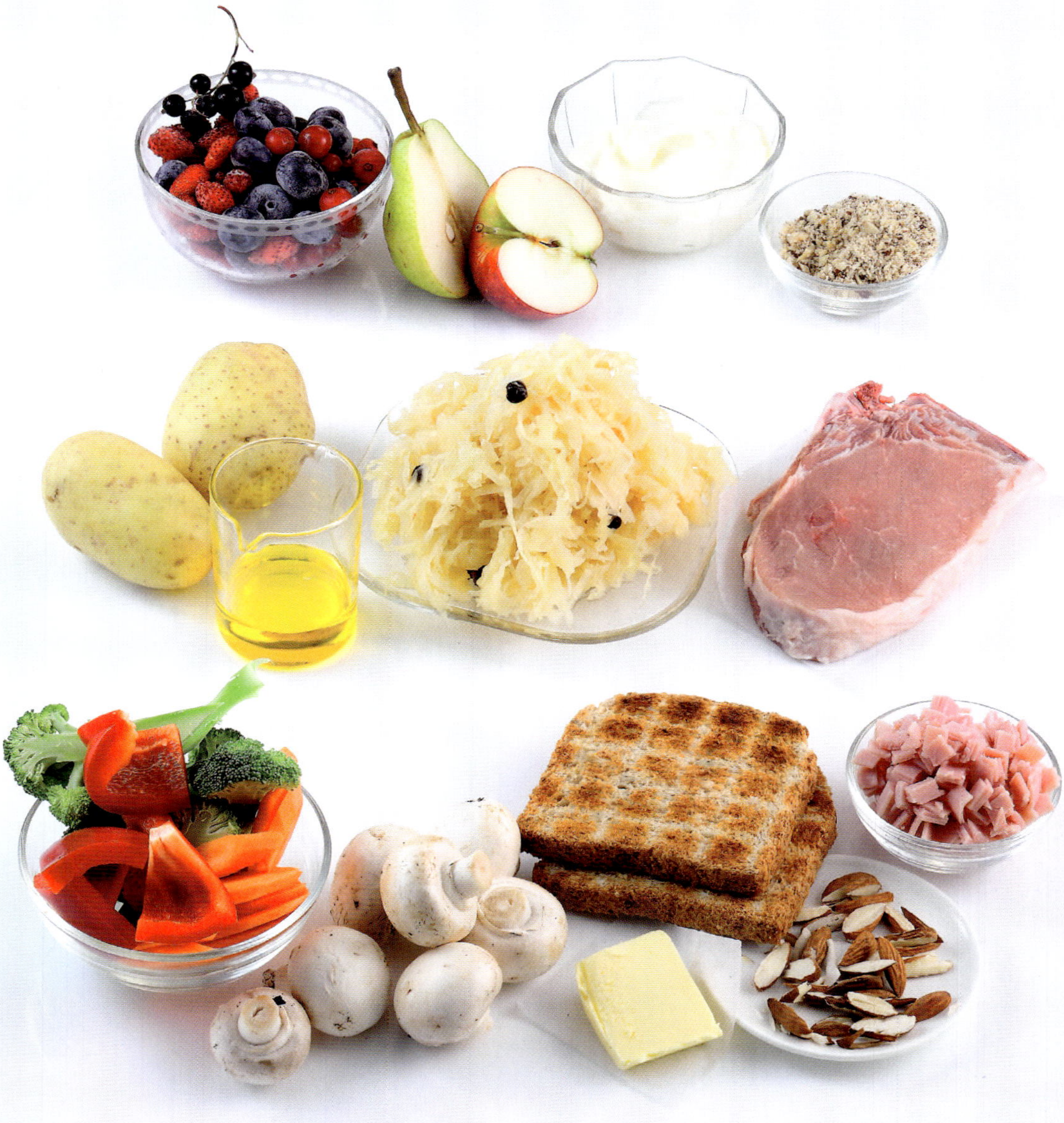

NÄHRSTOFFZUFUHR MIT 2.200 KCAL: DGE vs. LOGI
Prozent der DGE-Zufuhrempfehlung

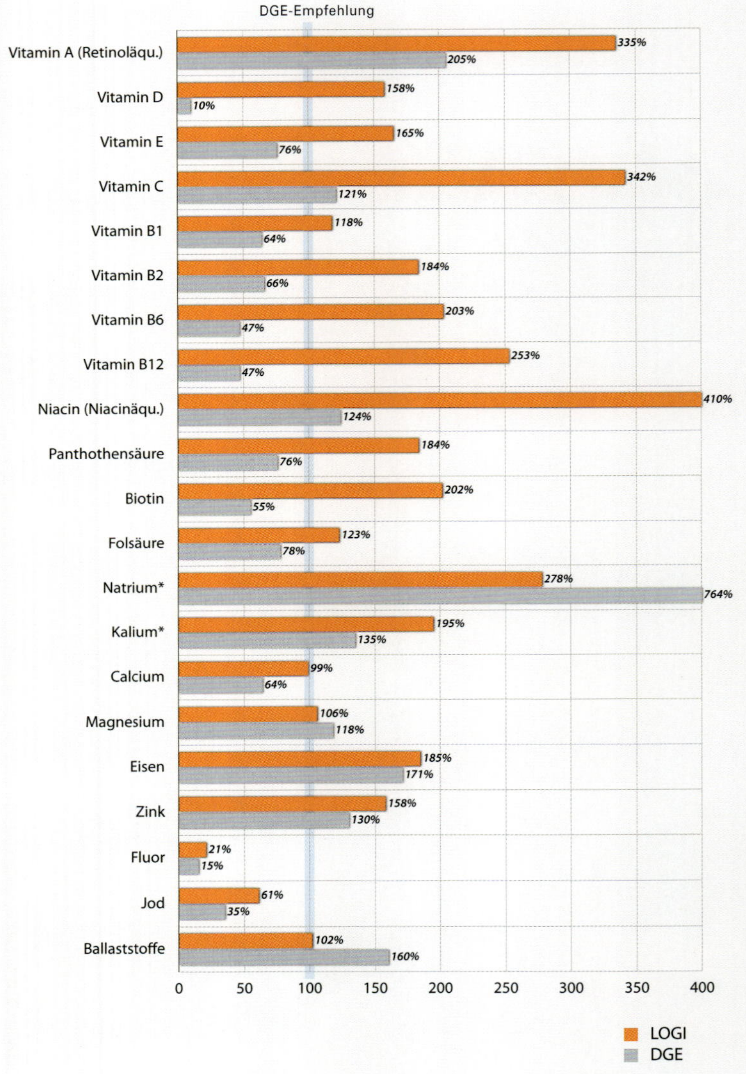

* DGE: Na : Ka = 5,7; LOGI: Na : Ka = 1,4

NÄHRSTOFFZUFUHR MIT 1.600 KCAL: DGE vs. LOGI
Prozent der DGE-Zufuhrempfehlung

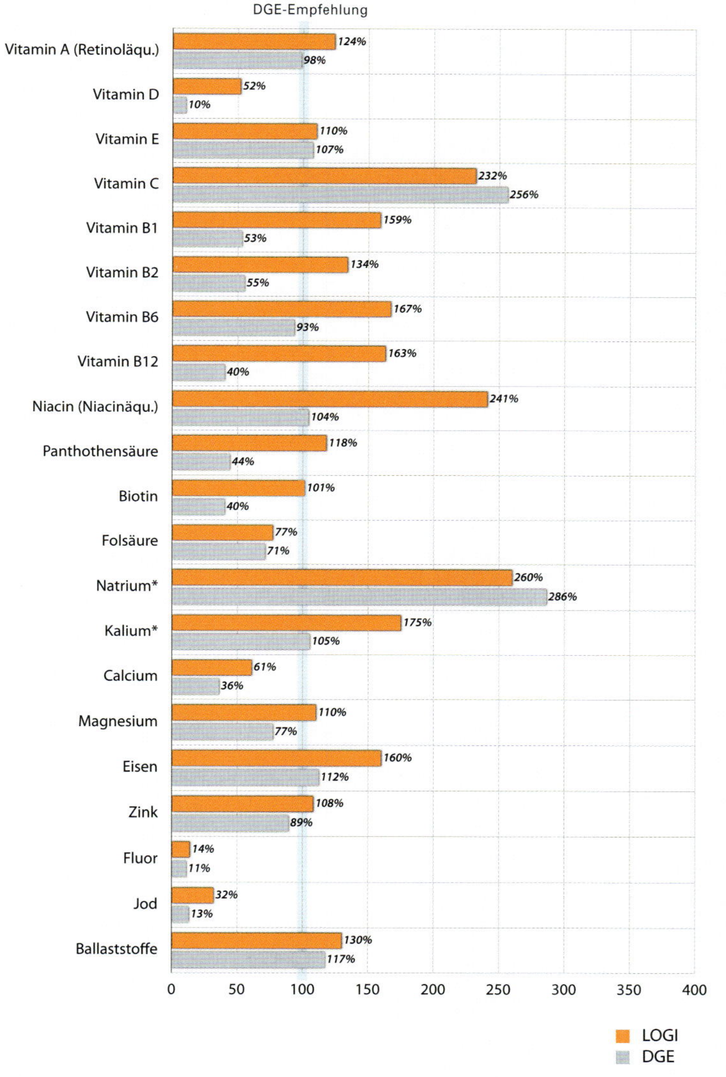

* DGE: Na : Ka = 2,7; LOGI: Na : Ka = 1,5

FETTKONSUM: DGE vs. LOGI
Normalkost mit 2.200 kcal

	DGE	LOGI
Gesamt-Fett	74,6 g	121,5 g
gesättigte Fettsäuren	22,8 g	36,3 g
einfach ungesättigte Fettsäuren	40,6 g	69,7 g
Omega-6 mehrfach ungesättigte Fettsäuren	9,9 g	12,2 g
Omega-3 mehrfach ungesättigte Fettsäuren	1,3 g	3,3 g
Verhältnis Omega-6 zu Omega-3	8:1	4:1
P:S-Quotient	0,49	0,43
Cholesterin	37 mg	963 mg
Anteil an der Energiezufuhr:		
▪ Gesamt-Fett	30%	50%
▪ gesättigte Fettsäuren	10%	15%
▪ einfach ungesättigte Fettsäuren	16%	30%
▪ Omega-6 mehrfach ungesättigte Fettsäuren	4%	5%
▪ Omega-3 mehrfach ungesättigte Fettsäuren	0,5%	1,4%

FETTKONSUM: DGE vs. LOGI
Reduktionskost mit 1.600 kcal

	DGE	LOGI
Gesamt-Fett	54,1 g	87,7 g
gesättigte Fettsäuren	15,3 g	30,2 g
einfach ungesättigte Fettsäuren	30,26 g	45,0 g
Omega-6 mehrfach ungesättigte Fettsäuren	7,7 g	9,4 g
Omega-3 mehrfach ungesättigte Fettsäuren	0,9 g	3,1 g
Verhältnis Omega-6 zu Omega-3	9:1	3:1
P:S-Quotient	0,56	0,41
Cholesterin	22 mg	243 mg
Anteil an der Energiezufuhr:		
▪ Gesamt-Fett	30%	50%
▪ gesättigte Fettsäuren	9%	17%
▪ einfach ungesättigte Fettsäuren	17%	26%
▪ Omega-6 mehrfach ungesättigte Fettsäuren	4%	5%
▪ Omega-3 mehrfach ungesättigte Fettsäuren	0,5%	1,8%

»Wenn die Ernährung bei unseren Zivilisationskrankheiten überhaupt eine Rolle spielt, wenn es nicht unser Schicksal ist, vorzeitig an Krebs zu sterben, einen Herzinfarkt oder einen Schlaganfall zu erleiden und gelähmt dahinzusiechen, dann müsste man doch einmal auf die Idee kommen, etwas anderes zu versuchen als immer nur an die Schädlichkeit tierischer Fette und des Cholesterins zu denken.«

Dr. med. Wolfgang Lutz: Cholesterin und tierische Fette. Eine Neubewertung, 1988.

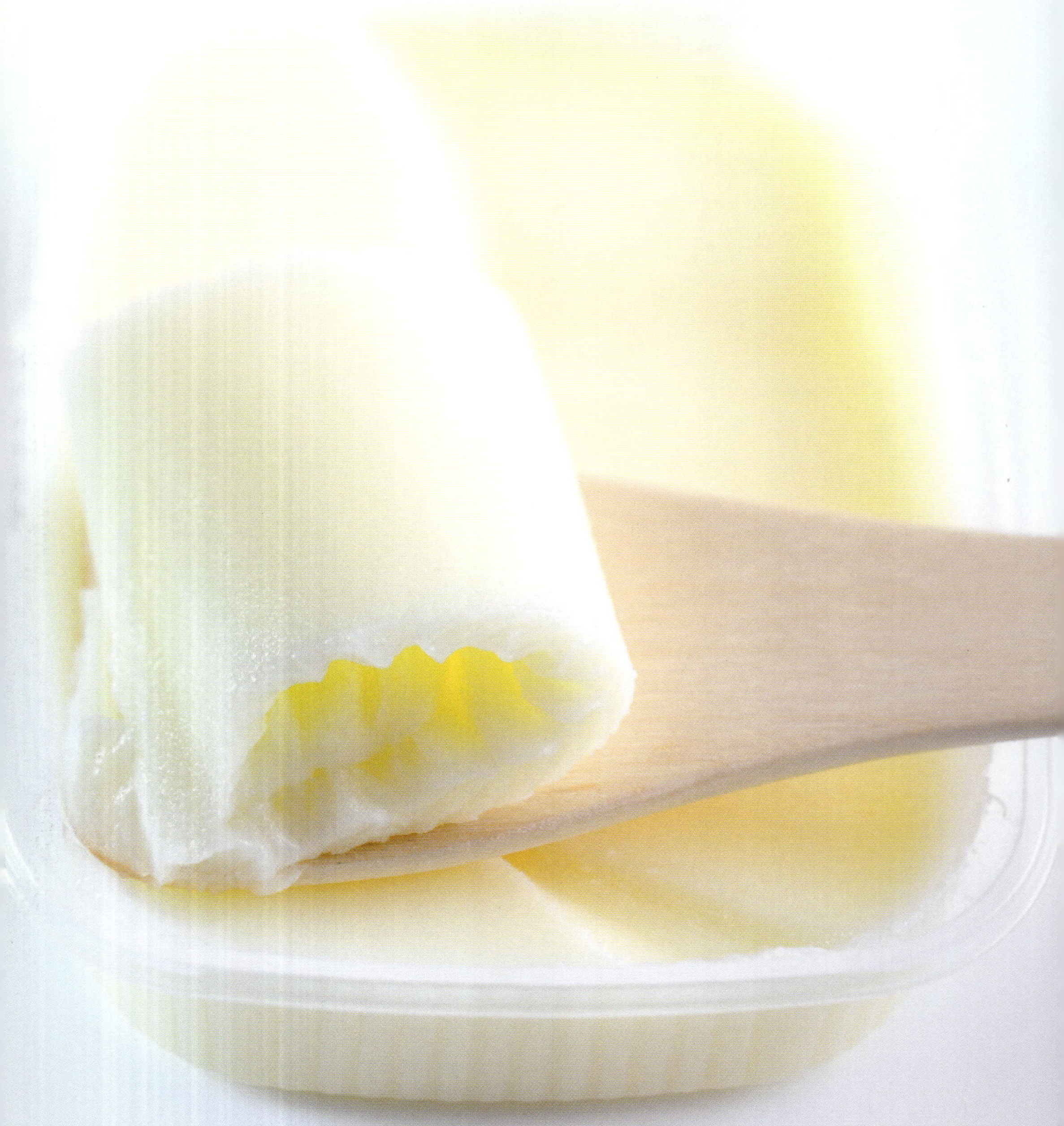

IRRSINN IN DER ERNÄHRUNGS-BERATUNG

Als Ernährungsberater oder -beraterin ist man in Deutschland gezwungen, alle Kunden, Klienten und Patienten nach einem einzigen strikt vorgegebenen Schema zu beraten, sofern man eine Bezuschussung der Krankenkassen anstrebt. Kommt man nach eingehender Anamnese zu der Einschätzung, dass eine individuell abgestimmte, vom vorgegebenen Schema abweichende Ernährungsweise angezeigt ist, wird dies von den Kassen nicht gefördert. Dabei spielen erzielte Erfolge keine Rolle. Es zählt nur, ob die Beratung statutengerecht verläuft oder verlaufen ist.

EINES VON UNZÄHLIGEN BEISPIELEN

Die Patientin H. absolvierte im Sommer 2010 bei der VDOe-zertifizierten und damit Krankenkassen-anerkannten Diplom-Ökotrophologin Franca Mangiameli erfolgreich einen Ernährungskurs nach der LOGI-Methode. Am Ende des achtwöchigen Kurses stellte die Patientin bei ihrer Krankenkasse, der BARMER GEK Gießen, einen Antrag auf Bezuschussung.

Am 16. August 2010 erhielt Frau Mangiameli von der Krankenkasse einen negativen Bescheid. Die Begründung: »Die LOGI-Methode stellt eine Mixtur aus sogenannter Glyx-Diät und Low-Carb dar .... Es fehlt nach unseren Informationen an aussagekräftigen Studien, die belegen, dass der Initialerfolg mit dieser Diät auch mittel- beziehungsweise langfristig bestehen bleibt. Die Barmer hat sich dafür entschieden, diese Diät nicht zu bezuschussen.«

Am 18. August 2010 erwiderte Frau Mangiameli die Ablehnung mit einer Darstellung der Datenlage. Sowohl aktuelle Cochrane-Übersichten als auch Meta-Analysen weisen mit höchster Evidenz darauf hin, dass für Übergewichtige mit und ohne Stoffwechselstörungen eine Ernährung mit niedrigem Glykämischen Index und/oder eine Senkung des Kohlenhydratanteils beziehungsweise eine Ernährung mit niedriger Glykämischer Last einen mindestens so günstigen oder sogar einen günstigeren Einfluss ausübt als fettarme, kohlenhydratbetonte Kostformen. Auch wies sie darauf hin, dass die von der Krankenkasse bezuschussten Diäten wissenschaftlich überprüft worden sind, mit dem Ergebnis, dass sie nicht die Erfolgskriterien für ambulante Adipositasprogramme erfüllen konnten. Zudem liegen zu Langzeiterfolgen keinerlei Studien vor. Die entsprechenden Literaturbelege wurden von der Ernährungsberaterin als Originaldateien mit übersandt.

Am 29. September 2010 antwortete die zuständige Sachbearbeiterin der BARMER GEK Gießen per E-Mail:

> Sehr geehrte Frau Mangiameli,
>
> nach Abstimmung mit unserer Hauptverwaltung komme ich gerne auf Ihr E-Mail vom 18.08.2010 sowie 03.09.2010 zurück. Zunächst möchte ich betonen, dass es der BARMER GEK fern liegt, das LOGI-Konzept in Frage zu stellen. Wir halten auch unsere Ausführungen zu LOGI ... nicht weiter aufrecht. Dennoch sehen wir weiterhin keine Möglichkeit LOGI zu fördern.
>
> Wie Sie wissen, richten sich die Krankenkassen bei der Förderung von Präventionsmaßnahmen nach dem Leitfaden Prävention der Spitzenverbände der Krankenkassen. ... Im Ernährungsbereich sieht der Leitfaden Prävention ausschließlich Maßnahmen vor, die sich nach den jeweils aktuellen Empfehlungen und Beratungsstandards der DGE richten. Unseres Wissens entspricht LOGI nicht den DGE-Empfehlungen.
>
> Da wir verpflichtet sind, die Anforderungen des Leitfaden Prävention zu berücksichtigen, ist uns die Förderung des LOGI-Konzepts nicht möglich. Wir bitten um Verständnis für unsere Position.
>
> Sollten Sie an einer Anerkennung des LOGI-Konzeptes interessiert sein, empfehlen wir Ihnen, sich diesbezüglich an die DGE zu wenden.
>
> Mit freundlichen Grüßen
>
> Team Allgemeine Leistungen – Primärprävention

Dieser Vorgang ist insofern brisant, als sich die DGE auf mündliche Anfrage hin so äußerte: Sie spreche Empfehlungen für gesunde Populationen aus, nicht für Einzelpersonen und nicht für Krankenkassen. Einzelpersonen und Menschen mit ernährungsbedingten Problemen bedürften einer individuellen Beratung.

Offenbar werden hier die Verantwortlichkeiten hin und her geschoben: Die Kasse beruft sich auf die DGE, die sich für nicht zuständig erklärt. Hier besteht aus unserer Sicht dringender Handlungsbedarf.

OFFENER BRIEF AN DIE SPITZENVERBÄNDE DER KRANKENKASSEN

An den
Spitzenverband der
Gesetzlichen Krankenversicherung (GKV)
GKV-Spitzenverband
Mittelstraße 51
10117 Berlin

und an den
Gemeinsamen Bundesausschuss
Postfach 12 06 06
10596 Berlin

Sehr geehrte Damen und Herren,

am 27. August 2010 veröffentlichten Sie eine neue Fassung des »Leitfadens Prävention. Handlungsfelder und Kriterien des GKV-Spitzenverbandes zur Umsetzung von §§ 20 und 20a SGB V.«. Darin legen Sie sich erneut darauf fest, Ernährungsberatungen zur Vermeidung von Mangel- und Fehlernährung nur zu unterstützen, sofern sie sich nach den aktuellen Lebensmittelempfehlungen und Beratungsstandards der Deutschen Gesellschaft für Ernährung (DGE) richten.

Wir möchten Sie eindringlich darauf hinweisen, dass die »aktuellen« DGE-Empfehlungen quasi unverändert aus den 50er-Jahren des letzten Jahrhunderts stammen, als die Nahrungsmittelversorgung der Bevölkerung knapp war, die körperliche Aktivität in Beruf und Freizeit hoch und die Bürger überwiegend schlank und fit.

Inzwischen ist die Nahrungsmittelversorgung überbordend, die körperliche Aktivität verschwindend gering, und weit mehr als die Hälfte der Bürger sind übergewichtig oder fettsüchtig. Diese Menschen entwickeln typischerweise eine Störung, bei der Kohlenhydrate nicht adäquat verstoffwechselt werden können (Insulinresistenz). Sie bedingt in den meisten Fällen weitere Störungen, die als Metabolisches Syndrom zusammengefasst werden. Die DGE hält auch diese stoffwechselgestörten Menschen dazu an, über die Hälfte ihrer täglichen Kalorien in Form von Kohlenhydraten zu verzehren.

Wenn Menschen mit einer Kohlenhydratstoffwechsel-Störung überwiegend Kohlenhydrate essen, überlasten sie mit der Zeit ihre Kompensationsmechanismen und überfordern ihre Bauchspeicheldrüse. Es kommt zu einer unphysiologisch hohen Insulinkonzentration, die weitere Störungen fördert. Vor allem für diesen Personenkreis ist eine stärkereiche Kost als unabhängiges Diabetesrisiko erkannt. Mit Ihrer Empfehlung, nur DGE-konforme Ernährungsberatung zuzulassen, tragen Sie dazu bei, dass die Diabetesrate weiter ansteigt.

Die Vorteile kohlenhydratreduzierter, eiweiß- und fettreicher Kostformen für Menschen mit Übergewicht, Metabolischem Syndrom und Typ-2-Diabetes sind wissenschaftlich mittlerweile hinreichend belegt. Dazu kommen die Berichte über sehr gute Erfolge unzähliger Therapeuten, die sich von ihren Patienten haben motivieren lassen, diese alternative Ernährungsweise zu testen: Die Stoffwechselwerte bessern sich, Heiß- und Süßhungerattacken bleiben aus und die Risikoindikatoren sinken, selbst wenn dabei nicht abgenommen wird. Das ist der größte Vorteil gegenüber den bisher üblicherweise empfohlenen fettarmen, kohlenhydratbetonten Diäten.

Wir fordern Sie auf, die wissenschaftliche Evidenz zu beachten und für die wachsende Bevölkerungsgruppe der Menschen mit Insulinresistenz und deren Folgen neue Maßstäbe zu setzen. Die gängigen Ernährungsempfehlungen der Fachgesellschaften sind weder up to date noch nützlich, sondern kontraproduktiv. Man muss sogar davon ausgehen, dass sie schaden und die gesundheitlichen Probleme dieser Menschen verschärfen. Daher halten wir es für unethisch, ihnen die DGE-Empfehlungen aufzudrängen.

Immer mehr Krankenkassen stehen vor der Pleite, weil die Einnahmen die Ausgaben nicht decken. Was die Ausgabenseite betrifft, so interessiert Sie vielleicht, dass sich mit einer Ernährung, die eben nicht das Fett reduziert, sondern die Kohlenhydrate, der Medikamentenbedarf von Typ-2-Diabetikern zeitnah um rund 70 Prozent senken lässt. Bei zehn Millionen Betroffenen dürfte die damit erzielbare Ersparnis ins Gewicht fallen.

Wie lange wird es noch dauern, bis die Krankenversicherungen zum Wohle der Patienten handeln und die Ernährungsberatung ergebnisorientiert fördern? Entscheidend ist doch, dass ein Ernährungskonzept nachvollziehbar Risiken mindert und Lebensqualität verbessert und nicht, ob es der veralteten Lehrmeinung einer Fachgesellschaft entspricht, die sich in politischen Zwängen befindet. Wir fordern Sie daher auf: Lassen Sie bei nachweisbarem Erfolg alternative Ernährungskonzepte zur Bezuschussung zu.

Mit freundlichen Grüßen

Dipl. oec. troph. Ulrike Gonder
Dr. Nicolai Worm

EPILOG

Es hätte noch viele spannende Themen rund ums Fett gegeben. Beispielsweise sind Fette prima für die Zähne: Sie sind nicht kariogen und schützen vor Säureangriffen. Viele der heute üblichen Stoffwechselerkrankungen gehen mit Erkrankungen der Zähne und des Zahnfleisches einher. Umgekehrt erhöhen Entzündungen und Infektionen der Zähne und des Zahnfleisches das Risiko für Herz-Kreislauf-Erkrankungen.[1] Da wäre es doch spannend zu sehen, ob es für beides eine gemeinsame Ursache gibt und wie sich eine fettbetonte, kohlenhydratreduzierte Kost auf die Mund- und Gefäßgesundheit auswirkt. Dann käme auch die Zahnmedizin aus der Zwickmühle heraus, zum Schutz der Zähne vor zu viel Zucker und Stärke zu warnen und für den »Rest« des Körpers nach den DGE-Empfehlungen eine kohlenhydratreiche Kost empfehlen zu müssen. Wieso muss sie das eigentlich?

Wenn Pflegekräfte 98-jährigen Damen fettarmen Diätjoghurt in den Kühlschrank stellen, wenn Mütter ihren Kindern Magermilch anbieten, wenn Hausfrauen und -männer im Glauben, ihren Lieben etwas Gutes zu tun, statt richtiger Sahne trans-fettsäurehaltige Imitate verwenden und wenn Fleischfabriken aus vorgeblich gesundheitlichen Gründen (billiges und für viele unverträgliches) Weizeneiweiß unters Hackfleisch mischen, wenn die Krankenhauskost fast fettfrei serviert, dafür das Salatdressing »ohne Öl« mit Fruktosesirup genießbar gemacht wird, wenn Unmengen nährstoffarmen Graubrots, Reis und Nudeln zur Sättigung und fettarmer, zuckergesüßter, aroma- und farbstoffangereicherter »Früchte-«Joghurt zum Dessert angeboten werden – dann ist eine Menge faul im System.

Wir finden daher, es ist höchste Zeit, noch einmal – wohlwollend – über die Fette nachzudenken, bevor sie immer stärker manipuliert oder gar abgeschafft werden! Fettsäuren, auch die gesättigten, sind nützlich, nahrhaft und in unzählige Körperfunktionen eingebunden. Sie schalten Gene ein und aus, manche wirken antibakteriell, andere stabilisieren Proteine und Membranen, wieder andere dienen als Ausgangsstoff für wichtige Regulatoren im Stoffwechsel.

Kalt gepresste Öle und Nüsse liefern Vitamine und sekundäre Pflanzenstoffe, auch marmoriertes Fleisch und Käse sind reich an Nährstoffen, ob Kalzium, Eisen oder B-Vitamine. Warum werden sie immer nur negativ im Zusammenhang mit Cholesterin und Herzinfarkt erwähnt?

Die Fett-Phobie der letzten Jahrzehnte hat vielen den Blick verstellt. Man hat den Eindruck, alle suchen nur nach negativen Effekten. Immerhin ist Fett ein essenzieller Nährstoff, ohne ihn können wir nicht leben. Warum sucht man nicht nach weiteren positiven Effekten? Wir wissen zum Beispiel kaum etwas darüber, was die verschiedenen Fette im Säure-Basen-Haushalt und am Skelettsystem bewirken. Das wäre schon interessant, zumal es im Leben einer Stammzelle einen bestimmten Punkt gibt, an dem sich entscheidet, ob sie ein knochenbildender Osteoblast wird oder eine Fettzelle.

Und wie steht es mit dem Einfluss der Fette auf die Haut? Auch sie ist ja auf ausreichend Fett angewiesen, um ihre Barrierefunktion auszuüben und nicht auszutrocknen. Bestimmt wären viele Frauen froh, wenn sie wüssten, ob eine durch mehr Fett und weniger Kohlenhydrate auf dem Teller verbesserte Insulinwirkung für strafferes Bindegewebe sorgt und Schwangerschaftsstreifen vermeidet. Überhaupt scheinen Frauen den effektiveren Fett-Stoffwechsel zu haben und von Natur aus besonders für eine fettbetonte Kost prädestiniert.[2] Auch diese Frage sähen wir gerne intensiver erforscht. Spannend wäre auch zu wissen, ob Fette oder bestimmte Fettsäuren vor Orangenhaut schützen? Erste Versuche mit konjugierten Linolsäuren (CLA) liefen vielversprechend. »Butter und Rinderhack gegen Zellulite« – das wäre doch mal 'ne Schlagzeile!

Interessieren würde uns, warum die fettverarbeitende Industrie nicht über die vielen positiven Erkenntnisse durch »mehr Fett« jubiliert und die frohen Botschaften unters Volk bringt. Könnte es sein, dass man mit »modernen«, fettkastrierten Brotaufstrichen mehr verdient als mit Ölen? Wenn das so ist, dann verstehen wir natürlich, warum die Konzerne sich nicht das Brot unter der Halbfettmargarine nehmen lassen wollen.

Niemand soll Unmengen Fett vertilgen, schon gar nicht zusätzlich. Und wer mit seiner – wie auch immer zusammengesetzten Kost – gesund und zufrieden ist, sollte sie auch nicht ändern. Aber für viele andere darf es ruhig MEHR FETT! sein, als es die »Offiziellen« erlauben, und gerne zulasten der so hochgelobten Kohlenhydrate. Wir wünschen uns mehr Objektivität in der Forschung und mehr Individualität in der Ernährungsberatung, die sich am wissenschaftlichen Kenntnisstand und an den Bedürfnissen der Verbraucher orientieren muss und nicht an veralteten Regeln. Wir wünschen uns, dass die Fette und fettreichen Lebensmittel in Zukunft von der Wissenschaft, von den Ernährungsberatern und von den Essern liebevoller behandelt werden.

»Ich würde das alles nicht so selbstsicher behaupten, wenn nicht die Anhänger der Fetttheorie mit ihren riesigen Feldstudien ihrer eigenen Theorie das Grab geschaufelt hätten, wenn sie nicht selbst nachgewiesen hätten, dass ihre Vorstellungen unrichtig sind, dass eine Ernährung nach ihren Ideen keine gesundheitlichen Vorteile bietet; und wenn ich nicht in 30 Jahren ärztlicher Praxis gesehen hätte, dass man mit dem Gegenteil, nämlich mit viel Fleisch und Fett, mit viel Cholesterin (aber mit wenig Kohlenhydraten) gesünder sein kann.«

»... sich die westliche Medizin in ihren Irrtum, in die Fetttheorie, verrannt hat – in die Vorstellung, dass die tierischen Fette uns krank machen.«

beide aus: Dr. med. Wolfgang Lutz: Cholesterin und tierische Fette. Eine Neubewertung, 1988.

LITERATUR

KURZE GESCHICHTE DER FETT-PHOBIE

1. Spiekermann, U: Ordnungsträume. Zur Geschichte der Ernährungsempfehlungen im 19. und 20. Jahrhundert. University Press, Kassel 2005
2. Atwater, WO: Food and Diet. U.S. Department of Agriculture, Washington 1994
3. Spiekermann, U: Zeitschrift für Sozialgeschichte des 20. und 21. Jahrhunderts 2001;16:91-128
4. Keys, A: Circulation 1952;5:115-118
5. Keys, A: Circulation 1970;41:1162-1183
6. Keys, A: Acta Medica Scandinavica 1980;207:153-160
7. Yerushalmy, J, Hilleboe, HE: New York State Journal of Medicine 1957;57:2343-2354
8. Wood, PDP: The Statistician 1981;30:131-135
9. Taubes, G: Science 2001;291:2536-2545
10. Harper, AE: American Journal of Clinical Nutrition 1978;31:310-321
11. Gifford, KD: American Journal of Medicine 2002;113:89S-106S
12. Steinberg, D: Journal of Lipid Research 2006;47:1-14
13. Oliver, MF: Lancet 1985;1:1087-1089
14. Abbott, RD et al: Arteriosclerosis 1988;8:207-211
15. Ascherio, A et al: British Medical Journal 1996;313:84-90
16. Hu, FB et al: American Journal of Clinical Nutrition 1999;70:1001-1008
17. Katan, MB et al: American Journal of Clinical Nutrition 1994;60:1017S-1022S
18. Kushi, LH et al: New England Journal of Medicine 1985;312:811-818
19. Kwiterovich, PO, Jr: Journal of the American Dietetic Association 1997;97:S31-41
20. Steinberg, D et al: New England Journal of Medicine 1989;320:915-924
21. Noack, R: Ernährungs-Umschau 1998;45:8-14
22. Law, MR et al: British Medical Journal 1994;308:367-372
23. Stamler, J et al: Journal of the American Medical Association 1999;282:2012-2018
24. Stamler, J et al: Journal of the American Medical Association 1986;256:2823-2828

MEHR FETT FÜR DEN GESCHMACK!

1. Mizushige, T et al: Journal of Nutrition, Science and Vitaminology 2007;53:1-4
2. Stewart, JE et al: British Journal of Nutrition, doi:10.1017/S0007114510000267
3. Lemmens, SGT et al: Physiology & Behavior 2009;98:318-325
4. McLagan, J: Fat. Ten Speed Press, Berkeley 2008

MEHR FETT FÜR DIE FIGUR!

1. Hession, M et al: Obesity Reviews 2009;10:36-50
2. Swinburn, BA et al: Diabetes Care 2001;24:619-624
3. Howard, BV et al: Journal of the American Medical Association 2006;295:39-49
4. Forouhi, NG et al: American Journal of Clinical Nutrition 2009;90:1632-1641

MEHR FETT FÜR HERZ UND KREISLAUF!

1. Parodi, P: Australian Journal of Dairy Technology 2004;59:3-59
2. Elwood, PC et al: Lipids 2010;45:925-939
3. Mente, A et al: Archives of Internal Medicine 2009;169:659-669
4. Skeaff, CM, Miller, J: Annals of Nutrition and Metabolism 2009;55:173-201
5. Siri-Tarino, PW et al: American Journal of Clinical Nutrition 2010;91:535-546
6. Ascherio, A, Willett, WC: American Journal of Clinical Nutrition 1997;66:1006S-1010S
7. Hooper, L et al: British Medical Journal 2001;322:757-763
8. Miettinen, M et al: Lancet 1972;2:835-838
9. Woodhill, JM et al: Advances in Experimental Medicine and Biology 1978;109:317-330
10. Rose, GA et al: British Medical Journal 1965;1:1531-1533

11. Howard, BV et al: Journal of the American Medical Association 2006;295:655-666
12. Mozaffarian, D et al: PLoS Medicine 2010;7:e1000252
13. McBride, P: Current Atherosclerosis Report 2008;10:386-390
14. Alberti, KG et al: Circulation 2009;120:1640-1645
15. Krauss, RM et al: American Journal of Clinical Nutrition 2006;83:1025-1031
16. Frisch, S et al: Cardiovascular Diabetology 2009;8:36
17. Volek, JS et al: Lipids 2009;44:297-309
18. Boling, CL et al: Current Atherosclerosis Report 2009;11:462-469
19. Appel, LJ et al: Journal of the American Medical Association 2005;294:2455-2464
20. Harris, WS et al: Atherosclerosis 2008;197:12-24
21. Roberts, CK, Liu, S: Journal of Diabetes Science and Technology 2009:3:697-704
22. Worm, N: Diätlos glücklich. Abnehmen macht dick und krank. Genießen ist gesund. systemed Verlag, Lünen 2002
23. Kodama, S et al: Diabetes Care 2009;32:959-965
24. Cao, Y et al: Journal of Clinical Lipidology 2009;3:19-32
25. Marik, PE, Varon, J: Clinical Cardiology 2009;32:365-372
26. Balk, EM et al: Atherosclerosis 2006;189:19-30
27. Calder, PC, Yaqoob, P: Cell and Molecular Biology 2010;56:28-37
28. Wang, C et al: American Journal of Clinical Nutrition 2006;84:5-17
29. Harris, WS et al: Journal of Nutrition 2009;139:804S-819S
30. von Schacky, C, Harris, WS: Journal of Cardiovascular Medicine 2007;8:S46-S49
31. Harris, WS: Current Atherosclerosis Report 2009;11:411-417
32. Mozaffarian, D et al: European Journal of Clinical Nutrition 2009;63:S5-S21
33. Mozaffarian, D: International Journal of Epidemiology 2008;37:182-184
34. Field, CJ et al: Applied Physiology in Nutrition and Metabolism 2009;34:979-991
35. Jakobsen, MU et al: American Journal of Clinical Nutrition 2009;89:1425-1432

GEWICHTIGE SEILSCHAFTEN

1. Ascherio, A, Willett, WC: American Journal of Clinical Nutrition 1997;66:1006S-1010S
2. Ravnskov, U: Journal of Clinical Epidemiology 1998;51:443-460
3. Studer, M et al: Archives of Internal Medicine 2005;165:725-730
4. Uauy, R: Annals of Nutrition and Metabolism 2009;5(Suppl1):2-7

MEHR FETT FÜRS NERVENKOSTÜM UND FÜRS HIRN!

1. Crawford, M et al: Annals of Nutrition & Metabolism 2009;55:202-228
2. Birch, EE et al: American Journal of Clinical Nutrition 2010;91:848-859
3. Ryan, AS et al: Prostaglandins, Leukotriens, and Essential Fatty Acids 2010;82:305-314
4. Burdge, GC, Calder, PC: Journal of Nutrition 2006;19:26-52
5. Bell, JG et al: British Journal of Nutrition 2010;103:1160-1167
6. Rapoport, SI: Journal of Nutrition 2008;138:2515-2520
7. Gopinath, B et al: American Journal of Clinical Nutrition 2010;92:416-421
8. Johnson, EJ, Schaefer, EJ: American Journal of Clinical Nutrition 2006;83:1494S-1498S
9. Dangour, AD et al: American Journal of Clinical Nutrition 2010;91:1725-1732
10. Assies, J et al: Abstract anl. der Euro Fed Lipid-Tagung am 3./4. März 2010 in Frankfurt
11. Stamp, LK et al: Seminars in Arthritis and Rheumatism 2005;35:77-94
12. Appleton, KM et al: American Journal of Clinical Nutrition 2010;91:757-770
13. http://www.ftd.de/wissen/leben/:tabuthema-depression-stress-fuehrt-zu-immer-mehr-krankmeldungen/50141615.html

14. Gleissman, H et al: Experimental Cell Research 2010;316:1365-1373
15. DGE et al (Hrsg): Referenzwerte für die Nährstoffzufuhr, Neuer Umschau Buchverlag, Neustadt 2008
16. Laeger, T et al: Appetite 2010;54:450-455
17. Luchsinger, JA: Journal of Alzheimer´s Disease 2010;20:723-736
18. Saczynski, JS et al: Neurology 2010;75:35-41
19. Craft, S: Archives of Neurology 2009;66:300-305
20. Cole, GM, Frautschy, SA: Journal of Nutrition 2010, online Publikation vom 24.2.
21. Llewellyn, DJ et al: Archives of Internal Medicine 2010;170:1135-1141
22. Gu, Y et al: Archives of Neurology 2010;67, online Publikation vom 12.4.
23. Morris, MC et al: Archives of Neurology 2003;60:194-200
24. Kalmijn, S et al: American Journal of Epidemiology1997;145:33-41
25. www.netdoktor.de: Meldung vom 22.06.2010
26. Henderson, ST: Medical Hypothesis 2004;62:689-700
27. Reiman, EM et al: Proceedings of the National Academy of Sciences 2004;101:284-289
28. Young, KW et al: Journal of Gerontology and Biological Science in Medical Science 2005;60:1039-1045
29. Hallschmid, M, Schultes, B: Diabetologia 2009;52:2264-2269
30. Henderson, S: persönliche Mitteilung vom 7.7.2010
31. Gasior, M et al: Behavioral Pharmacology 2006;17:431-439
32. Adibhatla, RM, Hatcher, JF: Subcellular Biochemistry 2008;49:241-268
33. Barañano, KW, Hartman, AL: Current Treatment Options in Neurology 2008;10:410-419
34. Platte, P, Korenke, C: Epilepsie. Neue Chancen mit ketogener Diät. Trias Verlag, Stuttgart 2005
35. Hartman, AL, Vining, EPG: Epilepsia 2007;48:31-42
36. Ruskin, DN et al: PLoS One 2009;4:e8349
37. Maalouf, MA et al: Brain Research Reviews 2009;59:293-315
38. Kennedy, AR et al: American Journal of Physiology, Endocrinology and Metabolism 2007;292:E1724-E1739
39. van der Auwera, I et al: Nutrition & Metabolism 2005;2:28
40. Xu, K et al: Advances in Experimental and Medical Biology 2010;662:71-75
41. Scheltens, P et al: Alzheimer & Dementia 2020;6:1-10
42. Reger, MA et al: Neurobiology of Aging 2004;25:311-314
43. Henderson, ST: Neurotherapeutics 2008;5:470-480
44. Wirrell, EC: Epilepsia 2008;49(Suppl8):17-19
45. Pfeifer, HH, Thiele, EA: Neurology 2005;65:1810-1812
46. Kossoff, EH et al: Epilepsia 2008;49:316-319
47. Brinkworth, GD et al: Archives of Internal Medicine 2009;169:1873-1880
48. Mersch, P: Migräne. Heilung ist möglich. Books on Demand, Norderstedt, 2006
49. http://www.alzheimersteam.com/2009/08/st-eve-newport-is-lucky-he-can-talk.html
50. Mishra, S, Palanivelu, K: Annals of the Indian Academy of Neurology 2008;11:13-19
51. Epstein, J et al: British Journal of Nutrition 2010;103:1545-1557
52. Henderson, ST et al: Nutrition & Metabolism 2009;6:31

MEHR FETT FÜRS IMMUNSYSTEM!

1. Kim, W et al: Progress in Lipid Research 2010;49:250-261
2. Norris, JM et al: JAMA 2007;298:1420-1428
3. Kew, S et al: American Journal of Clinical Nutrition 2003;77:1287-1295
4. Cunningham-Randles, S: American Journal of Clinical Nutrition 2003;77:1096-1097
5. Pond, CM: Prostaglandins, Leukotriens & Essential Fatty Acids 2005;73:17-30

6. Han, R: Microbiology and Immunology 2010;54:246-253
7. Harris, HW et al: Journal of Endotoxin Research 2000;6:421-430
8. Ravnskov, U: Quarterly Journal of Medicine 2003;96:927-934
9. Ravnskov, U: Fat and cholesterol are good for you. GB Publishing, Schweden 2009
10. Ravnskov, U: World Review Nutrition and Dietetics 2009;100:90-109
11. Alsheikh-Ali, AA et al: Journal of the American College of Cardiology 2008;52:1141-1147
12. Jafri, H et al: Journal of the American College of Cardiology 2010;55:2846-2854
13. Ravnskov, U, McCully, KS: Annals of Clinical & Laboratory Science 2009; 39:Nr.1

MEHR FETT GEGEN KREBS!

1. Holm, E: Stoffwechsel und Ernährung bei Tumorkrankheiten. Thieme, Stuttgart 2007
2. World Cancer Research Fund, American Institute for Cancer Research (Hrsg): Food, nutrition, physical activity and the prevention of cancer: a global perspective. Washington 2007
3. Vaughn, AE, Deshmukh, M: Nature Cell Biology online Publikation vom 23.11.2008
4. Budwig, J: Krebs. Das Problem und die Lösung. 7. Auflage, Sensei Verlag, Kernen 2005
5. Coy, JF, Franz, M: Die neue Anti-Krebs Ernährung. Gräfe und Unzer, München 2009
6. Zhao, F et al: Oncogene, online Publikation vom 15.3.2010
7. Zhou, M et al: Molecular Cancer 2010;9:33
8. Le, A et al: Proceedings of the National Academy of Sciences 2010, doi 10.1073/pnas.0914433107
9. Sun, W et al: Clinical Cancer Research 2010;16:857-866
10. Kessler, J et al: Poster, International Brain Tumor Research Conference, 24.-26.3.2010, Seeheim-Jugenheim
11. Elstrom, RL et al: Cancer Research 2004;64:3892–3899
12. Buzzai, M et al: Oncogene 2005;24:4165-4173
13. Otto, C et al: Biomed Central Cancer 2008;8:122
14. Rieger, J et al: Journal of clinical Oncology 2010;28(Suppl):abstract e12532
15. Nebeling, LC et al: Journal of the American College of Nutrition 1995;14:202-208
16. Seyfried, TN et al: Epilepsia 2008;49(Suppl8):114-116
17. Zuccoli, G et al: Nutrition & Metabolism 2010;7:33
18. Seyfried, TN, Shelton, LM: Nutrition & Metabolism 2010;7:7
19. Shibata, A et al: Journal of Nutrition 2008;138:2136-2142
20. http://www.frauenklinik.uni-wuerzburg.de/forschung/ketogene_diaet.htm
21. Hyde, CAC, Missailidis, S: International Immunopharmacology 2009;9:701-715
22. Gleissman, H et al: Experimental Cell Research 2010;316:1365-1373
23. Gogos, CA et al: Cancer 1998;82:395-402
24. Das, U: Journal of the National Cancer Institute 2006;98:718-720
25. Marchut, E et al: Acta Biochimica Polonica 1986;33:7-16
26. Schulz, M et al: British Journal of Nutrition 2008;100:942-946
27. DGE (Hrsg): Fettkonsum und Prävention ausgewählter ernährungsmitbedingter Krankheiten. Evidenzbasierte Leitlinie, Version 2006
28. Alexander, DD et al: Nutrition Research Reviews 2010, doi:10.1017/S095442241000003X
29. Bjorge, T et al: Cancer Epidemiology, Biomarkers & Prevention 2010;19;OF1-9
30. Limburg, PJ et al: Cancer Epidemiology, Biomarkers & Prevention 2005;14:133-137
31. WHO Technical Report Series No 916: Diet, nutrition and the prevention of chronic diseases. Genf, 2003
32. Bougnoux, P et al: Cancer Epidemiology, Biomarkers & Prevention 2006;15:416-421
33. Worm, N: Heilkraft D. systemed Verlag, Lünen 2008

MEHR FETT FÜR FURY, FIFI UND FELIX!

1. Johnson, PJ: Vetenary Clinic of North American Equine Practice 2002;18:271-293
2. Mikisch, JP: Cavallo 2007;H5:64-69
3. http://www.equi-life.eu/2.0/2.6_fütterung.html
4. Muth, J et al: Eulen-Spiegel 2007;Nr.3-4:14-39
5. Hoffman, RM et al: Journal of Animal Science 2003;81:2333-2342
6. Weyrauch-Wiegand, S: Hundkatzepferd 2009;Nr.6:44-47
7. www.second-opinions.co.uk (Präsentation von Bary Groves, 2010)
8. Popovich, DG et al: Journal of Nutrition 1997;127:2000-2005
9. Cordain, L et al: American Journal of Clinical Nutrition 2000;71:682-692
10. Legrand-Defretin, V: Proceedings of the Nutrition Society 1994;53:15-24
11. Rand, JS et al: Asian Pacific Journal of Clinical Nutrition 2003;12:S6
12. Bradshaw, JWS: Journal of Nutrition 2006;136:1927S-1931S
13. Stahler, DR et al: Journal of Nutrition 2006;136:1923S-1926S
14. Hill, R: Journal of Nutrition 1998;128:2686S-2690S
15. Hill, R et al: American Journal of Veterinary Research 2000;61:1566-1573
16. Pan, Y et al: British Journal of Nutrition, doi:10.1017/S0007114510000097
17. Schäfer, SL, Messika, BR: B.A.R.F. Artgerechte Rohernährung für Hunde. Kynos Verlag, Mührlenbach 2007
18. Grimm, H-U: Katzen würden Mäuse kaufen. Schwarzbuch Tierfutter. Deuticke Verlag, Wien 2007

EPILOG

1. Hujoel, P: Journal of Dental Research 2009;88:490-502
2. Knopp, RH et al: Current Atherosclerosis Reports 2005;7:472-479

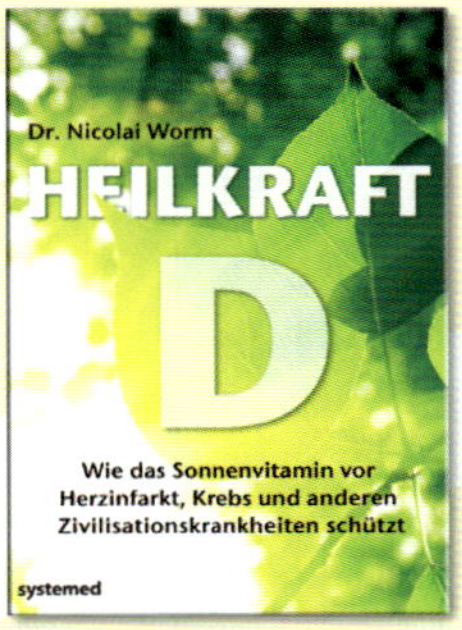

Heilkraft D.
Wie das Sonnenvitamin vor Herzinfarkt, Krebs und anderen Zivilisationskrankheiten schützt.

Dr. Nicolai Worm
978-3-927372-47-4
15,95 EUR

Kontrovers, pointiert und mit hohem wissenschaftlichen Anspruch.

Unser Lebensstil ist riskant: Erst seit wenigen Generationen haben wir die Sonne aus unserem Leben verbannt. Büroarbeit, neonbeleuchtete Fitnesscenter, lange Autofahrten und Sonnencremes mit hohem Lichtschutzfaktor geben den Vitamin D bildenden Strahlen auf der Haut keine Chance. Unser Organismus hat damit nicht Schritt gehalten: Freiwillig nehmen wir so eine massive Vitamin-D-Unterversorgung in Kauf.

Radikal räumt Nicolai Worm mit überholten Dogmen auf: Maßvolles Sonnen schadet nicht, es nutzt der Gesundheit. Erstaunlich und gefährlich: Die Meinungsbildner der Ernährungswissenschaft haben diese fast epidemische Mangelversorgung verschlafen. Dabei geht es um praktisch alle Zivilisationskrankheiten. Im Zusammenhang mit Knochengesundheit, Muskelschwäche, Herz-Kreislauf-Problemen, Depression, Diabetes, Bluthochdruck bis hin zu Krebs finden sich überzeugende Studien, die an der erstaunlichen Wirkung eines guten Vitamin-D-Status keinen Zweifel mehr lassen.

Nicolai Worm hat den wissenschaftlichen Stand der Erkenntnisse packend und fundiert zusammengefasst. Herausgekommen ist ein brisantes Werk, das zu unmittelbarem Umdenken und Handeln auffordert.

systemed
verlag

Leseempfehlungen rund um LOGI und um den gesunden Lebensstil.

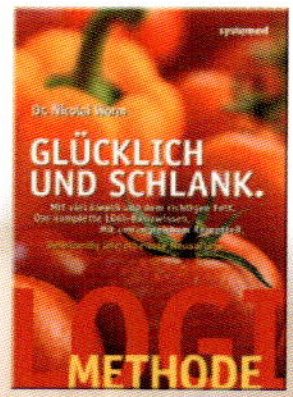

LOGI-METHODE.
Glücklich und schlank.
Mit viel Eiweiß und dem richtigen Fett.
Das komplette LOGI-Basiswissen.
Von Dr. Nicolai Worm
978-3-927372-26-9 — 19,90 EUR

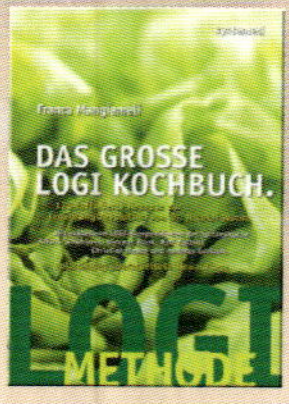

LOGI-METHODE.
Das große LOGI-Kochbuch.
120 raffinierte Rezepte zur Ernährungsrevolution von Dr. Nicolai Worm.
Mit exklusiven LOGI-Kompositionen der Spitzenköche Alfons Schuhbeck, Vincent Klink, Ralf Zacherl, Christian Henze und Andreas Gerlach.
Von Franca Mangiameli
978-3-927372-29-0 — 19,95 EUR

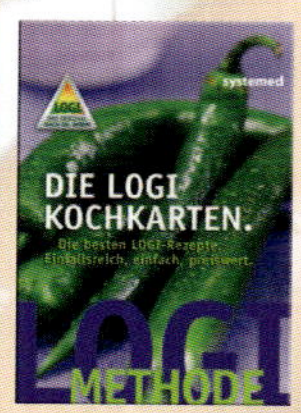

LOGI-METHODE.
Die LOGI-Kochkarten.
Die besten LOGI-Rezepte.
Einfallsreich, einfach, preiswert.
978-3-927372-45-0 — 17,95 EUR

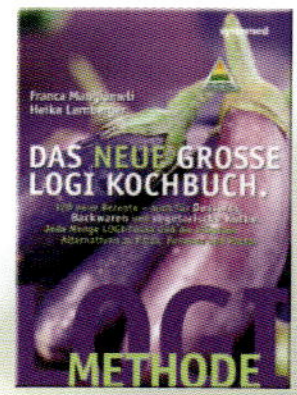

LOGI-METHODE.
Das neue große LOGI-Kochbuch.
120 neue Rezepte – auch für Desserts, Backwaren und vegetarische Küche.
Jede Menge LOGI-Tricks und die klügsten Alternativen zu Pizza, Pommes und Pasta.
Von Franca Mangiameli und Heike Lemberger
978-3-927372-44-3 — 19,95 EUR

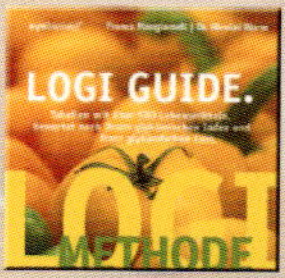

LOGI-METHODE.
LOGI-Guide.
Tabellen mit über 500 Lebensmitteln, bewertet nach ihrem glykämischen Index und ihrer glykämischen Last.
Von Franca Mangiameli und Dr. Nicolai Worm
978-3-927372-28-3 — 6,90 EUR

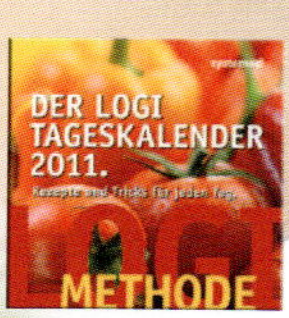

LOGI-METHODE.
LOGI-Tageskalender 2011.
Rezepte und Tricks für jeden Tag.
978-3-927372-58-0 — 15,95 EUR

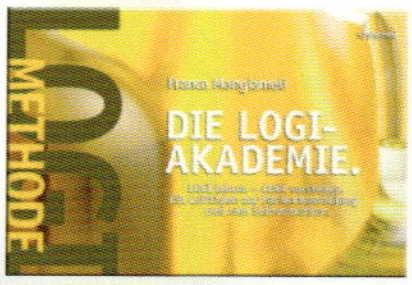

-FÜR-
FACH
KREISE

1:1
VORTRAG

LOGI-METHODE.
Die LOGI-Akademie.
LOGI lehren – LOGI verstehen.
Ein Leitfaden zur Patientenschulung und zum Selbststudium.
Von Franca Mangiameli
978-3-927372-59-7 — 48,00 EUR

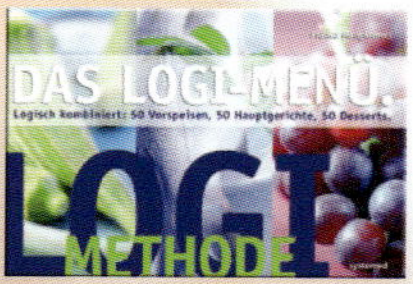

LOGI-METHODE.
Das LOGI-Menü.
Logisch kombiniert: 50 Vorspeisen, 50 Hauptgerichte, 50 Desserts.
Von Franca Mangiameli
978-3-927372-60-3 — 29,95 EUR

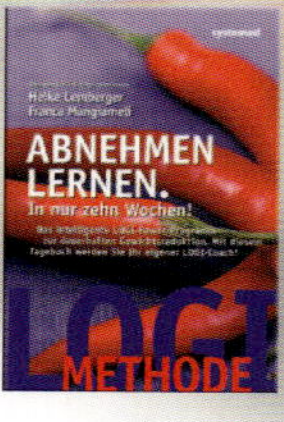

LOGI-METHODE.
Abnehmen lernen.
In nur zehn Wochen!
Das intelligente LOGI-Power-Programm zur dauerhaften Gewichtsreduktion.
Mit diesem Tagebuch werden Sie Ihr eigener LOGI-Coach!
Von Heike Lemberger und Franca Mangiameli
978-3-927372-46-7 — 18,95 EUR

Über 500.000 Leser kauften LOGI-Bücher! Damit ist die LOGI-Methode eine der erfolgreichsten Ernährungsratgeber-Reihen auf dem Markt.

systemed Verlag
Kastanienstraße 10 · D-44534 Lünen
Telefon 02306 63934
Telefax 02306 61460
www.systemed.de
faltin@systemed.de

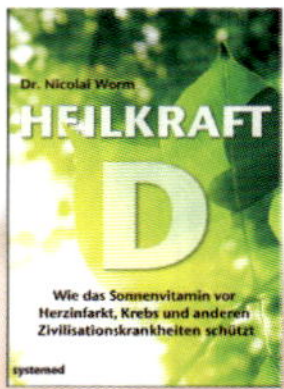

Heilkraft D.
Wie das Sonnenvitamin vor Herzinfarkt, Krebs und anderen Zivilisationskrankheiten schützt.
Von Dr. Nicolai Worm
978-3-927372-47-4 — 15,95 EUR

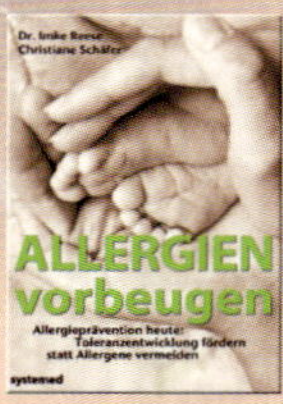

Allergien vorbeugen.
Allergieprävention heute.
Toleranzentwicklung fördern statt Allergene vermeiden.
Von Dr. Imke Reese und Christiane Schäfer
978-3-927372-50-4 — 14,95 EUR

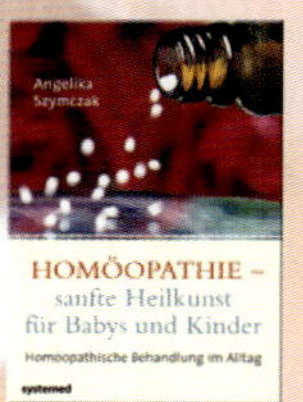

Homöopathie – sanfte Heilkunst für Babys und Kinder.
Homöopathische Behandlung im Alltag.
Von Angelika Szymczak
978-3-927372-49-8 — 19,95 EUR

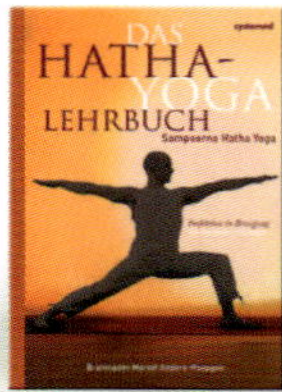

Das Hatha Yoga Lehrbuch.
Sampoorna Hatha Yoga,
Perfektion in Bewegung.
Die 150 schönsten Übungen.
Von Marcel Anders-Hoepgen
978-3-927372-53-5 — 29,95 EUR

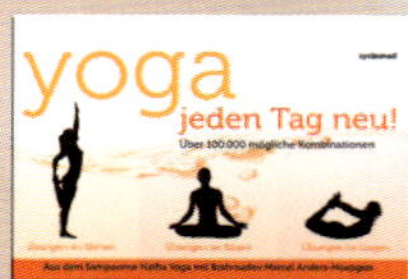

Yoga: Jeden Tag neu!
Unzählige Übungseinheiten à 5 bis 10 Minuten.
Von Marcel Anders-Hoepgen
978-3-927372-69-6 — 28,00 EUR

Audio-CDs und DVDs von Marcel Anders-Hoepgen

- **Kraft tanken. Entspannung für den Tag.**
  978-3-927372-61-0 — 9,95 EUR
- **Gut schlafen. Entspannung für die Nacht.**
  978-3-927372-62-7 — 9,95 EUR
- **Die Hatha Yoga Stunde**
  978-3-927372-65-8 — 14,95 EUR
- **Die Hatha Yoga Stunde (DVD)**
  978-3-927372-64-1 — 17,95 EUR
- **Augenentspannung**
  978-3-927372-71-9 — 8,95 EUR
- **Gleichgewicht**
  978-3-927372-72-6 — 8,95 EUR
- **Nackenentspannung**
  978-3-927372-70-2 — 8,95 EUR

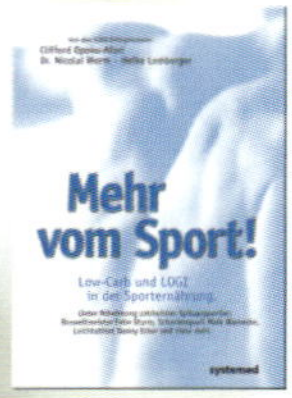

Mehr vom Sport! Low-Carb und LOGI in der Sporternährung.
Unter Mitwirkung zahlreicher Spitzensportler: Boxweltmeister Felix Sturm, Schwimmprofi Mark Warnecke, Leichtathlet Danny Ecker und viele mehr.
Von Clifford Opoku-Afari,
Dr. Nicolai Worm und Heike Lemberger
978-3-927372-41-2 — 19,95 EUR

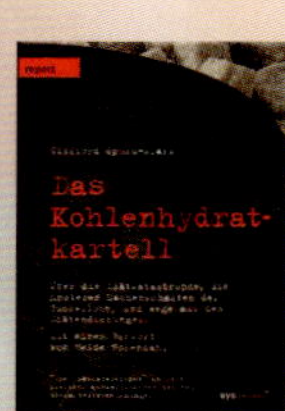

Das Kohlenhydratkartell.
Über die Diätkatastrophe, die finsteren Machenschaften der Zuckerlobby und Wege aus dem Diätendschungel.
Von Clifford Opoku-Afari
978-3-927372-43-6 — 12,95 EUR

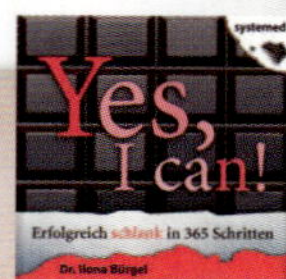

Yes, I can!
Erfolgreich schlank in 365 Schritten.
Von Dr. Ilona Bürgel
978-3-927372-51-1 — 15,00 EUR

Mehr Infos zu den aktuellen Titeln, zum Programm, zu den Autoren und zu weiteren Neuerscheinungen finden Sie im Internet auf www.systemed.de.

systemed verlag

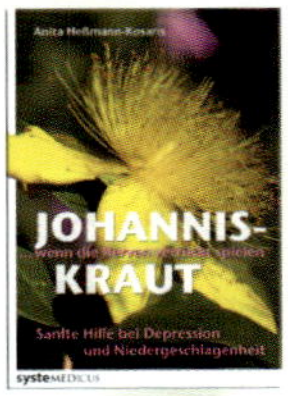

Johanniskraut.
Wenn die Nerven verrückt spielen.
Sanfte Hilfe bei Depression und Niedergeschlagenheit.
Von Anita Heßmann-Kosaris
978-3-927372-38-2 — 10,95 EUR

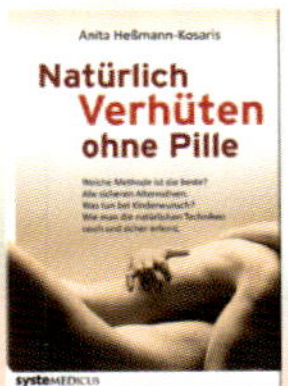

Natürlich verhüten ohne Pille.
Welche Methode ist die beste?
Alle sicheren Alternativen.
Was tun bei Kinderwunsch?
Wie man die natürlichen Techniken rasch und sicher erlernt.
Von Anita Heßmann-Kosaris
978-3-927372-63-4 — 14,95 EUR

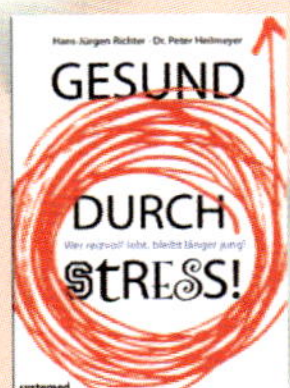

Gesund durch Stress!
Wer reizvoll lebt, bleibt länger jung!
Von Hans-Jürgen Richter und Dr. Peter Heilmeyer
978-3-927372-42-9 — 15,95 EUR

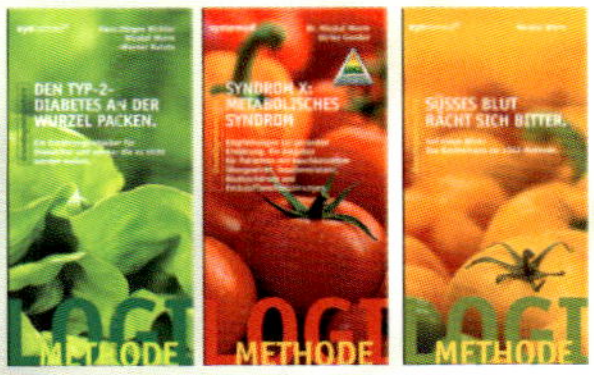

LOGI-Grundlagenbroschüren.
- Den Typ-2-Diabetes an der Wurzel packen.
- Syndrom X: Metabolisches Syndrom.
- Süßes Blut rächt sich bitter.

Paketpreis: 7,50 EUR
(erhältlich nur beim Verlag)

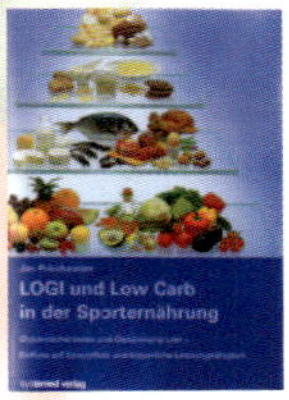

-FÜR-
FACH
KREISE

LOGI und Low Carb in der Sporternährung.
Glykämischer Index und glykämische Last – Einfluss auf Gesundheit und körperliche Leistungsfähigkeit.
Von Jan Prinzhausen
978-3-927372-30-6 — 24,90 EUR

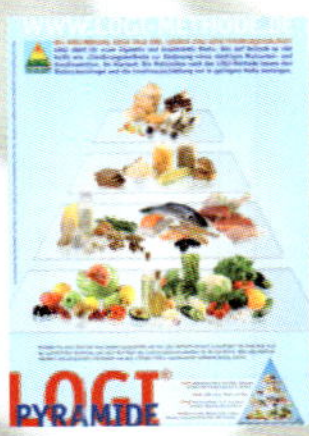

DIN-A1-Poster
Die LOGI-Pyramide.
6,50 EUR zzgl. 5,00 EUR Versandkosten
(erhältlich nur beim Verlag)

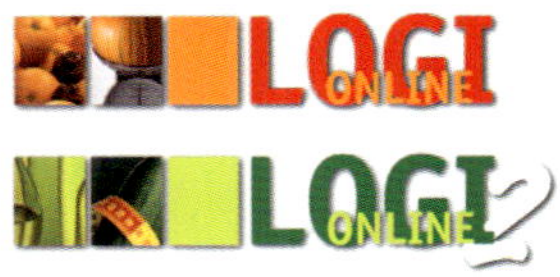

www.logi-online.de
- Eine Online-Betreuung zur dauerhaften Veränderung Ihres Ernährungsverhaltens!

www.logi-online2.de
- Für Gesundheitsbewusste, die nach LOGI kochen und leben wollen.

Beide Programme dauern jeweils 12 Wochen und kosten 49,00 EUR.

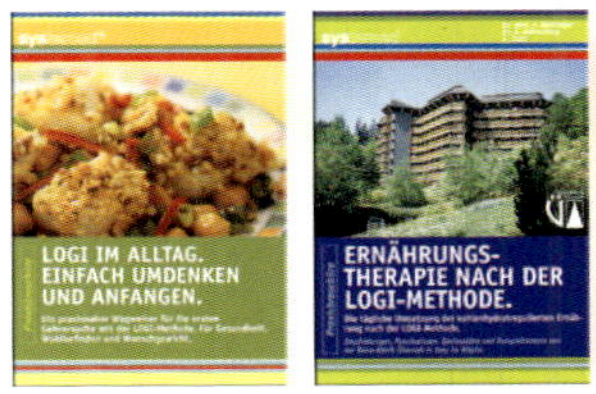

Praxisbroschüre
LOGI im Alltag.
Einfach umdenken und anfangen.
Ein praxisnaher Wegweiser für die ersten Gehversuche mit der LOGI-Methode. Für Gesundheit, Wohlbefinden und Wunschgewicht.
978-3-927372-35-1 — 3,90 EUR

Praxisbroschüre
Ernährungstherapie nach der LOGI-Methode.
Die tägliche Umsetzung der kohlenhydratregulierten Ernährung nach der LOGI-Methode.
Empfehlungen, Praxiswissen, Speisepläne und Beispielrezepte aus der Reha-Klinik Überruh in Isny im Allgäu.
978-3-927372-36-8 — 4,90 EUR

Redaktion: systemed Verlag, Lünen
systemed GmbH, Kastanienstraße 10, 44534 Lünen

Fotografie: Studio L'Eveque, München

Titel: Hauptmann & Kompanie, Zürich

Satz: A flock of sheep, Lübeck
www.flock-of-sheep.com

Druck: W. Kohlhammer Druckerei, Stuttgart
ISBN: 978-3-927372-54-2

2. Auflage

HINWEIS. Alle Informationen und Hinweise, die in diesem Buch enthalten sind, wurden von den Autoren nach bestem Wissen erarbeitet und von ihnen und dem Verlag mit größtmöglicher Sorgfalt überprüft. Unter Berücksichtigung des Produkthaftungsrechts müssen wir allerdings darauf hinweisen, dass inhaltliche Fehler und Auslassungen nicht völlig auszuschließen sind. Für etwaige fehlerhafte Angaben können die Autoren, Verlag und Verlagsmitarbeiter keinerlei Verpflichtung und Haftung übernehmen. Korrekturhinweise sind jederzeit willkommen und werden gerne berücksichtigt.

systemed
verlag